● 自然科技知识小百科

人体奥秘小百科

许夏华　主编

希望出版社

图书在版编目（CIP）数据

人体奥秘小百科／许夏华主编. — 太原：希望出版社，2011. 2

（自然科技知识小百科）

ISBN 978 - 7 - 5379 - 4980 - 4

Ⅰ. ①人… Ⅱ. ①许… Ⅲ. ①人体 - 普及读物

Ⅳ. ①R32 - 49

中国版本图书馆 CIP 数据核字（2011）第 014478 号

责任编辑：申月华

复　　审：谢琛香

终　　审：杨建云

人体奥秘小百科

许夏华　主编

出　　版　希望出版社

地　　址　太原市建设南路 15 号

邮　　编　030012

印　　刷　合肥瑞丰印务有限公司

开　　本　787×1092　1/16

版　　次　2011 年 2 月第 1 版

印　　次　2023 年 1 月第 2 次印刷

印　　张　14

书　　号　ISBN 978 - 7 - 5379 - 4980 - 4

定　　价　45.00 元

目 录

第一章　包罗万象——人体主要器官初探

第一节　漫长历程——人类的起源 ……………………………… 1

永恒命题——人类之谜 …………………………………………… 3

第二节　协调统一——人体 ……………………………………… 9

1. 基本单位——人体细胞 ……………………………………… 10

2. 人体外围防线——皮肤 ……………………………………… 11

3. 人体坚固支架——骨骼 ……………………………………… 12

4. 人体粉碎机——牙齿 ………………………………………… 14

5. 人体运动发动机——肌肉 …………………………………… 16

6. 人体敏感地带——神经系统 ………………………………… 16

7. 人体的最高统帅——大脑 …………………………………… 17

8. 生命主宰——心脏 …………………………………………… 20

9. 生命之海——血液 …………………………………………… 21

10. 环形运输线——血液循环 …………………………………… 22

11. 物质交换站——微循环 ……………………………………… 23

12. 输送压力——血压 …………………………………………… 23

13. 血液标志——血型 …………………………………………… 24

14. 人体空气置换站——肺 ……………………………………… 26

15. 深度呼吸——肺活量 ………………………………………… 26

16. 气体进出通道——呼吸道 …………………………………… 27

17. 金津玉液——唾液 …………………………………………… 27

18. 消化腺体——胰 ……………………………………………… 27

19. 细胞之岛——胰岛 …………………………………………… 28

20. 生命钥匙——酶 ……………………………………………… 28

21. 食物加工厂——胃 …………………………………………… 29

22. 摄取能量——消化与吸收 …………………………………… 29

23. 人体的重要化工基地——肝脏 …………………………… 30

24. 病毒克星——乙肝疫苗 …………………………………… 31

25. 人体对称净化器——肾脏 ………………………………… 31

26. 人体安全保卫部——脾脏 ………………………………… 32

27. 攻守兼备——抗原和抗体 ………………………………… 33

28. 人体安全秘密警卫部队——免疫系统 …………………… 33

29. 细胞免疫中枢——胸腺 …………………………………… 34

30. 人体加速器——甲状腺与甲状腺激素 …………………… 35

31. 气味相投——鼻与嗅觉 …………………………………… 35

32. 双重功能——舌与味觉 …………………………………… 36

33. 声控系统——耳与听觉 …………………………………… 36

34. 心灵之窗——眼睛 ………………………………………… 37

第三节　幸福指数——人体健康 ……………………………… 38

　　1. 察颜观色——肚脐、眉毛、指甲 ……………………… 38

　　2. 健康晴雨表——体温 …………………………………… 40

　　3. 自我平衡——体温调节 ………………………………… 40

　　4. 屈光发散——近视眼 …………………………………… 41

　　5. 聚集光圈——远视眼 …………………………………… 41

　　6. 红绿不分——色盲 ……………………………………… 42

　　7. 鸡盲之眼——夜盲症 …………………………………… 42

　　8. 视觉缺陷——立体盲 …………………………………… 43

　　9. 强光损害——雪盲 ……………………………………… 43

　　10. 病毒角膜炎——红眼病 ………………………………… 44

　　11. 衣原体传染——沙眼 …………………………………… 44

　　12. 不容小觑——微量元素 ………………………………… 45

第二章　科学疑惑——探究生命密码

第一节　与生俱来——人体生理奥秘 ………………………… 48

　　1. 梦从中来——睡眠 ……………………………………… 48

　　2. 少男少女——青春期 …………………………………… 49

　　3. 戒急戒躁——青春期的心理卫生 ……………………… 49

4. 妙趣横生——人体生物钟现象 ································ 50

5. 奥妙无穷——人体数据 ······································· 53

6. 黄金分割点——人体比例 ··································· 55

7. 殃及池鱼——打哈欠传染的原因 ······················ 56

8. 仇恨敌视——暴力行为是怎样产生的 ··············· 57

9. 轻微脑功能障碍——引起儿童多动症的原因 ······ 58

10. 争论不休——发生高血压的原因 ··················· 60

11. 健康难题——减肥不力的原因 ······················ 61

12. 思维源泉——梦中产生灵感的原因 ··············· 63

13. 各抒己见——男女大脑的差别 ······················ 65

14. 千差万别——男人的眼光与女人的不同 ·········· 67

15. 意识形态——男子性器官是"炫耀器官"假说 ··· 68

16. 喜怒哀乐——人的情绪对记忆的影响 ············· 70

17. 千丝万缕——人的行为对遗传的影响 ············· 72

第二节　梦幻迷宫——人体科学之谜 ·················· 73

1. 似曾相识——实为大脑在作怪 ························ 73

2. 未来断想——50万年后的人 ·························· 75

3. 死亡密码——埃及古墓咒语之谜 ···················· 76

4. 栩栩如生——白痴学者的由来 ························ 78

5. 先天遗传——揭开人体体质差异之谜 ············· 79

6. 心有灵犀——心灵感应之谜 ··························· 81

7. 匪夷所思——生活在地下的人体之谜 ············· 83

8. 心理作用——"大脑后门"的催眠术之谜 ········· 85

9. 科学课题——大脑会识别脸和手 ···················· 87

10. 亲密接触——大猩猩基因排序即将揭开人体形成之谜 ··· 89

11. 环境影响——造成各种族智力差异的原因 ······· 91

12. 神秘莫测——古印第安人的长形头颅之谜 ······· 93

13. 突变基因——科学家揭开罕见骨病之谜 ·········· 95

14. 以假乱真——解开大卫魔术"人体三分身"之谜 ·· 96

15. 皮肤意识——科学家揭开人体颤抖之谜 ·········· 97

16. 灵光乍现——科学家解开大脑灵感之谜 ·········· 98

17. 新新人类——可视人破译中国人体之谜 ·········· 99

18. 皮肤视觉——库列索娃的功能 …………………………… 103

19. 斯佩里实验——裂脑人 …………………………………… 105

20. 血脉相连——孪生子之间的心灵感应之谜 …………… 106

21. 生命科学——解开人体致癌之谜 ……………………… 108

22. 证据推论——牙齿珐琅质可以计算年龄 ……………… 108

23. 平分秋色——女子的体育成绩不能够超越男子的原因 … 109

24. 生命奇迹——女子被困冰水两小时不死 ……………… 111

25. 秘而不宣——女子排卵三大假说 ……………………… 112

26. 石人怪病——人体变成石雕之谜 ……………………… 115

27. 罪恶使命——俄罗斯女性人体炸弹之谜 ……………… 117

28. 智慧之门——人的智能起源之谜 ……………………… 120

29. 探索研究——人类能否征服艾滋病 …………………… 121

30. 五音六律——人类天生有音乐细胞的原因 …………… 123

31. 千人千面——人类为什么有不同的脸之谜 …………… 124

32. 有待论证——人类是否能预报地震 …………………… 126

33. 无奇不有——人类预感之谜 …………………………… 127

34. 醉酒当歌——人脑中的嗜酒中枢之谜 ………………… 130

35. 梦由心生——人对梦的控制之谜 ……………………… 132

36. 挑战极限——人的耐高温纪录 ………………………… 134

37. 以此类推——人能够无性繁殖 ………………………… 135

38. 另辟蹊径——人能用身体探矿的研究 ………………… 137

39. 奇异之光——人体发光之谜 …………………………… 139

40. 圣痕现象——人体不碰自伤之谜 ……………………… 140

41. 不明不白——人体经络之谜 …………………………… 142

42. 变形合并——人体内脏易位之谜 ……………………… 144

43. 再创纪录——人体耐寒试验 …………………………… 145

44. 神乎其神——人体起空之谜 …………………………… 146

45. 自然规律——人体衰老之谜 …………………………… 147

46. 未老先衰——人体早衰之谜 …………………………… 149

47. 危言耸听——人体自然之谜解说 ……………………… 152

第三节 趣味人生——用什么对抗衰老 ………………… 157

　1. 各有所长——左撇子和右撇子的智能区别 ………… 158

2. 一片空白——流眼泪的原因初探 …………………… 159

3. 感知意识——人的记忆力之谜 …………………… 161

4. 困难重重——人的睡眠之谜 …………………… 163

5. 自然谜团——人越长越高之谜 …………………… 165

6. 智慧大成——人有多种智能之谜 …………………… 167

7. 未卜先知——人能够预见死亡之谜 …………………… 168

8. 毁誉参半——人体正常菌群的功过 …………………… 169

9. 不治之症——世纪病之谜 …………………… 171

10. 暗藏玄机——人体的奇妙数字 …………………… 173

11. 延年益寿——人体衰老有可能推迟 …………………… 174

12. 无声煎熬——人体疼痛产生之谜 …………………… 177

13. 色素细胞——头发变成白色的秘密 …………………… 178

14. 说法不一——古人的脑容量大于现代人的原因 …………………… 179

15. 浑浑噩噩——梦游时闭眼走路却不撞墙的原因 …………………… 180

16. 争议不断——男女智力结构不同的原因 …………………… 181

17. 性别特征——男女身材不一样的原因 …………………… 183

18. 生死有别——女子的寿命比男子长的原因 …………………… 185

19. 无法解释——女子会得男性特有的病之谜 …………………… 186

20. 生命革命——人类的基因之谜 …………………… 188

21. 色觉理论——人眼会有颜色感觉的原因 …………………… 190

22. 五谷之气——屁的作用 …………………… 192

23. 染色体危险区——女子不能生育的原因 …………………… 194

24. 身体的烦恼——人缺乏性欲的原因 …………………… 195

25. 先天异常——丈夫会使妻子习惯性流产的原因 …………………… 197

26. 难以结论——位置不正的体形是好还是坏的认识 …………………… 199

27. 自我修复——人体的胃不消化自己的原因 …………………… 200

28. 打破传统——现代人比古人高大之谜 …………………… 202

29. 撒手人寰——心脏猝死之谜 …………………… 203

30. 无人能知——人的性别之谜 …………………… 204

31. 难以名状——有的人越长越矮之谜 …………………… 206

32. 分工合作——人的右脑具有特别的神通之谜 …………………… 207

33. 文字密码——大脑语言中枢探秘 …………………… 209

34. 福兮祸随——运动与心脏病的联系 …………… 210

35. 水涨船高——运动员的取胜与营养食品的关系 …………… 212

36. 天妒英才——贝多芬耳聋之谜 …………… 214

37. 身材柔美——苗条之谜 …………… 214

38. 饱经风霜——皮肤老化之谜 …………… 215

39. 生物之光——人体光晕之谜 …………… 215

40. 生来有之——人体站立之谜 …………… 215

41. 激素制约——人体生物钟启动之谜 …………… 216

第一章 包罗万象
——人体主要器官初探

第一节 漫长历程——人类的起源

我们知道，人类是由灵长类动物类人猿进化而来的。而根据生化理论和生物考古学的证实，任何高一级的生命形态都是由低一级的生命形态进化而来的。生命形态有动物、植物之分，但它们都是由单细胞生物进化而来的。单细胞生物又是经由无机物、有机物、简单生命物质等环节发展起来的。从无生命到有生命，从低级生命到高级生命，这是数十亿年的一个漫长而艰苦的历程。人类出现至今也大约两三百万年了，然而有趣的是，如同恩格斯指出的那样："整个有机界的发展史和个别机体的发展史之间存在着令人惊异的类似。"人类的胚胎发育成为一套完整的动物祖先肉体发展史的"缩影图"，而孩童智力的发展，更是动物祖先智力发展史的"更加简明的缩影"。

我们不妨将人的个体发育与生物进化的系统发育作一简要比较（见图表）：

个体发育与系统发育比较

人的胚胎发育的主要时期　　生物进化中的主要代表动物

1. 受精卵　　　　　　　　　1. 单细胞生物（蓝藻等）
　　↓　　　　　　　　　　　　　↓

2. 桑葚胚（16个细胞）　　　2. 团藻（多个细胞、无组织分化）
　　↓　　　　　　　　　　　　　↓

3. 胚泡（有分化，包括内细胞群、胚泡腔、滋养层）　　3. 多细胞动物（有分化，能摄食、运动、生殖等，如最原始的海绵动物）
　　↓　　　　　　　　　　　　　↓

4. 二胚层胚胎（原肠胚）　　4. 二胚层动物（腔肠动物、身体两层结构功能不同、能摄食）
　　↓　　　　　　　　　　　　　↓

5. 三胚层胚胎　　　　　　　5. 三胚层动物（如涡虫、蚯蚓等）
　　↓　　　　　　　　　　　　　↓

6. 胎儿期

（1）脊索、鳃裂、神经管的出现
↓
（2）原始心脏出现、下颌出现
↓
（3）肺的出现、五趾型四肢
↓
（4）后肾、十二对脑神经出现
↓
（5）大脑更加发达、密毛、有尾
↓
（6）密毛和长尾消失，成人形

6. 高等动物

（1）脊索动物（如文昌鱼等）
↓
（2）鱼类
↓
（3）两栖类
↓
（4）爬行类
↓
（5）哺乳类
↓
（6）人类

如果我们再将人的胚胎经过三胚层发育进入胎儿期与多种脊椎动物的胚胎发育进行比较，我们会更加确信：高等生物是在低等生物的遗传信息库里添加新的遗传信息，并接受自然选择的结果；人类通过胚胎发育重演了全部的生物进化历程：

几种脊椎动物和人的胚胎发育外形上的比较（见下图）

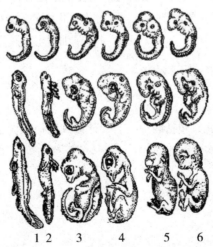

1 2   3   4   5   6

1. 鱼 2. 蝾螈 3. 龟 4. 鸡 5. 猪 6. 人

通过一表一图，我们可作如下归纳：

人体胚胎（包括其他任何高等动物胚胎）的发育是从一个受精卵开始的。它代表生物进化的起源是从最原始的单细胞生物开始的。在生物进化过程中，有些生物分别停留在了某一阶段，形成生物进化中的种种分支；而另一些则继续进化，从而展现出一个由低级到高级的生物序列。以最高级的生物为基准来反观，则越是低级生物，其胚胎发育的"同路期"越短；越是高级生物，其胚胎发育的"同路期"越长。在脊椎动物中，由低级到高级的序列大致为：鱼类、两栖类、爬行类、哺乳类和人。它们彼此间的差异相当显著，但早期胚胎却很相似：都有鳃裂和尾，头部较大，身体弯曲，彼此不易区别。最初的四肢出现，只是一些乳头状突起，分辨不清是鱼鳍、鸟翼还是肢体；再进一步发育，差异才逐渐显示出来。人与高等动物"同路期"最长，直到胚胎发育的后期才出现较明显的差别。这种人体胚胎发育的某一阶段的形态结构，总与生物界某等级中二等类动物有很大相似性（早期像鱼，继而像爬行类、哺乳类，最后才像人）的事实，直接证明人是从高等动物类进化来的。

这说明，母腹虽十月，已历亿万年。与这十个月相比，人生百岁更显得短暂。然而，这短暂却赋予了人生更高的质量和更为宝贵的意义。我们难道不应该格外珍视、创造、发展和享受这美好的人生吗？

永恒命题——人类之谜

实际上，人类的由来是一个很严肃的哲学命题，古往今来的哲学家们无不对这一命题作一番研究，给出自己的答案。达尔文的生物进化论学说创立之后，人们普遍接受了"人类是由古猿进化而来"的观点，第一部讨论人类进化问题的专著就是达尔文的《人类的由来》。但是，如果我们仔细观察自身就会发现，我们身上有许多现象并不能在传统的古猿进化学说中得到合理的解释，这就是行不择路的所谓"人类之谜"。

首先声明，这些人类之谜一部分是行不择路个人的观察和总结，大部分则是从他人的资料中总结而来，由于一时无法找到原始出处，无法一一注明，并非行不择路有意剽窃他人思想。

哺乳动物是动物世界中的一大类别，与鸟类一起，是进化地位最高的类别，是从较为低等的其他动物进化而来。人类属于哺乳动物。

（1）**自主呼吸之谜**。哺乳动物都要呼吸空气：陆生哺乳动物的呼吸像心脏跳动一样，不受意志所控制；唯有人类除外，可以由意志自主地控制呼吸，想呼就呼，想吸就吸。别看这个生理现象很简单，它却是我们人类之所以成为人类的关键。只有自主呼吸才能控制呼出气流的长短和大小，才能发出更加变化多端的声调，把动物式的短呼长叫发展为语言，而语言则是人类文化发展过程中必不可少的思想交流工具。自主呼吸是水生哺乳动物的生理特点，陆生的人类是如何进化出这一生理特点的呢？

(2) **食盐之谜**。盐中的钠离子是生物体内生理活动不可缺少的物质，许多草食性动物会经常舔食盐碱土以补充盐分，而捕食性动物会在猎物身上获得必需的盐分。但在陆生哺乳动物中，没有一种动物像人类这样吃盐，几乎是一天也离不开盐。每日都要补充食盐，几日不吃，便会全身无力。所以在我国从西汉开始，就实行盐铁专卖制度，视盐为一种关乎社会稳定的重要物资。在西方国家，甚至曾经把盐水作为发给官吏的工资，英语中"盐"与"薪水"是同一个词。人类需要天天吃盐的原因是，盐分含在汗水和尿液中被排出体外，这是鲸和海豚之类海生哺乳动物的生理特点，怎么跑到人类身上来了呢？

(3) **体毛退化之谜**。人类的体毛退化为细微柔弱的汗毛。有人用拉马克的"用进废退"原理解释这一现象。问题是，世界上所有的陆生哺乳动物中，为什么只有人类退化了体毛，而其他哺乳动物，包括生活在热带雨林中的人类近亲——黑猩猩，都无一例外地保留了体毛？体毛退化对人类来说，也是至关重要的特性之一。正因为没有浓密体毛，人类才敢于接近火，才能克服对火的恐惧，利用火，掌握用火技巧。火是人类文明之旅上的一次技术大飞跃，掌握了火，在生存斗争中，人类就可以在一切怕火的猛兽面前占尽先机。体毛退化，体表光滑，也是水生哺乳动物，如鲸、海豚之类的特征。陆生的人类又是在哪里获得这一特征的呢？

(4) **流泪之谜**。流泪也是一些水生动物的生理特点。一般的解释是，流泪可以分泌出体内多余的盐分。但人类流泪是强烈情感的表达方式，情感在人类文明的发展中所扮演的角色，谁都明白。问题是，人类是怎样进化出这一生理特点的呢？

(5) **皮下脂肪之谜**。水生哺乳动物都有一层厚厚的皮下脂肪，以便在导热性强且热容很大的水中保持体温恒定。人类也具有一层皮下脂肪，这在陆生哺乳动物中也是唯一的。这一点对人类文明也具有一定贡献。因为，一般说来女性的皮下脂肪更丰富一些，从而塑造出女性窈窕柔美的身姿，使人类产生了爱美意识。人类又是如何进化出皮下脂肪这一生理特征的呢？

（6）**喜水忘水之谜**。人类的婴儿时期非常喜欢玩水，对于这一点，每个母亲都会印象深刻。给孩子洗澡时，孩子见到水总是高兴万分，一刻也不停地玩水戏水，溅得水汪一片。尤其是婴儿刚出生时天生会游泳，以至于有水中分娩方式。但奇怪的是，人类长大以后却忘记了游泳技巧，要重新学习。相反，其他陆生哺乳动物却具有会游泳的天赋，至少不至于一落水就被淹死。从婴儿喜水的天性看，似乎又是一个水生哺乳动物的特点，似乎可以说明人类进化史上，曾经有过一个水生阶段。确实有人为此提出过海猿进化学说，认为，在从古猿进化为现代人类的过程中，大约八百万年至四百万年前，曾经生活在海中，之后又重新回陆地生活，最终进化为人类。但这一学说还没有找到化石证据。如果人类进化史中存在海猿阶段的话，那么游泳更应是人类的天性之一，为什么现代人长大之后却忘记了游泳技巧呢？人类的这一特点不是很奇怪吗？

（7）**直立行走之谜**。在哺乳动物中唯有人类是直立行走的。正是这一特点解放了我们的前肢，使之演化为双手，导致人类走上文明之路。见过几个学说解释人类直立行走之谜，但均不完善。按照那些学说的解释，其他哺乳动物也存在演化出直立行走特性的条件和基础，例如狒狒，这种动物与人类一样，都是由树栖下的生活到草原上的动物，却成为很成功的四足动物。为什么在相似的条件和基础之下，唯独人类进化为直立行走的异类呢？

（8）**不完全妊娠之谜**。在陆生哺乳动物中，虎狼猫狗之类的捕食性动物和鼠兔之类的穴居动物，其幼崽刚刚出生时，都像个小肉团，只能爬动，行动能力很差，需要一段时间之后才能像成年兽一样行动，这种妊娠方式称为不完全妊娠。与之相对应的是草食性哺乳动物，其幼崽出生后两三个小时就能奔跑，具备了与成年兽一样的行动能力，这种妊娠称为完全妊娠。人类既不是捕食性动物，也不是穴居藏身的动物，却也进化出不完全妊娠生殖方式，甚至刚出生的婴儿连爬动的能力都没有。人之初为什么如此软弱呢？

（9）**婴儿号哭之谜**。刚出生的婴儿口中无齿，四肢无力，却有一副天生的大嗓门和惹不起的坏脾气，稍不如意便号啕大哭，声震四野。其他陆生哺乳动物的幼崽均没有这一特性，至多吱吱叫几声，声音并不大。相对来说，猪是最善叫的动物，小猪崽也只有在被捉时才会吱哇乱叫，所谓"杀猪般号叫"是也。传统观点认为，古猿的一支因为失去森林而不得不生活在大草原上，最终进化为现代人类。如果生活在大草原上的人类婴儿动辄大哭，无疑会招来捕食猛兽，很难有效地藏身。那么，有着如此娇气横生的童年阶段的人类，又是如何在大草原上繁衍生存下来的呢？

（10）**被其他动物惧怕之谜**。多数哺乳动物都有怕人的天性，发现人类的踪影之后就会忙不迭地远远避开，即使大型捕食性动物也都不把人类作为猎物，连号称万兽之王的老虎也是如此。有些虎因某种原因吃过人之后，就不再怕人，而变成捕食人类的食人虎。我国"为虎作伥"的传说可能就是这种现象的迷信化描述。有些资料介绍，可能只有豹子具有主动攻击人类的天性。由此看来，人类还真的没有辱没"万物之灵"的称号呢！人类具备称霸世界的能力大概开始于新石器时代前后，不过几万年的时间。如果说在如此之短的时间里，使绝大部分哺乳动物都进化出惧怕人类的天性，那就太不可思议了！

（11）**缺乏预感灾难之谜**。很多动物都具有不可思议的预感灾难的能力，远者有我国的唐山大地震，近者有前年的印度洋大海啸，许多动物都在灾难来临之前远远避开。据称在印度洋大海啸中，没有一只生活在海岸附近的陆生动物死亡，而人类却付出了数万条生命。其他动物能够预感灾难的来临，为什么号称"万物之灵"的人类却在灾难之前茫然无知呢？

（12）**惧怕小动物之谜**。"初生牛犊不怕虎"，而许多成年人却怕小动物，有人怕虫子，有人怕耗子，有人见到蛇就毛骨悚然，也有些人则不怕任何小动物。奇怪的是，人类在婴儿时期，并不怕任何动物，大概从七八岁才开始出现怕小动物的心理现象。许多小动物对人类并没有危害性，所以人们对这些小动物的惧怕并不是经验或知识积累的结果，应该是一种到一定年龄出现的心理习性，而且经过一定的训练措施还可以消除这种恐惧心理。为什么人类会进化出这种习性？这种习性又为什么容易消除呢？

（13）**恐高之谜**。有些人患有严重的恐高症。实际上，如果不经过专业训练，绝大多数人都有程度不同的恐高心理。十几米以上的高度，如果身前没有护栏之类东西遮挡，许多人就会心生恐惧，而且站得越高，恐惧越大。即使腰间绑有安全绳之类，也不由得胆战心惊，甚至不敢往下看。另外，发高烧而处于半昏迷状态的病人也常常会做高处坠落之梦，因而惊醒。许多噩梦的惊醒也都缘于高处坠落，如《红楼梦》中贾宝玉梦游仙境就是从桥上坠落而惊醒的。梦中坠落也是一种恐高的心理反应。人类是怎样进化出这种恐高的心理特点的呢？

（14）**惊呆之谜**。人类受惊时本能反应大概有三种：一是浑身抖如筛糠、四肢软瘫如泥。据说，猴群突遭豹子袭击时就是如此，被豹子从容地选择最肥美的一只吃掉了事。那么，人类以如此软弱姿态应对危机，又如何生存繁衍下来呢？二是冷汗如雨，骤然受惊时更是如此。三是高声尖叫。这些受惊反应都是一种不及时逃避的反应，也就是俗话所说的"惊呆了"。反观其他动物，除了上面所传说的猴子外，绝大多数的动物都是在受惊的刹那间转身就逃。为什么人类如此无能呢？

（15）**恐尸之谜**。不管怎么说，一般人总是对死人尸体感到莫名其妙的恐惧，尤其对那些血肉模糊的尸体更是感到恐怖万分。与之相关联的是人们对人颅骨的恐惧，一般人见到牙齿紧合的人头颅骨，总是有一种毛骨悚然的感觉。对人的尸体天生没有恐惧感的人是不多的，当然这些恐惧感也可以通过一定的训练消除。相反，我们人类对其他动物的尸体却没有如此之强的恐惧感，同时，其他动物对同类的尸体也没有恐惧感。这样比较之后，我们就不得不心生疑惑，为什么我们人类对同类的尸体如此恐惧呢？这可能是人类掩埋死者的根源所在。

（16）**兽孩之谜**。一些野兽会抚育人类的婴儿。到目前为止，已经发现了五十多个兽孩，其中狼孩 19 个、猴孩 7 个、熊孩 3 个，以及羊孩、豹孩、猿孩、狗孩、鹿孩、猩猩孩、狒狒孩、猪孩等。这些兽孩无一例外地变成其养母的习性，甚至其外形也变得很像其养母，除保持了一个大概的人类外形之外，基本上完全丧失了人性，均未能被重新改造成正常人。唯一的例外是前几年在我国发现的猪孩，因为那个孩子只是经常性地与猪妈妈生活在一起而已，并没有彻底脱离人群，被社会发现之后，很快被抚育成正常人。动物抚育异类幼崽的例子也见有报道，但总的说来，被养义子并不会变成养母的习性。人类幼儿为什么会不可逆转地变成养母的习性呢？为什么号称万物之灵的人类在婴幼儿时期却像面团一样可塑呢？

（17）**可塑性之谜**。拉马克提出"用进废退"学说，认为是生物进化的原因。实际上，在人类的个体生命中就很大程度上体现了这一原则，甚至达到不可思议的地步。例如，先天没有双手的人可以通过练习用脚代替手的大部分功能，甚至能穿针引线缝衣刺绣；失明的人可以锻炼出极其灵敏的听力和超强的记忆力，以及敏锐的触觉，而常人却极难获得这些能力（我国秦朝以前的音乐家正是利用这一原理，在很小的时候就故意弄瞎双眼，以便成为好琴师）。再比如，杂技演员的技巧、魔术师的手法之类，都达到了奇之又奇的地步。相反，在马戏团中无论驯兽师们如何努力，都无法把其他动物训练到人类演员那种臻于化境的地步，至多也只能在其本能基础上有较大改进而已。这些事实都说明人类具有极强的可塑性，这可能也是人类最终称霸地球的原因之一。为什么人类如此可塑呢？

（18）**长寿之谜**。在哺乳动物中人类是寿命最长的物种之一。一般说来，体型大的动物寿命较长，例如大象，其寿命可达五六十年；另一类长寿动物是乌龟一类行动迟缓的动物，有"千年王八万年龟"之说。但是，人类的体型并不算特别大，行动也比较敏捷，为什么寿命比大象还要长呢？

（19）**白发之谜**。人类到老年时，无一例外地要变得满头白发；还有些人在三十岁左右就开始出现白发，称为少白头；更有一种称为白癜风的遗传病，出生时就是白发。科学上已经解释了白发的生理机制，但至今并没有解释白发的生物学意义，没有人能说清楚，白发对人类个体的生存有什么影响。从不同人种的情况来看，头发的颜色千差万别，白种人的头发多偏向于白色，但对其生存来说，并没有明显的影响。总之，老年人满头银丝，有什么意义呢？

（20）**音乐之谜**。人类对于音乐有一种天然的喜爱，特别是那些节奏感强的敲击乐，音乐声起，每个人都会不由自主地随着音乐抖腿颤脚，呈现出跃跃之势。对于那些粗犷豪放的原生态打击乐，人们会互相邀请着手舞足蹈，直至癫狂。更有研究证实，某些音乐具有增加人类智力的神奇功效。人类对音乐的这种天然喜爱是如何形成的呢？

（21）**白痴天才之谜**。从总体智力来看，有些人纯粹属于白痴之列，连起码的生活自理能力都不具备，但却在个别方面、个别领域拥有超出常人的天赋，如音乐、下棋、绘画、计算等等，而且似乎并没有受到相关的训练就达到极高的熟练程度，几乎是生来如此。与这一现象相似的是神童现象，最著名的例子是王安石在《伤仲永》中描写的方仲永，其做诗的天赋与白痴天才在本质上完全相同。白痴天才现象至今没有得到合理的解释。

（22）**男女大脑差异之谜**。相对而言，男性的抽象思维能力较强，而女性的直觉能力较强。尤其是女性的语言表达能力较男性突出，在男性中患有语言困难症的比例高于女性，爱因斯坦和爱迪生都是著名的语言困难症患者。研究发现，决定男性智力的主要是大脑灰质，而决定女性智力的则是大脑白质。一般说来，灰质是大脑中信息的处理单元，白质则是联系这些信息处理单元的网络。这样可以解释男性更容易在集中处理信息的领域（如数学）取得成功，而女性更容易在分布式处理信息的领域（如语言能力）取得成功。

问题是，人类在进化过程中，为什么形成了如此不同的男女大脑的设计方案呢？

(23) 左右手之谜。据统计，在人类中左撇子的人约占十分之一，大部分人都是习惯用右手的。而在其他陆生哺乳动物中，对前肢的使用并没有习惯性的左右之别，就是人类自己的双脚也没有明显的左右分别。有人曾认为，由于人类主要以植物为食，而植物中多含有各种各样的、毒性大小不同的植物碱，右撇子的人对植物碱毒性的忍耐能力较强，因而造成右撇子的人大大多于左撇子的人，并且这种观点还有实验证据，但很快又被其他实验所否定。尤其是，中毒假说并不能解释其他动物没有左右之别的现象。因此，人类左右手现象至今仍是一个待解之谜。

(24) 龙人之谜。龙是中国传说中的动物，据说龙有九像，集中了九种动物的个别特点，鹿角、驼头、兔眼、蛇颈、蜃腹、鲤鳞、鹰爪、虎掌、牛耳。不仅如此，中国还自称为"龙的传人"。话说回来，"龙的传人"可能是迄今为止人类自我认识中最精准的一个结论。人像龙一样，具有许多动物的特点：有水生性的，有陆生性的，还有海生性的；有捕食性的，有植食性的，也有穴居性的；有狼性，有羊性，更有猴性；有鸟性，有兽性，更有独一无二的可塑性。若说人类区别于其他动物的特点，唯一的就是拥有一个智慧的大脑，但这一特点又是以拥有其他动物的特点为基础的。在四肢的体能及其灵活性，以及眼耳鼻舌口等感觉器官的灵敏性方面，与其他动物相比，人类都不是数一数二的强者，但基本上都达到一流水平。所以，行不择路认为，人就是龙，故称为龙人。人类身上为什么集中了如此众多的其他动物的优点呢？万物之灵真是一个不可思议的物种！

第二节　协调统一——人体

人体就像一部高精度高机能的机器。骨骼、肌肉、内脏器官、皮肤等的有机组合，构成了人体的基本轮廓。从外观上看，可将人体分为头、颈、躯干和四肢四大部分。头是人体机器的电脑部分。在坚固的城堡——颅骨内居住着人体活动的最高统帅——大脑。大脑通过脊髓指挥并协调人体的各种活动。头上还有眼、鼻、耳、口等重要器官。由7块颈椎骨排列加上周围的肌肉等构成的类似弹簧管状的颈部——脖子，是联结头和躯体的不可缺少的重要部分。正是这种特殊结构的脖子，使人体的头颅有较大的活动范围，保证大脑与躯体的正常联系和信息反馈。

四肢即双上肢和双下肢，是人体行走及生产劳动的重要部分。

躯干即身体的中心部分，包括前面的胸腹和后面的背腰及内部的肺、心、胃、肠、肝、脾等器官。在躯干内部的最下部分是盆腔，居有膀胱和直肠，女性还有卵巢和子宫等生殖器官。

在生理状态下，身体的各部分互相协调、配合成一体，共同担负着维持人体生命活动的重任。

1. 基本单位——人体细胞

细胞是构成生命的基本单位，人的机体是由数百万亿个细胞组成的。它最初由1个成熟受精卵细胞开始，分裂为两个细胞，继而以"2"的倍数分裂成"4、8、16……"个细胞，直至数百万亿个细胞，发育成人的健康机体。构成人体的细胞有大有小，较大的细胞是成熟卵细胞，单个直径只有0.1毫米。较小的细胞如淋巴细胞，单个直径也只有千分之五毫米。因此，凭我们的肉眼是看不到单个细胞的，要靠放大数倍的显微镜才能看到。借助于显微镜，还能看到细胞的结构，它外表有一层薄膜（称为细胞膜）包裹着，细胞内部有细胞质和细胞核。人体内的细胞大小不一，形态也多种多样。有似烧饼样的，有呈棱柱状的，还有长条状的……

人体内的细胞并不是一成不变的，而是时时刻刻在不断地进行着新旧更替。也就是说我们身体里每天总有成千上万的细胞在衰老死亡，同时又有成千上万的新细胞在生成。例如，在人们的皮肤及头皮上经常有皮屑脱落，这就是衰老死亡了的表皮细胞。对成年人来说一般新生成和死亡的细胞数大致相等。而苗壮生长的青少年朋友们，则细胞的生长多于死亡。那么，是不是新生成的细胞越多越好呢？这也不一定。如果身体某一部位的细胞生成的速度异常的快，生成的大量细胞是大而不成熟的细胞，这就是病变细胞，比如癌细胞。

细胞的寿命长短不一，有些脑细胞可与人的寿命相当。而人体血液里的红细胞寿命大约只有120天左右。同是血液里的一种白细胞——粒细胞的寿命却不到1天。

细胞内在不断地进行着生物化学反应，并通过细胞膜向外界环境吸取营养物质和排出代谢废物，以维持人体的正常生命活动。

2. 人体外围防线——皮肤

皮肤就像一层弹性的天然屏障，将人体与外界环境隔开。天凉了，皮肤会感受到冷空气的侵袭，起一层"鸡皮疙瘩"；天热了，皮肤又会大汗淋漓，第一个做出反应。皮肤的重量约占身体重量的16%。其表面积与身高、胖瘦有关。成年人的体表面积一般为1.5平方米—2平方米，少年儿童的体表面积要小些。皮肤的厚薄也不均一，平均在0.5毫米—4毫米。在经常受摩擦的部位，如手掌、脚掌处的皮肤较厚，而眼皮及四肢的屈侧面皮肤较薄。少年儿童较成年人的皮肤相对薄些。

皮肤按其结构和功能特点由外向内依次分为表皮、真皮和皮下组织。下面主要介绍一下表皮与真皮：

表皮的最外层是角质层。它的表层细胞经常脱落，成为皮屑。角质层的细胞排列紧密，对人体内部组织起屏障作用，还能保持体内的水分。表皮的深层是生发层，有很强的细胞分裂增生能力。生发层中有一些黑色素细胞，能产生黑色素。人的肤色深浅不同，就是由皮肤中黑色素含量的多少来决定的。

真皮这一层则很复杂，它含有大量的弹性纤维和胶原纤维，还有淋巴管、血管、感觉神经末梢，并有皮脂腺、汗腺和毛根等等。所以它管的事情也比较多，像皮肤割破了，出血、疼痛以至伤口愈合，都属它的管辖范围。

概括地说，皮肤有以下作用：

（1）**保护作用**。皮肤的表皮能防止病菌侵入，真皮很有弹性和韧性，能耐受一定的摩擦和挤压，皮下脂肪组织能缓冲机械压力。正常情况下，皮肤呈酸性（PH5.5左右），具有很强的杀菌能力。

（2）**调节体温的作用**。环境寒冷时，皮肤血管多数收缩，血液流量小，皮肤散热少；天气炎热时，皮肤血管多数舒张，血液流量大，皮肤直接散热多。同时，汗腺分泌汗液，汗液蒸发则散失的热量也显著增多。这样，就维持了体温的相对恒定。

由于皮肤含有丰富的感觉神经末梢，因此，能感受冷、热、触、痛等刺激，通过神经调节，做出相应的反应，避免了对身体的损伤。俗话说的"十指连心"正是这个道理。

（3）**排泄功能**。汗腺分泌的汗液，主要成分是水，还有少量的无机盐、尿素等废物。

（4）**吸收功能**。有时人体生病了，医生会给你开一些外用药贴在皮肤上，从皮肤慢慢地渗入人体内部，达到预期的治疗效果。

3. 人体坚固支架——骨骼

据统计，人体内共有 206 块骨骼。它们通过骨与骨的联结，构成骨骼框架，才将人的身体支撑起来，并保护着重要的内脏器官。

根据骨的形态可以把骨分为长骨、短骨、扁骨和不规则骨。大腿骨、上臂骨都是长骨；短骨则分布在灵活运动又承受压力的部位，如手腕骨；肋骨则属于扁骨；不规则骨如椎骨。它们都是由骨膜、骨质和骨髓构成的。

骨膜　骨膜在骨的表面，骨膜内含有丰富的血管和神经，对骨有营养作用，还对骨的生长和再生有重要作用，这是因为骨膜内有一种特殊的成骨细胞。例如骨折后骨的愈合，就要依靠骨膜的作用。

骨质　骨质是骨的重要组成部分，它分为骨松质和骨密质。骨密质致密坚硬，位于骨的表面，在长骨中主要集中在骨干；骨松质主要位于短骨的内部与长骨的两端，结构疏松，像蜂窝一样。

骨质由脆硬的无机物和柔韧的有机物组成。有机物主要是骨胶原蛋白，使骨具有韧性和弹性；无机物主要是钙、磷等，使骨有硬度与脆性。成年人的骨含有机物约 1/3，无机物约 2/3，这样骨既坚硬，又有弹性。儿童成长发育至青少年时期的骨，有机物含量超过 1/3，骨柔韧，弹性大，不易骨折，但硬度小，容易发生变形，因此青少年应注意保持坐、立、行的正确姿势。到了老年，骨内无机物相对增多，骨硬而脆，弹性小，因此老年人应注意预防骨折。

骨髓　骨髓充满于长骨的骨髓腔和骨松质的空隙。幼年人的骨髓全都是具有造血功能的红骨髓，随着年龄增长，骨髓腔中的红骨髓逐渐变为由脂肪细胞构成的黄骨髓，失去了造血功能。而骨松质中终生保持着具有造血功能的红骨髓。

人体的骨骼框架是由一块块骨与骨的联结而构成的。有的骨联结在一起不能活动，如脑颅骨间的联结；有的稍微能活动，如脊椎骨之间的联结；还有一种是能活动的，就是一般所说的关节，如肩关节、肘关节、膝关节等。人体的 206 块骨骼有规律地组合在一起才构成人体的坚固支架。根据骨骼的组合可分为头骨、躯干骨和四肢骨三部分。

头骨　头骨包括 8 块脑颅骨和 14 块面颅骨。脑颅骨围成的颅腔保护着脑。头骨仅下颌骨能活动，其余的骨都联结得很紧密，不能活动，利于保护脑、眼等器官。

躯干骨　躯干骨包括脊柱、肋骨和胸骨。成年人的脊柱由 24 块椎骨构成，椎骨上有椎孔，全部椎骨的椎孔连在一起构成椎管，里面有脊髓。椎骨自上而下有 7 块颈椎、12 块胸椎、5 块腰椎、5 块骶椎合成的 1 块骶骨和 4 块尾椎合成的 1 块尾骨。肋骨共 12 对。肋骨、胸骨和胸椎共同围成胸廓，保护着肺和心脏等器官。

四肢骨　四肢骨包括上肢骨和下肢骨各 1 对。一侧的上肢骨由肩胛骨 1 块、锁骨 1 块、上臂骨（肱骨）1 块、前臂骨（桡骨、尺骨）2 块和手骨（腕骨 8 块、直掌骨 5 块和指骨 14 块）27 块组成，两侧上肢骨共 64 块。下肢骨共 62 块，每侧有髋骨 1 块，大腿骨（股骨）1 块，膝盖骨（髌骨）1 块，小腿骨（胫骨、腓骨）2 块和足骨（跗骨 7 块，跖骨 5 块和趾骨 14 块）26 块，共 31 块。髋骨、骶骨和尾骨共同围成骨盆。足部的跗骨、髋骨和足底的韧带、肌腱共同构成了凸向上方的足弓。

脊柱从侧面看，有 4 个生理弯曲，足底有足弓，下肢骨很粗壮等特点与人类的直立行走相适应。对于支持体重，增加直立、行走、运动时的稳定性，缓冲剧烈运动时对脑的震荡，都是很有好处的。

身体长高的奥秘

人体的生长是一个非常复杂的过程，一般来说身高取决于人体长骨的长度。脑垂体分泌的生长素对长骨的发育、生长起关键性作用，从而也就决定了生长素对人体长高的重要作用。长骨两端是软骨组织，叫骨骺。骨骺不断生成新的软骨组织，然后再钙化，这样长骨的长度也就增加了。生长素并不是直接作用于骨骺，而是借助于血浆中的一种叫生长素介质的物质发生作用，促进软骨组织中蛋白质的合成和细胞分裂，从而使软骨组织生长，长骨也随之增长，身高必然也随之增加。生长素不仅可促进骨骺生长，同时还可促进人体代谢和蛋白质合成，增强钙、钠、钾、磷等重要元素的吸收，以满足人体生长的需要。生长素对人体生长至关重要，幼年时，生长素过少，会长成"侏儒"；过多，则长成"巨人症"。成年后生长素过多，会患有"肢端肥大"病。那么，生长素的多少又是受什么影响的呢？一般来说，影响生长素生成主要有两个因素：一是睡眠，据研究生长素在睡眠时分泌增加，醒时分泌减少，睡眠不足，必然影响生长素生成；二是代谢因素，其中以血糖影响最大，血中血糖充足可促进生长素分泌，因此患有幼儿糖尿病的儿童会影响生长发育。

罗圈腿

罗圈腿是人们对双腿呈"O"型或近似"O"的一种戏称。罗圈腿是一种不正常的骨骼发育畸形造成的。形成罗圈腿一般有两种原因：一是幼儿时患佝偻病；二是骨骼生长发育阶段受特殊的生活习惯影响。佝偻病一般是由维生素 D 缺乏所引起的。维生素 D 缺乏时，钙、磷在肠内吸收减少，钙、磷减少，一方面机体在甲状旁腺调节下使已长成的旧骨脱钙（旧骨硬度降低），以弥补血中钙、磷的不足；另一方面新骨由于缺钙而使骨质钙化不足而质地松软，肌肉关节松弛，直立行走时在重力作用下就会变形。一般 1 岁以上儿童两足跟并拢，两膝关节距离在 3 厘米以下为轻度，3 厘米以上为重度。幼儿和青少年正处于生长发育阶段，骨骼就是随着年龄增长而逐渐生长钙化的。当青少年在生长发育期由于一些特殊习惯，骨骼受某种方向的肌肉拉力，长期持续作用就会使骨骼变形。例如双腿长期持续夹持物品，如骑马等活动，也会形成罗圈腿。要预防罗圈腿，从幼儿时就应注意预防佝偻病和改变不良生活习惯。

4. 人体粉碎机——牙齿

牙齿是人体中很坚硬的器官，它长在上下颌骨的牙槽里。露在外面的部分即平日张口人们能看见的牙冠；包埋在牙槽里的部分似大树的根部，称为牙根。常见的健康人的牙齿是乳白色的。这是因为牙冠的表面覆盖一层特殊骨质的釉质，称为牙釉质。这种牙釉质极其坚硬耐磨，损坏后不能再生。牙釉质的下面便是牙本质，在牙的中央有一狭窄空腔，称作牙髓，内有丰富的血管。牙齿的主要功能是将进入口腔的食物进行咬碎碾磨等粗加工，为食物进入到胃肠道消化做前处理。如果进食过快或牙齿脱落、破损，或咀嚼不充分，就会影响食物的前处理，以致加重胃肠的消化负担，粪便中就会出现未消化完全的食物。人在一生中会生长两套牙齿，一套是乳牙，一套是恒牙。大约在出生后 6 个月—8 个月先长出下门牙，然后其他牙由前向后依次长出，到 2 岁—3 岁时一般乳牙长齐到 20 颗。六七岁（童年期）时，乳牙慢慢脱掉，由恒牙代之——称为换牙。每颗乳牙脱落到恒牙的出生大约需要半年的时间。

一般到 10 岁—14 岁时乳牙和恒牙交换完毕，在乳牙的后方再长出其余的 12 颗恒磨牙，所以说恒牙一般有 32 颗。全部长齐大约在 18 岁—25 岁。牙齿的卫生非常重要，少年儿童一定注意正确刷牙，经常漱口。

替牙期卫生

人要想有一副好的牙齿，从替牙期就要注意保护牙齿了。要保护好牙齿，首先要保护好六龄齿。下颌第一颗大牙是在 6 岁时萌出的，故又叫六龄齿。它不是替代乳牙，而是单独萌出的。这颗牙非常重要，不但吃饭用得最多，而且其余恒牙能否长齐还要看它的位置，所以我们要保护好它。其次要注意替牙时间。正常的替牙时间为，前牙 6 岁—8 岁、尖牙 12 岁—13 岁、后牙 9 岁—11 岁。若替牙年龄超过 2 年—3 年还不见新牙，就要到医院检查一下，看是否先天缺失恒牙，若没有，则要帮助它萌出；若乳牙活动了，但距替牙年龄还早好多，也需到医院检查一下，决定是否将乳牙拔掉。再次，在换牙后注意不要用舌头去舔新萌出的恒牙，以防长出来的牙尖刮伤舌头，同时避免舌头把新牙推向外侧，使恒牙长歪。最后要注意牙齿是否有排列不齐的情况。若个别牙不齐，要等到 11 岁—12 岁再到口腔正畸科去矫正。因这时乳牙基本换完，恒牙牙根基本形成，矫治器既好做、效果又好。若是多数牙排列不齐，像地包天（上前牙在下前牙里面）这种情况，就要随时发现随时就诊，不必等到 11 岁—12 岁以后。

虫牙

虫牙，医学名词叫龋齿，是由细菌所引起的一种牙体损害。人的牙齿是一个有生命的东西，它像保温杯一样，外面是坚硬的外壳——叫牙体，里面是空的——叫牙髓腔，内存牙髓，牙髓里有血管和神经，血管可以为牙齿运送营养，神经可以感觉疼痛。虫牙实际上并不是牙里真有虫子，而是细菌在作怪，这种菌叫变形链球菌。若口内卫生不好，牙周有食物残渣，则变形链球菌把食物残渣分解，产生酸腐蚀牙，牙齿就不像以前那么硬了，渐渐地就出现了小洞，这就叫虫牙。若不及时治疗，洞越来越大，这时凉热食物就会刺激牙内神经，感到疼痛；再不治，让细菌继续腐蚀牙，就会引起牙髓发炎，不吃东西也会疼，这就是我们平时说的虫牙牙疼。要想不牙疼，那么只有预防龋齿，早晚刷牙。一般每次刷牙 3 分钟，消除口腔内的食物残渣，就不易患龋齿了。

5．人体运动发动机——肌肉

这里说的肌肉，主要指骨骼肌。骨骼肌与骨骼共同构成人体的运动器官。而骨骼肌则是人体运动的"发动机"，为人体运动提供动力。

人体全身大约有骨骼肌 600 多块，占体重 40% 之多。骨骼肌的两端是白色的肌腱，分别固定在骨骼的不同部位上。骨骼肌中间较粗的部分称肌，是肌肉收缩的主要部分。骨骼肌由许多的肌纤维组成，其间分布着营养肌肉的许多血管和支配肌肉的神经。我们身体的一切大小活动都要靠肌肉这个"发动机"的收缩，牵拉相应的骨骼的移位完成。所以说骨骼肌是人体运动的发动机。

体育锻炼可促进肌肉的发育，增强肌力。这是因为日常生活中的动作仅部分肌肉参与活动，而进行体育锻炼时，可使全身的肌肉都参与活动，肌肉里的毛细血管网大都开放，以供给肌肉更多的营养，使肌肉逐渐锻炼得粗壮有力。

6．人体敏感地带——神经系统

为什么手不小心碰到火会马上缩回？为什么人突然受冷会起"鸡皮疙瘩"？为什么人突然受惊吓时会心跳、呼吸加快、脸色发白、血压升高？这一系列问题的答案在于人体内有两大调节系统——神经系统和内分泌系统。由于这两个系统的调节作用，使身体各器官、系统的活动协调，使人体能够与外界环境相适应。

神经系统是人体主要的调节系统，是人体内结构、功能最复杂的一个系统。神经系统由脑、脊髓和它们所发出的许多神经组成，脑和脊髓是神经系统的中枢部分，叫做中枢神经系统。脑和脊髓所发出的神经是神经系统的周围部分，叫做周围神经系统。

脊髓是较低级的中枢部位，位于椎管中，上端与脑相连。在脊髓横断面上，可看到中央蝴蝶形的灰质，这是神经系统的细胞体集中的地方，有许多低级的神经中枢，可以完成一些基本的反射活动，如膝跳反射。灰质周围是白质，主要由神经纤维构成，它们分别集合成若干传导束，有的是上行的，向脑部传入信息；有的是下行的，由脑部向下传出信息。如果脊髓的一定部位受到损伤，就会出现特定的感觉或运动障碍，例如病毒损伤了脊髓灰质的特定部位，就可能导致脊髓灰质炎，即俗称的小儿麻痹症。

脑是比脊髓更高级的中枢部分，位于颅腔内，包括大脑、小脑、脑干三部分。大脑最发达，是神经系统调节人体生理活动的最高级中枢。小脑在大脑的后下方，脑干背侧，它对人体的运动起协调作用。大脑下方和小脑前方是柄状的脑干，脑干由上到下依次为间脑、中脑、脑桥和延髓，其白质中有许多重要的传导束，灰质中有一些调节人体基本生命活动的中枢，如心血管运动中枢、呼吸中枢等。这些中枢一旦受损伤，有可能立即致死，因此，有人称它是"生命中枢"。

脑所发出的神经叫脑神经，共有12对，第1对到第12对脑神经的名称依次为嗅神经、视神经、动眼神经、滑车神经、三叉神经、外展神经、面神经、听神经、舌咽神经、迷走神经、副神经、舌下神经。其中除了管嗅觉、视觉的嗅神经和视神经与大脑相连外，其他10对脑神经都与脑干相连。

脊髓发出的神经共31对，依次为颈神经8对，胸神经12对，腰神经5对，骶神经5对，尾神经1对。它们分布在躯干、四肢的皮肤和肌肉里。脑神经和脊神经中，都有一部分传出神经纤维，分布在心肌、内脏的平滑肌和腺体等处，支配各种内脏器官的活动。这部分传出神经纤维所组成的神经叫植物性神经。植物性神经和脑神经、脊神经一起，都属于周围神经系统。

神经系统调节生命活动的基本方式是反射。反射可分为两类：一类是生下来就有的先天性反射，叫做大条件反射。例如手一碰到烫东西立即缩回，蛾子飞到眼前马上眨巴眼。这种反射由大脑皮层下的较低级中枢就可完成；另一类是在生活过程中逐渐形成的后天性反射，叫做条件反射。例如"望梅止渴""谈虎色变"都属于条件反射。它是在非条件反射的基础上，在大脑皮层参与下形成的。参与反射活动的神经结构叫做反射弧，它包括接受刺激的感受器、传入神经纤维、神经中枢、传出神经纤维和发生反应的效应器五部分。

7. 人体的最高统帅——大脑

一个健康的人，不仅要有一副强健的身躯，关键还要有发育良好的大脑，它是支配人的一切活动的最高统帅。

人的大脑是最发达的，由左右两个半球组成。大脑表面的一层灰质，又叫大脑皮层，平均厚度约2毫米—3毫米。皮层表面有许多凹陷的沟和隆起的回，这就大大增加了大脑皮层的总面积，据统计约有2200平方厘米。据科学家研究发现，大脑皮层沟回多的人比一般人要聪慧。大脑皮层主要由神经元的细胞体构成，共有100亿左右。

大脑皮层是神经系统调节人体生命活动的最高级中枢，可以分为不同的功能区，又叫神经中枢，比较重要的如躯体运动中枢、躯体感觉中枢。一侧大脑半球的这两个中枢分别管理对侧半身的运动和感觉。例如，左侧大脑半球的躯体运动中枢遭到损伤，会使右侧躯体出现半身不遂。另外，大脑皮层还有专门负责视、听、语言的视觉中枢、听觉中枢和语言中枢等。语言中枢是人类所特有的功能区，绝大多数人的语言中枢在左侧大脑半球，因此把左侧大脑半球称为优势半球。

人的大脑在结构和功能上是极其复杂深奥的，就拿人的记忆力来说，有人估计，一个人的大脑能记忆的信息量，大体相当于全世界图书馆的7.7亿册藏书所包含的信息量，可见人的记忆潜力是多么惊人！人脑还有抽象概括、推理和思维能力。但是，人的知识、才智决不是生来就有的，而是在后天的社会实践活动中通过学习、训练得到的。

语言功能是人类特有的功能，是人类进行思想交流、学习、教育、生产劳动和其他社会活动的工具。

人类有了语言和思维，相应地，在大脑皮层就出现了语言中枢。绝大多数人，语言中枢定位在左侧大脑半球。人是用大脑左半球"说话"的，这是一百多年前，法国神经科医生布朗克发现的。一天，一个病人来找布朗克医生，不论医生问他什么话，他都一言不发。后来，病人用文字告诉医生，他从前是能说话的，在一场突发性的大病中却丧失了语言表达能力。对这位"有口难言"的病人，布朗克深感同情，对病因也产生了极大的兴趣，非要把它弄个水落石出不可，于是他坚持给患者治疗，直到患者去世为止。后来经尸体解剖，布朗克终于发现，患者的左侧大脑半球的局部发生了严重的病变。面对这一病因所在，他不禁激动地说："原来人是用大脑左半球'说话'的。"布朗克的发现，经过神经生理学家的多次实验和验证，确认他发现的这个区域是大脑皮层专管语言运动的中枢，取名叫运动性语言中枢，又叫说话中枢。如果说话中枢受损，可以引起运动性失语症，病人虽然能看懂文字和听懂别人谈话，但是已丧失说话能力，只能发出单个的声音。

后来的科学研究发现左侧大脑半球不仅有运动性语言中枢，还有视运动

18

性语言中枢（书写中枢）、听性语言中枢、视性语言中枢（阅读中枢）。书写中枢损坏时，会引起失写症，病人能听懂别人的话和看懂文字，自己也会说话，手部肌肉虽然能活动，但写字、绘画等精细运动发生障碍。听性语言中枢受损时，会引起感觉性失语症，病人可以讲话，也能听到别人讲话，但不能理解讲话的含义，因此对别人的问话常常是答非所问。阅读中枢受损时会引起失读症，病人视觉没有问题，但是看不懂文字的含义，变得不能阅读。

因为有了语言，有了语言中枢，使人的大脑皮层的高级神经活动与动物有了本质的区别。高级神经活动的基本方式是条件反射，但是，动物只能对具体的信号刺激发生反应，建立条件反射；而人类除了对具体信号发生反应外，还能对具体信号抽象出来的语言、文字发生反应。例如，羊看见狼来了，才可能逃跑；而人听到"狼来了"的喊声就可能设法躲避。因此，人类的大脑有抽象思维和概括推理的能力。

垂体与垂体分泌的激素

垂体位于脑的底部，大小像豌豆，重量仅 0.5 克，但它是内分泌腺的枢纽，能分泌多种激素，调节人体的新陈代谢和生长发育，并能调节其他内分泌腺的活动。垂体分泌的生长激素能促进全身（尤其是骨骼）的生长。如果幼年时期生长激素分泌不足，则生长迟缓，身材矮小，有的到了成年后身高仅 70 厘米，这叫侏儒症；而幼年生长激素分泌过多，则过分生长，到了成年后，有的身高可达 2.6 米以上，这叫巨人症；如果成年人生长激素分泌过多，由于长骨的骨骺已经愈合，身高不能再增长，而使短骨过分生长，形成手大、指粗、鼻高、下颌突出等现象，叫做肢端肥大症。此外垂体分泌的促甲状腺激素、促肾上腺皮质激素和促性腺激素，能分别调节甲状腺、肾上腺皮质和性腺的活动，并维持它们的正常发育。

智商

智商是智能发育商数的简称，是检查智能发育的一种方法。主要检查婴幼儿、少儿智能发育是否符合正常发育规律。若有发育异常，便可及早发现，并追溯原因，加以恰当的治疗。智商，可用下列公式表达：

智商 = 测得的发育成熟年龄/实际年龄 ×100%

智商检测方法，因对象不同而异。3 岁以内的婴幼儿，通过对动作能、应物能、言语能和应人能四大技能来测试，并把 4 周、16 周、28 周、40 周、52 周、12 个月、24 个月、36 个月作为 8 个枢纽龄重点检测，因为在这些阶段智能发育可显示特殊的飞跃性发展。大一些的儿童则可以用一些简单方式来检查，如2岁半到8岁的儿童，可采用一些图片回答形式或绘画试验等方式进行检查。需要强调的是，智商只能表示该儿童或婴幼儿在检测年龄段内智能发育是否符合正常规律，并不能肯定被检查者一定智能高或低下，因为存在智能发育有早有晚的情况，更不能断言被检查者聪明或愚笨。而且智商只有在全面了解小儿抚育、教育及健康状况下，并在多次随访测定后才能确定相对正确的数值。

科学用脑

使用大脑要讲究科学性。科学用脑可以提高工作效率，达到事半功倍的效果。要想科学用脑，就必须做到：

（1）**勤于用脑**。大脑越用越灵，这是由大脑的构造和工作特点所决定的。大脑工作程序是记忆→学习→再记忆。一般人每天进入大脑的信息很多，99%的信息只是暂时记忆，过后很快就忘记了，只有1%的信息被记忆、贮存下来，我们称之为长久记忆。但是暂时记忆通过学习可转入长久记忆，这样人类的知识才越来越丰富，人类也越来越聪明了。动物实验也表明，在复杂环境中生长的老鼠大脑皮质就比在简单环境中生长的老鼠发达。

（2）**劳逸结合**。大脑既要工作也要休息，一般人的大脑工作时间：幼儿每次不宜超过20分钟，中、小学生一次不宜超过45分钟。

（3）**掌握大脑节律特点**。脑细胞工作效率不是24小时都一样的，如同大海一样，既有高峰，也有低谷。每个人又都不一样，有的人上午10点左右工作效率高，而有的人则深夜学习效果好。这就需要自我掌握，争取在学习效果好的时间学习，以取得良好效果。

（4）**注意补充大脑营养**。脑细胞内含有丰富的卵磷脂，我们平时生活也应注意为大脑补充卵磷脂，进食要注意选择一些含卵磷脂丰富的食物，像鱼、虾、鸡蛋黄等等。

8. 生命主宰——心脏

心脏是人体生存的关键环节。人每时每刻，都离不开心脏的辛勤工作。一旦心脏发生病变，停止了工作，血液就会停止流动，细胞的新陈代谢就不能维持，人就会迅速死亡。有时，这种情景只发生在几秒钟内。

心脏位于胸腔内中部偏左，外形似桃子，大小如拳头。如果你将手轻轻放在左侧胸壁、乳头下方周围，就会触到有节奏的心尖跳动。心脏内部被隔成左右不相通的两部分，左右两部分被瓣膜分别隔成上下两部分，这样，心脏就有了4个腔：上面两个腔分别叫左右心房，下面两个腔分别叫左右心室。心房连通静脉：左心房连肺静脉，右心房连上、下腔静脉。心室连通动脉：左心室连主动脉，右心室连肺动脉。心房和心室之间、心室和动脉之间，都有如抽水机活塞一样的瓣膜。这些瓣膜只能向一个方向开，使血液只能从心房流向心室，从心室流向动脉，而不能倒流。

人们的心脏一缩一舒，按一定规律有节奏地跳动着，将心脏内的血液射到动脉中。正常成年人在平静状态下，心脏平均每分钟跳动75次。心脏每跳动1次大约射出70毫升血液到大动脉。按此计算，成年人每昼夜心脏就要跳动10多万次，全心射出血液约15000升。如果强体力劳动或情绪激动时，心跳可加快到每分钟180次—200次。由此可见，心脏是多么的辛苦和勤劳！儿童的新陈代谢旺盛，而心脏发育又不够完善，收缩力较弱，跳动1次射出的血液就少些，所以要靠加快心跳次数才能适应身体代谢的需要。因此，年龄越小，心跳越快。训练有素的运动员，心跳较慢，大约每分钟50次—60次。心肌收缩更有力，以较少的心跳次数就能满足身体的需要，提高了心脏的贮备能力。

有人或许要问，我们的心脏，昼夜不停，几十年如一日地工作，它不累吗？原来，心脏并不是只工作，不休息。在心脏的每一次跳动中，收缩才是工作，舒张是在休息。心脏每搏动一次约需0.8秒，其中收缩只占0.3秒，舒张占0.5秒。看来心脏很注意劳逸结合，正因如此，心脏才能辛勤工作几十年，甚至上百年不停息。

9. 生命之海——血液

我们把血液视为生命之"海"，是因为人体一时一刻也离不开它。如果1次失血超过体内血量的30%，就会有生命危险；而且血液的成分与地球上最早出现的原始生命的诞生地——原始海洋的成分很相似。血液包括血浆和血细胞两部分。如果把血浆比喻为海水，那么，血细胞就好比航行在大海中的小船。

血浆中含量最多的是水，约91%—92%，还含有少量很重要的物质，如7%左右的蛋白质，0.1%左右的葡萄糖，0.9%左右的无机盐，以及微量的维生素、激素与酶等。血浆能运载血细胞，输送养料和废物，使人体内细胞所生活的液体环境保持相对稳定，以利于细胞进行正常的生理活动。

血细胞包括红细胞、白细胞和血小板。成年人每立方毫米血液里红细胞的数量，男子平均为 500 万个左右，女子平均为 420 万个左右。红细胞里含有一种红色含铁的蛋白质，叫血红蛋白，因而使血液成为红色。红细胞的主要功能是运输氧，也能运输一部分二氧化碳。血液中白细胞的数量比红细胞少，每立方毫米血液中有白细胞 5000 个—10000 个。白细胞的种类很多，如粒细胞、淋巴细胞和单核细胞等。白细胞有吞噬病菌、保护健康等作用。血小板的数量为每立方毫米血液中 10 万—30 万个，它有促进止血和加速凝血的作用。血小板实际上是骨髓中巨核细胞脱落下来的小碎片。

血液中的血细胞不断地进行新陈代谢。红细胞的寿命平均为 120 天；白细胞有的只能活几个小时，有的可以活几年；血小板的寿命平均为 10 天左右。造血器官不断地工作，产生新的血细胞，来补充衰老死亡的血细胞，使血液中各种血细胞数量维持相对恒定。

血液是人体的"运输大队长"。伴随着血液在心血管系统中周而复始地循环流动，将氧气和各种营养输送给每一个细胞，同时，将细胞产生的二氧化碳等废物，运输到一定部位清除体外。

血液的运输功能还能保持细胞生活的流体环境相对恒定，从而保证了细胞的正常生命活动。所以医生常常把验血结果作为诊断疾病的重要参考。

血液还是人体的"警卫员"。某些白细胞能吞噬入侵的病菌；淋巴细胞参与人体的免疫功能；当人体受伤出血时，靠血小板的止血、凝血作用，堵住伤口。所有这些都说明了血液对于人体具有防御保护作用。

此外，血液在调节体温过程中，也起重要的作用，一方面能大量吸收体内产生的热，另一方面能将体内深部器官产生的热运输到体表进行散发。

10. 环形运输线——血液循环

血液在心脏与全部血管的完整封闭式管道中，作周而复始的流动，亦叫血液循环。心脏即"血泵"，是血液循环的动力器官。血管则是血液运行的主要干道。

血液在全身的流动，就像一支"运输队"，运输着体内的营养物质和代谢废物，以维持机体内环境的相对稳定。

血液循环又分体循环和肺循环。血液由左心房泵出，流经大、中、小、微动脉直至组织细胞周围的毛细血管网，将氧和营养物质输送给全身的组织细胞，并将组织细胞的局部代谢产物运走，再通过微静脉、小静脉到上、下腔静脉，流回右心房。这部分的血液循环称作体循环。体循环的结果是将鲜红色的动脉血变成了暗红色的静脉血。

肺循环是将流回右心房的静脉血，经右心泵至肺动脉，至肺毛细血管部位与肺泡进行气体交换，摄取氧气，弃去二氧化碳，再由肺静脉流回至左心房，这就是肺循环。肺循环的结果是将右心房排出的静脉血变成了富含氧气等的动脉血。体循环和肺循环在心脏处连通在一起，组成身体的一条完整的环形运输线。血液循环一旦停止，则会造成运输障碍，脑、心、肾等是对缺血缺氧最敏感而耐受力又低的重要器官。尤其是大脑，缺血 3 秒—10 秒会意识丧失，缺血 5 分钟—10 分钟就会出现不可逆性损害或死亡。

11. 物质交换站——微循环

人体的微循环，是指微动脉与微静脉之间微细血管中的血液循环，需借助于显微镜才能看到。在微动脉和微静脉之间有毛细血管，迂回曲折，相互交错成网。

毛细血管与组织细胞直接接触，其壁特别薄——仅由一层细胞构成。这层细胞的间隙可允许一些物质通过。毛细血管的腔特别细小，管径只有 0.009 毫米左右。最细的毛细血管整个管壁仅由一个上皮细胞围成。毛细管腔内的血液流动也特别缓慢。毛细血管数量大，分布广泛。例如一个 70 公斤体重的人，如果将其全身肌肉中的毛细血管连接在一起的话，其长度足够绕地球一圈的。

微循环血液速度调节，主要依局部组织代谢产物（二氧化碳、乳酸、组织胺等）的浓度及激素水平等进行。例如，当组织处在安静状态时，代谢速度较慢，代谢产物较少。局部的毛细血管网大部分关闭，血液减少。经一定时间后，由于局部血流的减少，又使局部代谢产物蓄积，毛细血管网广泛开放，加快血流速度，以运走蓄积的代谢物。

12. 输送压力——血压

血液在血管内向前流动时，因为血液使血管充盈，则对血管壁造成一种侧压力，就叫血压。它来自于心脏收缩时释放的能量。由于血液在沿着血管流动的过程中，需不断克服阻力，消耗能量，所以血压在循环过程中是逐渐下降的。通常所说的血压，是指体循环的动脉压，是血管壁受到的侧压力与大气压之差。临床上一般是用血压计在上壁的肱动脉处测量。血压的单位过去用毫米汞柱表示，如今使用我国法定的计量单位"千帕（KPa）"来表示。动脉血压在心脏一缩一舒的过程中也是变化着的。一般在心脏收缩时，动脉血压所达到的最高数值，叫做收缩压。心脏在舒张时，动脉血压所降到的最低值就叫舒张压。医生一般在测量之后，就用一分子式形式记录下来。例如 16/10KPa，就代表某人收缩压 16KPa，舒张压是 10KPa。健康成人的血压正常值一般是收缩压 13.3KPa—16KPa，舒张压 8KPa—10.7KPa。如果收缩压持续高于 21KPa，或舒张压超过 12KPa，则是高血压。如果收缩压持续低于 12KPa，则是低血压。老年人因为动脉管壁硬化，弹性较差，易患高血压。如果血压过高，心脏负担过重，久而久之，易出现心力衰竭。另外血管内壁也易受损伤，例如脑血管受损出血，造成脑溢血，会危及生命。如果血压过低，又会造成供血不足，使器官组织缺血，尤其是肾、脑、心等。

13. 血液标志——血型

根据人类的外表颜色特征，可将人类分为许多类别，如黄种人、白种人、黑种人等。由于人类细胞（白细胞、红细胞、组织细胞等）膜的分子组成及结构的不同，使它们各具特征性抗原。根据细胞特征性抗原的不同或者有无，可将血液分为若干血型系统。目前已经科学研究确认的仅人类红细胞的特征性抗原至少有 15 个类型，也即有 15 个血型系统（如 ABO、2H、lewis 等）。其中 ABO 血型系统是发现最早与临床医学关系最密切、最常应用的。

早在 1890 年，人们就发现人类红细胞膜上可含有 A 和 B 两种凝集原。人类血清中也存在抗 A 和抗 B 两种凝集素。ABO 血型系统就是根据红细胞膜上含有的 A 和 B 凝集原的不同，将人类血液分为 A、B、AB、O 四个基本血型。红细胞膜上仅具有 A 凝集原的就是 A 型血；仅具有 B 凝集原的为 B 型血；A、B 两种凝集原均具有的就是 AB 型血；O 型血者无 A 和 B 凝集原。实验研究还发现，A 凝集原与抗 A 凝集素结合或 B 凝集原与抗 B 凝集素结合会使红细胞凝集成团，并在血管中发生溶血反应。所以 A 型血里无抗 A 仅有抗 B 凝集素，B 型血里仅有抗 A 凝集素，AB 型血里无抗 A 和抗 B 凝集素，而 O 型血里同时具有抗 A 和抗 B 凝集素。

在临床上输血时，主要考虑供血者的凝集原与受血者的抗凝集素有无凝集反应，所以最好是同型输血。O 型血素有"万能代血者"之称，因为它不含有 A 和 B 凝集原；而 AB 型血又称"万能受血者"，因为它无抗 A 和抗 B 凝集素。考虑到人类除 ABO 之外，还有许多血型系统，所以临床上输血之前都要做配血试验。人的血型是遗传所得，终生不改。

那么，血型是怎样遗传的呢？原来，血型是由细胞核染色体上的基因所控制的。ABO 血型系统是由 A、B 和 O 三个基因所控制。在每条染色体的某个点上都必然有一个 A 基因或 B 基因或 O 基因，三者必居其一。其中 A 基因和 B 基因是显性因子，而 O 基因是隐性因子。所谓隐性因子就是伴随 A 基因或 B 基因而不会表现出来的基因。我们知道，子代的遗传特性根源于父母双方性细胞的染色体。就是说，子代的遗传物质一半来自于父亲，一半来自于母亲。如果子代从父母那里得到相同的血型基因（如 A 和 A 或 B 和 B），称为纯合子。如果不相同（如 A 和 O 或 B 和 O），称为杂合子。纯合子表现为与父母相同的血型，而杂合子则表现为显因子的血型。所以人体内所具有的血型遗传基因和血型的表现形式并不一定相同。其规律是：具有 AA 或 AO 遗传基因的人，其血型表现形式为 A 型；具有 BB 或 BO 遗传基因的人，血型表现形式为 B 型；具有 AB 遗传基因的人，其血型为 AB 型；而只有 OO 遗传基因的人，才表现为 O 型。如下表所示：

ABO 血型的遗传基因和表现形式

血型遗传基因	血型的表现形式
AA、AO	A
BB、BO	B
AB	AB
OO	O

ABO 血型系统遗传关系

亲代父母的血型	子代	
	可能有的血型	不可能有的血型
O × O	O	A, B, AB
O × A	O, A	B, AB
O × B	O, B	A, AB
O × AB	A, B	O, AB

A × A	A，O	B，AB
A × B	O，A，B，AB	——
A × AB	A，B，AB	O
B × B	B，O	A，AB
B × AB	A，B，AB	O
AB × AB	A，B，AB	O

根据以上规律，我们就可以根据父母的血型推断子女可能出现的血型和不可能出现的血型。

14. 人体空气置换站——肺

在人体的新陈代谢过程中，需要经常不断地从环境中摄取氧气，并排出二氧化碳。而人与环境的这种交换离不开肺，肺组织里有一套结构巧妙的换气站。在人们吸入氧气时，氧气经鼻、咽、喉、气管、支气管的清洁、湿润和加温作用，最后到达呼吸结构的末端肺泡。肺泡与毛细血管的血液之间有一道呼吸膜相隔。薄薄的呼吸膜，只允许氧气和二氧化碳自由通过，其他一律挡驾。氧经肺泡，通过呼吸膜，进入毛细血管，进而至动脉流遍全身。二氧化碳由静脉经毛细血管，通过呼吸膜，到肺泡，经肺排出体外。如此反复呼吸，人体就能源源不断地从外界获取氧气，排出二氧化碳。

15. 深度呼吸——肺活量

肺有足够的通气量是呼吸进行的保证。肺活量是肺的通气容量指标，肺内气体的容量随呼吸的深浅而不同。正常人整个肺脏中的通气是不均匀的。肺泡的总面积为100平方米，平静呼吸时仅约1/20的肺泡面积起通气或换气作用，其余的肺泡都是陷闭的，所以肺的储备量很大。

肺活量的测试要借助于肺量计来完成，它是一种无创伤且易被受检者接受的测试指标。健康体检时，经常要测定肺活量。测试时，让受检者立位，先做最大深吸气后，再做最大的深呼气。深吸气后一次所能呼出的最大气量即为肺活量。一般成年男子平均为3.5升，成年女子平均为2.5升。

肺活量的大小受年龄、性别和健康状况的影响。一般男性大于女性，运动员较一般人大，青壮年大于老年人。

16. 气体进出通道——呼吸道

呼吸道是呼吸气体进出肺的唯一通道，它由鼻腔、咽喉、气管、支气管组成。鼻和咽喉为上呼吸道，气管和支气管为下呼吸道。

鼻腔是呼吸系统的门户。鼻腔的前部有忠诚的"边防卫士"——鼻毛，它可阻挡、过滤吸入气体里的灰尘、异物。鼻腔的内表面有一层黏膜可分泌黏液，黏膜内有丰富的毛细血管，所以鼻腔除一般的通气道功能外，还具有加温、湿润、清洁呼吸气的作用。通过这种预处理，可减少吸入气体对肺泡的不良刺激。若受凉感冒等，可使鼻腔黏膜发炎、充血、肿胀，使本来就狭窄的鼻腔更加狭窄，表现为鼻塞，影响通气。

气体进入鼻腔后经咽喉入气管、支气管，最后到达肺泡，所以咽喉也是呼吸气体出入的要道。喉有软骨作支架使气体得以畅通。通常我们看到脖子前方的突出喉结就是喉软骨之一甲状软骨向前凸的部分。如果咽喉部发炎或有肿瘤等占位性病变，会影响呼吸气体的出入。

17. 金津玉液——唾液

不知你注意了没有，你的口腔总有股暗泉在涓涓流出，永不中断，使你的口腔总是保持湿润舒服。如果你看到了特别喜爱的食物或特别酸的食物时，还会即刻泉水涌动，垂涎三尺。那么泉源在哪里呢？原来在人们的口腔内有3对大唾液腺叫做腮腺、颌下腺、舌下腺，还有分散在舌和口腔黏膜的许多小唾液腺，都是腺源。流出的泉水由导管流入口腔混合而成唾液。正常人每昼夜大约有1.0升—1.5升的唾液流入口中。唾液无色无味，接近中性，其中90%是水，其余为有机物如淀粉酶、溶菌酶等，无机物钾、钠、钙等，少量的氮、氧、二氧化碳、氨等。可以说唾液是一种高级的矿泉水，但作用远大于矿泉水，它是人体不可缺少的。

18. 消化腺体——胰

胰位于左腹中部，能分泌胰液。胰液是一种消化力极强且极重要的消化液，正常人每天可分泌胰液 1 升—2 升，它是无色无味，呈弱碱性（pH7.8—pH8.4）的液体，富含碳酸氢盐及胰淀粉酶、胰脂肪酶、胰蛋白酶和糜蛋白酶。胰腺分泌的胰液由导管排入十二指肠帮助消化。

胰液是肠黏膜的"保护神"。胰液中的碳酸氢盐能中和随食物排到小肠的强酸——胃酸，使肠黏膜免遭强酸的侵蚀，有保护小肠黏膜的完整性及消化吸收的能力。

胰液能为小肠内的消化酶提供适宜的工作环境。小肠内的许多消化酶需要适宜的工作环境——弱碱性（pH7—pH8）才能正常工作。弱碱性的胰液能中和强酸性的胃液，使小肠中的许多消化酶更好地发挥消化吸收的功能。

胰液是"强力消化剂"。胰液中有许多消化酶，其消化力最强，能使淀粉、脂肪、蛋白质等营养物质完全消化。如胰淀粉酶可分解淀粉为麦芽糖；胰脂肪酶能将脂肪分解为可被机体吸收的甘油和脂肪酸；胰蛋白酶和糜蛋白酶能将蛋白质分解为小分子多肽和氨基酸，有利于小肠的吸收。

胰腺是体内重要的消化腺，如果胰腺分泌胰液过少或缺乏，将会出现消化不良，尤其是使食物中的脂肪和蛋白质不能被完全消化吸收。

19. 细胞之岛——胰岛

胰腺除分泌胰液——一种重要的消化腺外，散布在胰腺中的一个个腺细胞团，叫胰岛，它还能分泌胰岛素和胰高血糖素，具有内分泌功能。胰岛素是一种含 51 个氨基酸的蛋白质，它能促进血糖合成糖原，加速血糖的分解，从而降低血糖的浓度。如果胰岛素分泌过少，会使血糖浓度显著增高，当超过正常水平时，就有一部分糖随尿排出，形成糖尿。糖尿是糖尿病特征之一。胰高血糖素对血糖的影响正好和胰岛素相反，它主要是能促进肝糖原分解为葡萄糖，因而使血糖升高。在胰岛素和胰高血糖素的共同作用下，使人体的血糖浓度维持在 0.1% 左右。

20. 生命钥匙——酶

新陈代谢是生命的特征之一。人体内的新陈代谢过程是极其复杂的，包含许多的生物化学反应。据统计，人体细胞每分钟大约发生几百万次的化学反应。由活性细胞制造的蛋白质——酶，能催化体内的生物化学反应，是打开生命之锁的特殊钥匙。

酶这把钥匙之所以特殊，是因为：

（1）**催化作用的高度专一性**。就像锁与钥匙的关系一样，一种酶只能催化一种（或一类）化学反应。

（2）**酶催化作用的高效率**。酶与一般催化剂不同，催化效率特别高。在常温常压及 pH 值中性的条件下，酶比一般催化剂的效率高 106 倍—1012 倍。酶的催化高效率是有条件的，一般在 37℃、酸碱度为中性，即相当于人体的正常生理状态下，才能发挥其高效催化作用。

人体内已发现的酶近千种。酶的缺乏或不足，就会影响某种生物化学反应，发生代谢紊乱，并可能表现为疾病。例如，有一种白化病，即皮肤毛发都是白的，就是由于体内缺乏酪氨酸酶，以致无黑色素形成所致。所以通过测定体内酶的水平可有助于疾病的诊断。一些酶制剂还可以用于治病。

21. 食物加工厂——胃

胃像一个布袋，位于人体的左上腹腔，是消化道中膨胀最大的部门，上接贲门食道，下通幽门十二指肠。在胃的内表面有许多崎岖不平的黏膜，似丘陵山洼，当有食物充填时，黏膜可扩展，使食物与胃有更大的接触面积。

胃是食物的贮运场和加工厂，是食物消化的主要器官。胃能分泌大量强酸性的胃液（pH0.9—pH1.5），其主要成分是能分解蛋白质的胃蛋白酶、能促进蛋白质消化的盐酸和具有保护胃黏膜不被自身消化的黏液。正常成人每天大约分泌胃液 1.5 升—2.5 升，经口腔粗加工后的食物进入胃，通过胃的蠕动搅拌和混合，加上胃内消化液里大量酶的作用，最后使食物变成粥状的混合物，有利于肠道的消化和吸收。所以胃是食物的加工厂，是食物最后消化吸收的前站。

一般儿童的胃壁较薄，体积也较小，胃腺分泌的消化液酸度低，消化酸也较成人少，消化能力比成人差，所以儿童最好吃易消化的食物。

22. 摄取能量——消化与吸收

消化与吸收是人们从外界摄取营养物质的重要过程，亦指食物在消化道加工和提取的过程。

消化，即食物入口后的一系列加工过程，最终使食物的精华——营养成分变成能够被吸收利用的形式。由于消化机理不同，可分为物理消化和化学消化。物理消化主要是指食物的磨碎、搅拌，并与消化液的混合过程，靠的是牙齿的咀嚼、舌头的搅拌和胃肠的蠕动。化学消化即将食物经过化学反应的变化，使之变成能被人体直接吸收利用的形式——水溶性的小分子，如葡萄糖、氨基酸、脂肪酸等。淀粉部分在口腔淀粉酶的作用下消化，胃初步消化蛋白质之后又进入小肠，在小肠蠕动及肠液、胰液及胆汁等消化液的共同作用下，将糖、蛋白质及脂肪完全消化。胆汁是由肝脏合成的，经过胆管排入小肠，能促进脂肪类的消化，所以肝功不良者，不宜食油腻食物。

吸收，即将食物消化后的可吸收部分，提取其精华，输送到血液的过程。吸收的场所主要在小肠，能吸收葡萄糖、氨基酸、甘油、脂肪酸、无机盐、水、维生素等。大肠只吸收少量的水、无机盐和部分维生素等。胃的吸收就更少了，仅是少量的水、无机盐、酒精等。一般少年儿童吸收能力较强，这也是身体生长发育所必需的。吸收后的食物残渣经肛门排出。

23. 人体的重要化工基地——肝脏

肝脏是维持生命的重要器官之一，位于腹腔的右上方，重约1500克，由左叶、右叶和胆囊构成。肝脏有分泌胆汁和解毒作用，尤其对人体内蛋白质、糖类、脂肪等很多物质的代谢有重要作用，是人体的重要"化工基地"。

（1）**肝脏对糖代谢的作用**。肝脏是维持血糖恒定的主要器官。饮食后，血糖升高，肝细胞将葡萄糖合成肝糖原贮存起来；空腹时，肝糖原又分解成葡萄糖，以提高血糖水准。肝脏还可以把糖变成脂肪，把某些氨基酸和甘油转变为糖原。

（2）**肝脏对脂肪代谢的作用**。肝脏是制造胆汁的场所，胆汁经总胆管输送到十二指肠，对食物中的脂肪起乳化作用，使大的脂肪滴变成脂肪微粒，从而加快人体对脂肪的消化和吸收进程。血浆中的磷脂、胆固醇及胆固醇酯主要是在肝脏中合成的。

（3）**肝脏对蛋白质代谢的作用**。血浆蛋白质大部分是在肝脏中合成的。肝脏内氨基酸代谢很旺盛，氨基酸代谢过程中产生的氨对人体是有毒的，肝脏可以把这些氨转化成尿素，由肾脏排泄出体外。当肝功能很坏时，尿素合成减少，血氨含量升高，可以使病人陷入昏迷，称为"肝昏迷"。肝细胞内含有很多"谷丙转氨酶"（简写 C40），当肝细胞发炎或坏死时，这种酶便从肝细胞中释放出来，跑到血液中。因此，血清中谷丙转氨酶便会升高，这是临床上常用的一项化验，用来诊断肝炎、肝硬化等肝脏疾病。

（4）**肝脏对维生素代谢的作用**。肝脏分泌的胆汁可以促进脂溶性维生素（如维生素 A、D、E、K）的吸收。肝脏可以把胡萝卜素转变为维生素 A，人体内的维生素 A 有 95% 贮存在肝脏内。

（5）**肝脏的解毒作用**。肝脏是人体的主要解毒器官。胃、肠吸收来的一些有毒物质、药物以及体内代谢产生的有毒物质（如氨），可以在肝脏作用下，转化成无毒物质，或氧化分解。

24. 病毒克星——乙肝疫苗

乙肝疫苗是一种用于预防乙型肝炎的特殊药物。现在健康的儿童都要注射乙肝疫苗来预防乙肝。乙肝全称叫乙型病毒性肝炎，是一种传染性很强、危害很大的疾病。乙肝是由乙肝病毒引起的一种自身免疫性疾病。简单地说，也就是人体自己误伤自己的疾病，其过程是这样的：乙肝病毒通过输血、打针等途径进入人体，然后都跑到人体肝脏中躲起来，并在那里繁殖后代。乙肝病毒身上有一种特殊信号叫抗原性，可被人体免疫系统察觉到，免疫系统马上生产出一种蛋白质——抗体来消灭这些入侵病毒，可是这些抗体识别不出哪些是病毒，哪些是肝脏细胞，结果两者全都被消灭了，这样肝脏也就被破坏了，也就是说这个人得肝炎了。怎样才能既消灭病毒，又保护肝脏呢？后来人们想出了一个办法，先杀死乙肝病毒，但还保留它的抗原性，然后注射到人体内，这种被杀死的病毒所带的抗原性，刺激人体免疫系统产生相应抗体，这些抗体就事先在血液中巡逻，一旦有活的乙肝病毒进来，立即在它们进入肝脏前消灭它，这样，就会既保护肝脏，又消灭病毒，人体会获得预防肝炎的免疫力，达到预防肝炎的目的。这种被杀死的乙肝病毒即乙肝疫苗，这也就是乙肝疫苗为什么能预防肝炎的道理。

25. 人体对称净化器——肾脏

人体在新陈代谢过程中，不断地产生二氧化碳、尿酸、尿素、水和无机盐等代谢产物。物质在人体内积聚多了，会影响人的正常生理活动，甚至危及人的生命。这些废物的排出，主要依靠人体的"对称净化器"——肾脏来完成。肾脏是形成尿液的器官，长在腹后壁脊柱两侧，左右各一个，形状像菜豆，内侧中部凹陷成肾门，是血管和输尿管等出入肾脏的地方。

尿液的形成过程 尿液的形成过程包括肾小球的过滤作用和肾小管的吸收作用。当血液流经肾小球时，血液中除血细胞和大分子蛋白质外，其他成分如水、无机盐类、葡萄糖、尿素、尿酸等物质，都可以由肾小球过滤到肾小囊腔内，形成原尿。原尿流经肾小管时，其中对人体有用的物质，如大部分水、全部葡萄糖、部分无机盐等，被肾小管重新吸收回血液，而剩下的废物，如尿酸、尿素、一部分无机盐和水分等，则由肾小管流出，形成尿液。人体的肾脏每昼夜可过滤原尿 150 升左右，其中的 99% 被肾小管重新吸收，所以人一昼夜排尿约 1.5 升。尿液由肾单位形成后，都汇集到肾盂，经输尿管输送到膀胱，暂时贮存，达一定量后排出体外。

肾脏的血液供应 肾脏担负着艰巨的清洁血液的任务，所以肾脏的血液供应很丰富，每分钟流经肾脏的血液相当于心脏输出量的 20%—25%，它的平均血流量比体内其他任何器官都多。一旦肾脏的功能出现障碍，会使血液中尿素等含量过多，而出现尿毒症，严重时人会昏迷，甚至死亡。

26. 人体安全保卫部——脾脏

脾脏位于左上腹部，正常状态下巴掌大小，质较脆，在早期胚胎中是重要的造血器官，出生后主要由骨髓来完成。但脾脏还具有许多特殊功能。

（1）**应急造血功能**。人体需要生产出新的血细胞以补充不断衰老死亡的旧血细胞。在机体应急状态下，如中毒、药物抑制或感染时，脾脏就重新制造各种类型的血细胞，以挽救危重的生命。

（2）**小血库功能**。脾脏内有许多血窦，就像一个个小小的血池子，充当小血库的作用。脾脏一般能存 40 毫升—50 毫升的血液。

（3）**净化血液功能**。体内的血液每天大约要从脾脏流过 30 次—50 次。脾脏血窦里的吞噬细胞就像严格的检查卫士一样，不断检出衰老伤残的细胞及血小板，并将其吞噬消灭掉。同时将红细胞中的铁收集起来输出至骨髓，重新用于造血。

（4）**细胞免疫大军营**。人体的许多免疫卫士——淋巴细胞、杀伤细胞和自然杀伤细胞大量驻守在脾脏，一旦人体的某个部位遭受病菌的侵犯，这些免疫卫士们就从这里出发，奔向战场——感染部位，杀伤敌人，平息战事。

（5）**体液免疫武器的兵工厂。**多数的免疫球蛋白、补体、调理素、备解素等体液免疫武器都在脾脏生产。一旦体液里出现敌情——如毒素、细菌和有害抗原时，它们就及时出击并围歼之。

27. 攻守兼备——抗原和抗体

抗原和抗体，犹如敌人和卫士。抗原是一些属于自身正常物质之外的异种或异体物质，如细菌、病毒、寄生虫、毒素等。这些抗原能刺激人体的免疫系统，并由淋巴细胞产生特殊物质——免疫球蛋白，亦称为抗体。抗体能与抗原特异性地结合，拖住抗原，帮助免疫细胞吞噬、清除抗原。根据抗体结构和功能的不同，可分为五类，分别称作 IgG、IgA、IgM、IgD、IgE。其中 IgG 是人体内最主要的抗体，在血液中的含量占血清总抗体的 80%。人体大多数抗菌性、抗病毒性、抗毒素性的抗体属 IgG。婴儿出生后 3 个月才能合成 IgG 抗体，2 岁—3 岁达到成人水平，出生前由母亲通过胎盘供给。IgG 抗体对防止新生儿出生数周内的感染起很大作用。临床上使用丙种球蛋白（主要是 IgG）来治疗缺少或无免疫球蛋白的病人，以暂时提高病人的抗病能力。

IgA 是人体分泌液中的主要抗体，有抗菌、抗病毒能力，是黏膜防御感染的重要因素。如果 IgA 缺乏，则易患呼吸道感染。新生儿体内的 IgA 抗体，需从母乳中获得（所以提倡母乳喂养），4 个月—6 个月后的婴儿可产生 IgA 抗体，到青少年期即达到成人水平。

28. 人体安全秘密警卫部队——免疫系统

一个人的身体是否健康，很大程度上取决于人体内部免疫系统的功能是否正常，正如一个国家的安全要靠军队和警察来维持一样。人体的免疫部队不断抵御外来病毒、病菌和各种有害物的入侵，并消除体内病变、衰老和死亡的细胞，使人体平安无恙。人体的免疫系统主要包括淋巴器官和免疫活性细胞，诸如骨髓、胸腺、脾、淋巴结、扁桃体等都是重要的免疫器官组织，免疫活性细胞是指淋巴细胞等。

非特异性免疫和特异性免疫 人体具有一些保护性功能，如皮肤及体内各种器官的管腔壁内表面的黏膜，形成了天然屏障，是人体的"长城"，可以阻挡病菌的侵入；唾液、眼泪中含有大量的溶菌酶，具有杀菌作用；血液、骨髓、淋巴结等组织中的白细胞、巨噬细胞，都能把侵入人体的细菌、病毒以及体内老死和受损的细胞及肿瘤细胞吞噬、消化掉，等等。这一类保护防御机能对一切病原体都起作用，叫做非特异性免疫。

还有一类免疫通常只对某一特定的病原体或异物起作用，叫做特异性免疫，这要依靠人体的免疫活性细胞来行使。

细胞免疫和体液免疫　细胞免疫是依靠胸腺释放一种"长寿"的小淋巴细胞，叫做"4细胞"。它可以直接攻击并消灭入侵的病菌、病毒等，也可以促使巨噬细胞去吞噬这些病原体，还能阻碍肿瘤细胞的生长。

体液免疫与脾、淋巴结释放的一种小淋巴细胞有关，这种小淋巴细胞简称B细胞。B细胞和入侵的病原体接触后，变为浆细胞。B细胞和浆细胞都能产生抗体，即免疫球蛋白，它能中和、沉淀、杀死和溶解入侵的病原体，如给婴幼儿接种疫苗，使其在不发病的情况下产生相应的抗体，从而对某种疾病获得免疫力。

29．细胞免疫中枢——胸腺

胸腺位于胸腔纵隔内，是细胞免疫的中枢器官。其主要功能是产生4淋巴细胞及分泌胸腺激素，使机体保持细胞免疫功能——杀伤外来病菌等，控制肿瘤生长，排斥外来异物。骨髓是4淋巴细胞的出生地，而胸腺则是4淋巴细胞的"成长培训中心"。在骨髓中生成的是无免疫功能的幼稚淋巴细胞，经过胸腺的培训，才使其分化为成熟的4淋巴细胞。成熟后的4淋巴细胞，在胎儿和新生儿期即由胸腺将其转入到外周免疫器官——脾、淋巴结、扁桃体等有关部位定居。4淋巴细胞并不"安居"，还要经常随淋巴循环至血液"出外巡逻"，以及时发挥4淋巴细胞的免疫卫士功能。4淋巴细胞的主要功能是进行细胞免疫——释放细胞毒性物质，杀伤入侵体内的病菌和病毒，并防御肿瘤生长或排斥异体组织的移植等。胸腺分泌的胸腺激素，不但指挥着机体细胞免疫功能的强弱盛衰，而且它的退化与恶性肿瘤、自身免疫性疾病、老年病等有关。

胸腺的大小和结构随年龄发生明显的变化。新生儿胸腺重10克—15克，青春期更大，为30克—35克，随着性的成熟，胸腺逐渐退化，其中的淋巴细胞减少，而小叶间结缔组织集聚大量的脂肪细胞，到老年时仅重15克或更低，主要被脂肪组织所代替。

30. 人体加速器——甲状腺与甲状腺激素

甲状腺是人体最大的内分泌腺，位于颈前部、喉和气管的两侧，分为左右两叶，中间由狭部相连。甲状腺能分泌甲状腺激素，它是含有碘元素的一种氨基酸。

甲状腺激素的主要作用是：促进新陈代谢，加速体内物质的氧化分解过程；促进生长发育；提高神经系统的兴奋性。如果甲状腺功能亢进，分泌甲状腺激素过多，患者往往表现为食量增大而身体消瘦无力，心跳、呼吸加快，容易激动，甚至眼球突出等症状。相反，甲状腺功能不足，分泌激素过少，患者则表现出代谢缓慢，体温较低，心跳较慢，全身浮肿，智力减弱等。婴幼儿时期甲状腺激素分泌过少，还会患呆小症，其症状是身材矮小，智力低下，生殖器官发育不全。

另外，碘是合成甲状腺激素的主要原料之一，人体需要的碘是从饮食中得来的。有些距沿海较远的山区，人们的饮食缺碘，致使其甲状腺激素分泌不足，这样，就会刺激垂体分泌大量的甲状腺激素，从而引起甲状腺代偿性地增生、肿大，这叫做地方性甲状腺肿，俗称大脖子病。要预防这种病，应食用加碘食盐，多吃含碘食物如海带等。

31. 气味相投——鼻与嗅觉

鼻黏膜除与呼吸有关外，还具有嗅觉功能。在鼻腔的最上端黄色黏膜中含有嗅觉感受器——嗅细胞。它可以感受空气中气味的刺激，并将刺激转化为神经冲动，经过嗅神经的传导，上传给大脑皮质的相应嗅觉部位，形成嗅觉。

一般人吸入的空气经过鼻腔的时候，并不直接通过嗅黏膜，只能以回旋式气流，将有气味的气体分子或挥发性物质溶解在黏膜表面液体中，再刺激嗅细胞上的较短纤毛。所以人们在仔细辨别气味时，往往要多吸一些气体，以保证嗅细胞接触到足量的带气味的空气。人的嗅觉敏感性较高，但不及警犬和鲨鱼。人的嗅觉分辨能力较差，不易区分混合气味中的单独气味，且一种气味会掩盖另一种气味。人能对某种气味很快适应，这就是"入芝兰之室，久而不闻其香"的缘故。但如果隔离一定时间后，又会恢复它的敏感性，而且对一种气味适应后，对其他气味仍能感受。

现实生活中嗅觉和味觉往往是相互关联的，如吃饭时就有嗅觉和味觉的双重感受作用。一方面通过味觉感受甜、酸、苦、咸，另一方面咀嚼食物时挥发的气味又刺激了嗅细胞，形成了复杂的气味。

32. 双重功能——舌与味觉

人的舌头除了语言及搅拌食物的功能外，还有一个重要的功能就是味觉。如果没有舌头的味觉功能，那么再好吃的食物也都会味同嚼蜡。

在舌头的上表面及两侧，有许多小小的突起，叫优乳头，里面有味觉感受器——味蕾。味蕾是化学感受器，有味的物质只有被溶解后，才易感觉，所以只有细嚼慢咽，才能充分品尝食物的滋味。通常婴儿的味蕾较发达，老年时味蕾逐渐萎缩而减少。

味觉基本上分酸、甜、苦、咸四种，可由不同的味觉分别感受；其他味觉，则由这四种味蕾相互配合产生。通过实验还测知，对甜味最敏感的是舌尖；对酸味最敏感的是舌的侧面及中部；舌尖及舌缘前部对咸最敏感；舌根部则对苦最敏感。此外，舌还有触觉、温度觉、痛觉等感受器。许多其他味觉属复合味觉，即由基本味觉同一般感觉综合而成，如辣味是咸味与痛觉的综合，涩觉则是苦味与触觉的综合等等。味蕾受到味的刺激后，转为神经冲动上传至大脑皮质的味觉代表区而产生味觉。

33. 声控系统——耳与听觉

耳分为外耳、中耳、内耳。外耳由耳廓和外耳道组成。耳廓形似漏斗，有集音作用。外耳道是声音传入中耳的弯曲腔道，具有共鸣腔作用。外耳道还有耳毛和腺体。腺体的分泌物和脱落的表皮混合在一起形成耵聍（耳垢），有一种苦味，能驱虫。外耳可阻挡外来的灰尘等异物，与耵聍共同保护耳道。

中耳由鼓膜、鼓室和听骨链组成。鼓膜既是外耳道的终端，又是外耳与内耳的分界，是椭圆形的薄膜，在声波作用下产生振动。鼓膜向里是一个 1 平方厘米—2 平方厘米的含空气鼓室。鼓室内还有由 3 块听小骨相互串联成的听骨链。听骨链与内耳相连。中耳不仅能传声而且能放大声音，以利于内耳对声音的感受。

在鼓室内还有一条咽鼓管与咽喉部相连，在吞咽、打呵欠时管口开放，空气由咽部进入鼓室，以保持鼓膜两侧的空气压力平衡，所以在乘坐飞机时，航空小姐分送给你糖果，让你多做吞咽动作，保护鼓膜。小儿的咽鼓管比成人短、宽且倾斜度小，所以咽喉和鼻咽感染时，容易引起中耳感染。

内耳的管腔螺旋近三圈，似蜗牛壳，其内有听觉感受器。当外界的声波经过外、中耳道传到内耳的听觉感受器时，听觉感受器便将这种机械振动转变为电能——神经冲动上传至大脑皮质的听觉中枢，便产生了听觉。

34. 心灵之窗——眼睛

照镜子仔细观察一下，你就可以看到你眼睛的一些结构。首先看到的黑白眼球（珠），在黑眼球的表面上是一层透明的薄膜，这便是人体相机的镜头——角膜，它有丰富的神经末梢，感觉非常敏锐。透过角膜，你还能看到一个因布满色素而呈棕黑色的环形薄膜——虹膜。虹膜环的正中央是一黑幽幽的圆形小孔，这就是人体相机的光圈——瞳孔。瞳孔是外界光线进入眼球内部的唯一通道。眼球的其他部分被不透光的含色素细胞的脉络膜笼罩，形成相机的暗箱。虹膜环中有平滑肌呈放射状排列，在神经支配下舒缩，以调节瞳孔的大小。在虹膜和瞳孔后面，还有从外面看不到的、扁平的、富有弹性的双凸镜——玻璃体，它是相机内的主要折光调节装置，通过改变对光线的折射程度，最后使物象聚焦于底片——眼球后壁的视网膜上。物象刺激了视网膜上的感光细胞，并将冲动传入大脑就产生了视觉。一般在看近物时，晶状体的凸度增大，同时瞳孔缩小；反之，晶状体的凸度变小，瞳孔扩大。通过这种调节，使最终成像的亮度清晰、适宜而又不失真。眼睛的构造十分灵巧，犹如一架高级照相机，有较好的调节和适应光照的能力。晶状体的弹性随年龄的增长而减小，一般年过40岁的人，因晶状体的弹性减退，在看近物时，晶状体不能充分凸出，使物象落在视网膜之后，于是就形成了看远不看近的老花眼，所以最好戴凸透镜矫正。如果眼晶体过凸或眼球的前后径过长，则远处物体反射的光线聚焦于视网膜之前，这就是看近不看远的近视，需戴凹透镜来矫正。

第三节　幸福指数——人体健康

1.察颜观色——肚脐、眉毛、指甲

人的身体健康状况常常可以通过一些外部体征而加以推断。这里简单介绍几种方法。

肚脐　肚脐是人与母体分离之后遗留下来的与母亲联系的痕迹。据日本一位医生临床观察和研究，发现肚脐的形状与人体的健康有如下关系：

（1）**圆形**。肚脐圆圆的，下半部丰厚而朝上。男子有这种肚脐最好。它揭示该人血压正常，精力充沛，肝、胃和肠等内脏经常处于良好状态。

（2）**满月形**。看上去丰满结实，下腹有弹性，这是女子中最好的一种。它表明身心健康，卵巢机能良好。

（3）**向上形**。一般来说，肚脐向上延长几乎成为三角形的人，大多胃、胆囊和胰脏的情况欠佳，宜多注意。

（4）**向下形**。外形与向上形相反，它常提示有胃下垂或便秘等病症的可能，慢性肠胃病或妇科病也多有这种表现。

（5）**偏右形**。易患肝炎和十二指肠溃疡等病。

（6）**偏左形**。肠胃不佳，当心便秘，大肠黏膜容易出问题。

（7）**浅小形**。无论男女均不佳，因为它提示体质虚弱、内分泌功能不正常。

眉毛　秀眉虽然被认为是现代人美的因素之一，但眉毛的主要功能却在于防止灰尘落入眼内或引流汗水，以保证视觉功能不受干扰。不过，医学家们还发现，眉毛也可以作为人体健康的晴雨表。

在祖国医学中，眉毛属于足太阳膀胱经，依足太阳经的血气而生，因此直接反映足太阳经血气的盛衰。《内经》中说："美眉者，足太阳之脉血气多；恶眉者，血气少。"恶眉即古人所称"无华彩而枯瘁"。可见古人早已认识到眉毛粗细、疏密、枯润、长短等与气血和身体状况有密切关系。现代医学研究也发现，眉毛的形态确实对疾病诊断有参考价值。如面神经麻痹时，病侧眉毛较低，不能向上抬举；单侧上睑下垂时，病变一侧的眉毛就显得较高；甲状腺功能减退症及垂体前叶功能减退症患者，眉毛往往脱落，并以眉毛外侧脱落最显著；麻风病患者早期可出现眉的外 1/3 处皮肤肥厚和眉毛脱落；眉毛倾倒是胆腑将绝之征；眉毛冲竖乃情势危急之兆；眉毛不时紧蹙，则是疼痛疾病的表现。此外，眉毛是否茂盛对老年人比较重要，因为眉毛与气血直接相关。肾气虚的老年人眉毛大多稀淡或脱落；而肾气不亏精血充足者，则眉毛秀美而长。

指甲　指甲的状况与多种内脏的疾病相关。美国马里兰大学家庭医学中心的华德高华列夫斯基博士，在其专门研究指甲诊断法的著作中指出，人类的双手和指甲，是一个精确度颇高的天然的健康测量仪。如果懂得观察和判断的话，指甲将及时地将身体是否健康的信息透露给你。下面是几种比较简单容易掌握的指甲诊断法：

（1）在阳光或强光之下观察十指指甲，使指甲在光照之下上下移动，如果指甲表面对强光做出闪耀的反射，则提示机体健康状况良好，体内各器官的功能也正常。

（2）健康人的指甲呈粉红色。如果指甲表面出现棕色纵纹，由指甲尖向指甲根部垂落，那表示可能已患上发炎性的肠道疾病；指甲表面出现白色横纹，可能预示肝脏有病；若是棕黄色线纹横过指甲尖部位，则是肾脏有病的警告。不过这些症候应当是同时出现在十只手指甲上才有参考意义。

（3）指甲上如果出现轻微的内陷坑纹，可能是干癣病的早期症候。

（4）指甲顶端及指甲尖部位向横扩展，医学上称为"杵状指"，是肺部有慢性疾病的征象。多种内脏方面的病变也可能出现这种变化。

（5）指甲向里凹陷称为"匙状指"，是糖尿病、贫血和营养不良等病的表现。

有人研究认为，五个手指的指甲与某些内脏的疾病有对应关系，原因是五脏六腑与五指有某种对应关系。比如其他指甲正常而只有大拇指指甲生得较为粗劣，且色泽灰暗时，其人有在脑部、泌尿生殖系统方面患病的倾向。食指指甲粗劣硬脆，且色泽灰黄或青暗时，易患肝胆方面或神经系统方面的疾患。中指指甲异常，色泽不佳和偏曲瘦小，其人有心脏或血液循环系统方面的疾患。无名指与盆骨和生殖系统的强弱有关，因此该指甲异常可预示盆骨或生殖系统出了故障。至于小指指甲，若其他指甲正常唯有该指甲外形或色泽较差，则可能提示消化系统功能较差。

2. 健康晴雨表——体温

人体各部的温度有所不同，一般体表暴露部位的温度易受外界气温的影响，机体的深部温度比较稳定，所以生理上的体温指的是人体内部或深部的温度。

测量体温要用体温计，测量的部位有直肠、腋窝和口腔三处。直肠温度平均为37.5℃，比较接近于深部的温度。这种测试，通常只用于婴幼儿。最常用的还是口腔（舌下）和腋窝温度，口腔温度平均为37.2℃，腋窝温度平均为36.7℃。在正常情况下，人的体温随昼夜、性别、年龄、肌肉活动及精神因素而有所改变。昼夜变化，一般在2：00—6：00时最低，14：00—20：00时最高，变化范围不超过1℃。据研究，这种昼夜变化与人体的生物钟有关系。所以长期夜间工作的人，这种昼夜变化也随之改变。女性平均体温一般高于男性0.3℃。女性的体温还随月经周期而规律波动。在经期及排卵前期体温较低，排卵时体温最低，排卵后体温又回升，受孕后的体温也较平时高些。幼儿体温略高于成人，老年人体温又有下降趋势。肌肉活动、劳动或运动及精神因素也会影响体温。

3. 自我平衡——体温调节

体内产热的部位主要在骨骼肌及内脏。当人在剧烈运动时，主要是骨骼肌产热；而在安静时，则以内脏产热为主。那么，人体产热的部位和量并不均衡，外界气温也不稳定，为何我们的体温能比较恒定呢？

这是因为我们的机体有一套专门调节体温的神经中枢——下丘脑。它可调整人们的体温，使之始终比较稳定，以保证机体正常的生命活动。

在皮肤及内脏上有外周温度感受器，就像冷热敏电子元件一样，对冷热刺激特别敏感，并能将这种变化变为神经冲击，向中枢发放。中枢则及时做出反应，采取相应措施，进行体温平衡调节。例如，当人们进入寒冷环境时，就会不自主地打寒战，通过这种方式使骨骼肌收缩，产热增多，是防止体温下降的重要反应之一。同时，皮肤血管收缩，血流减慢，皮肤温度下降，加上汗液也减少，使身体向外界散热减少，维持体温恒定；反之，在高温环境里，皮肤血管扩胀，血流量增多，皮肤温度升高，加上出汗增多，加快散热。

除生理性体温调节外，还有一些行为性体温调节，例如寒冷时就会主动加衣保暖，并有意跑步或踏步，以多产热量；而炎热时，就会主动到树荫下蔽日等。

尽管机体有较好的体温调节功能，但这种调节也是有限度的。如果周围环境温度过高或处在高温环境中的时间长，人体内的热量不能及时散出，也会出现中暑；如果长期处在低温环境中，也会因为皮肤的血管收缩时间过长，血液循环太慢，以致皮肤冻伤。

4. 屈光发散——近视眼

一束平行光，在无调节状态下，通过角膜进入人的眼睛，经过房水、晶体、玻璃体等自然曲折后，在视网膜前聚焦成点，由焦点再到视网膜上的光线是发散的，这时人们就会有视物模糊的感觉，我们称之为近视。近视眼的眼球前后径比正常眼的前后径长，而屈光能力又正常的，叫轴性近视；若眼球前后径正常，而由曲光系统（角膜、房水、晶体、玻璃体）屈光不正常引起的近视叫屈光性近视。

当眼球未变形，或前后径轻微变长，屈光系统屈光能力强者，平行光线仍可被调节到视网膜上聚集，人仍可看清物体；若眼球前后径过长或屈光能力下降，光靠人眼屈光系统是无法将外来平行光调节到视网膜上聚焦的，必须依靠工具——眼镜才能完成调节作用。

近视镜是一种凹透镜，平行光通过它会发生一定程度的聚焦，经聚集后光线再通过屈光系统，经屈折正好在视网膜上聚焦成点，人们就可看到清晰图像了。

5. 聚集光圈——远视眼

与近视眼相对，当外界平行光在无调节状态下，通过角膜、房水、晶体、玻璃体等调节系统后，就会自然发生聚集。在正常人眼中，聚集点正好落在视网膜上，人可看到清晰的图像，但若是聚集点落在视网膜后，则视网膜上是一个光圈而不是一点，这样我们就会视物不清，这种情况称之为远视眼。远视又分轻度（或称隐性远视）和重度（或称显性远视）。轻度远视，当外来平行光通过人眼屈光调节系统的调节辅助后，改变了光线的方向，使其聚

41

焦在视网膜上，这样我们仍可看清物体。这时只要注意休息和配合适当的治疗，人眼还可恢复正常视力。当人眼在屈光调节系统调节下，外界光线仍然不能聚焦在视网膜上时，我们称这种远视眼为重度远视。这时视力就是不可逆性损害了，它需要辅助设备——眼镜来辅助调节。远视眼要佩戴凸透镜，当平行光通过凸透镜时，会变成发散的光线，这种光线再通过人眼屈光系统，正好在视网膜上聚焦，人眼又可看到清晰图像了。

6. 红绿不分——色盲

色盲是指缺乏或完全没有辨别色彩的能力，通常说的色盲多是指红绿色盲。面对五彩缤纷的世界，人们到底是如何感知它的呢？原来在人的视网膜上有一种感光细胞——锥细胞，它有红、绿、蓝三种感光色素。每一种感光色素主要对一种原色光产生兴奋，而对其余两种原色光产生程度不等的反应。如果某一种色素缺乏，则会产生对此种颜色的感觉障碍，表现为色盲或色弱（辨色力弱）。色盲又分许多不同类型，仅对一种原色缺乏辨别力者，称为单色盲，如红色盲，又称第一色盲，比较多见；绿色盲，称为第二色盲，比第一色盲少些；蓝色盲，即第三色盲，比较少见。如果对两种颜色缺乏辨别力者，称为全色盲，较为罕见。色盲多为先天性遗传所致，少数为视路传导系统障碍所致，一般是女性传递，男性表现。根据统计，男性色盲发病率为5%，而女性则为1%。有先天性色觉障碍者，往往不知其辨色力异常，多为他人觉察或体检时发现。凡从事交通运输、美术、化学、医药等工作人员必须有正常的色觉，因此，色觉检查就成为服兵役、就业、入学前体检时的常规项目。

7. 鸡盲之眼——夜盲症

夜盲症即由于体内缺乏维生素 A 而引起的到黄昏后即看不清外界事物的疾病，其主要症状为白天视觉几乎正常，但眼睛对弱光的敏感度下降，黄昏时由于光线渐暗而看不清物体。对于人类来说，这是一种较少见的疾病，而在许多鸟类中（如麻雀、鸡等）存在着先天性夜盲，所以，这种病又叫"雀目眼""鸡盲眼"。那么维生素 A 的缺乏又是怎样引起夜盲的呢？原来在我们的眼底有层视网膜，视网膜上有许多视觉细胞负责感受射进眼睛里的光线。

视觉细胞分两种：一种是圆锥形的，叫视锥细胞；一种是圆柱形的，叫视杆细胞。视锥细胞使人眼感受强光线；而视杆细胞则感受弱光线，使人在光线较暗的情况下也能看清物体。当维生素A缺乏时，视杆细胞色变得不到足够的补充，从而导致视杆细胞对弱光敏感度下降，弱光适应时间延长，出现夜盲症状。因此适量补充维生素A可以有效地治疗因维生素A缺乏而引起的夜盲症。

8. 视觉缺陷——立体盲

立体盲也就是指立体视觉欠缺。人的立体感是这样建立的：双眼同时注视某物体，双眼视线交叉于一点，叫注视点。从注视点反射回到视网膜上的光点是对应的，这两点将信号传入大脑视中枢合成一个物体完整的像，不但看清了这一点，而且这一点与周围物体间的距离、深度、凸凹等等都能辨别出来，这样成的像就是立体的像。这种视觉也叫立体视觉。

一般人的立体视觉在6岁以前就发育完善了，如果这期间患有某些疾病就会影响立体视觉的形成，导致立体盲。像双眼屈光不同，黄斑异位，视觉剥夺等等都会造成立体盲。如果双眼一个远视，一个近视，这样双眼就不能同时工作，看远用远视，看近用近视，不能双眼看同一物体，即双眼单视就无法形成立体视觉。两眼中有一只眼外斜严重，两眼黄斑位置不对称，或者先天性黄斑异位，双眼视线不能交叉于一点，也不能形成立体视觉。婴幼儿先天性或因病双眼或单眼不能视物，则自然也无法双眼同时注视一点，自然也不能形成立体视觉。所以一旦发现6岁以前的婴幼儿立体视觉缺乏，一定要及时查找原因，及时纠正，否则，到6岁以后，发育定型，形成永久性立体盲，那就会遗憾终生了。

9. 强光损害——雪盲

在高山雪地，由于白色雪反射阳光极强，若长时间在这种环境中工作，则阳光中的紫外线会对眼睛造成损害，主要表现像怕光、流泪、疼痛、烧灼感、眼睑痉挛，严重的甚至会造成暂时性失明。这种眼炎我们就称之为雪盲。波长在250纳米—320纳米的紫外线对人眼有损伤作用，主要是作用于人眼角膜和结膜的上皮细胞，破坏上皮细胞引起炎症——角膜、结膜浅层炎症反应，使其充血、水肿，但一般经过一两天就可以自愈，上皮细胞可以再生。防止雪盲关键是要注意预防，在阳光耀眼的环境中工作、锻炼要注意眼的防护，要戴保护镜，要缩短在野外停留时间，一般一次不超过 3 小时为宜。一旦患上雪盲，要注意休息，可冷敷眼部，再涂一些抗菌素眼药膏以预防感染即可。

10. 病毒角膜炎——红眼病

红眼病是流行性病毒性角结膜炎的一种俗称。因为患病时眼睑水肿，角结膜充血，表面看起来又红又肿，所以人们称之为红眼病。红眼病潜伏期为 5 天—12 天，一般是双眼同时或先后患病。刚得病时，表现为眼睑红肿，结膜也充血水肿，双眼有异物感，又痒又痛，还流泪、怕光等，到后期可见结膜出血。红眼病与严重的沙眼不同，其主要区别在于，红眼病分泌水样分泌物，量很少，而沙眼的分泌物则较多。红眼病一般 20 天左右，症状逐渐消退。红眼病是一种流行性传染病，它是由病毒引起的，传染性很强，主要是通过接触传染。红眼病病人的洗脸用具、衣物（限于与眼或分泌物接触过的）都是传染媒介。预防红眼病，一方面要严格消毒病人用具与隔离，另一方面要少用手揉搓眼部，不用或少用公共场所的共用洗漱用具，不去或少去公共泳池游泳。红眼病的治疗很简单，主要是休息，眼部可用 5% 吗啉双胍眼药水或 0.1% 疱疹净眼药水滴眼，白天每小时 1 次。

11. 衣原体传染——沙眼

沙眼是由沙眼衣原体引起的一种慢性传染性结膜、角膜炎。因为它在睑结膜表面形成粗糙不平的外观，状似沙粒，故名沙眼。对于沙眼形成病因的研究，我国科学家曾作出过突出贡献。起初人们只是推测沙眼可能是由一种像衣原体的物质所引起的，但还证实不了，是我国眼科专家汤飞凡、张晓楼等首次用鸡胚培养方法分离出了这种衣原体，证实沙眼衣原体的存在。这种沙眼衣原体感染人体后，主要破坏结膜、角膜上皮细胞，引起炎症反应，一般可以痊愈，但若反复感染，则可形成瘢痕，如沙粒状，有磨眼的感觉，严重者可使眼睑变形，甚至失明。因此，要积极预防沙眼。沙眼衣原体常存在于眼分泌物中，并通过污染的手指、手帕、毛巾、脸盆等互相传染，因此，要经常洗手，保持手的清洁，培养个人良好的卫生习惯。沙眼在少年儿童中多见，一般起病急，眼睛总有进东西的感觉，怕光、流泪、流黏脓分泌物，急性期一过，一般就没有什么感觉了。治疗沙眼可用 0.1% 利福平眼药水滴眼，每日 3 次。

12. 不容小觑——微量元素

如果我们从化学的角度来看待人体，人体组成的主要元素是碳、氢、氧、氮。这四种元素的不同化合是形成人体营养物质和完成机体建构的最基本材料。但是，除了这些元素之外，人体内还存在有大约 60 余种其他元素，由于其含量稀少，因此人们把这些元素统称为微量元素。虽然人们尚未完全弄清楚每种元素在人体的结构和机能中发挥的作用，但一些重要的微量元素功能已随着科学的进展而被揭示出来。

微量元素大多参与人体内的生化过程，因此，无论是缺乏还是过剩，都会对人体健康产生不利影响。经过大量临床案例统计，现实生活中人体较易缺乏的微量元素主要有锌、硒、铜、铁、钙、镁等，而容易过剩的微量元素有氟、铬、钴等。

锌元素的重要生理生化功能近年来格外为人重视。如果幼儿缺锌元素，就会引起生长发育迟缓，味觉减退，食欲不振甚至厌食和出现异嗜癖，伤口不易愈合，易发皮肤溃疡和口腔黏膜溃疡等症；年龄较大的儿童可出现性成熟障碍；成年男子会出现阳痿和精液减少；老年人则可致眼球内水晶体蜕变硬化，形成白内障和好发生口腔溃疡。含锌元素较多的食物有核桃、花生、葵花子、菱角等硬壳类食物以及鱼、鳖之类。

硒元素有控制癌细胞发育的作用。硒元素缺乏时癌瘤生长加快且易发生转移。同时，缺硒元素的人容易胃肠功能紊乱和情绪激动，干活易疲劳，下肢易浮肿，毛发易脱落和指甲变脆，组织易损伤且修复不良，妇女容易患不育症。海产品中硒元素的含量相对较高。

铜元素是维持毛发正常生长所必不可少的。铜元素在体内含量多少，决定毛发颜色的深浅和毛发分布的密与疏。大多数少年白发就是由于缺乏铜元素引起的。缺乏铜元素又可间接导致贫血。因为缺乏铜元素会影响铁元素进入血红蛋白，所以贫血的人如果没有足够的铜元素，即使补给再多的铁元素也可能无济于事。据测定，人体每日需铜元素量为 2 毫克，但食物摄取大约只有 0.8 毫克，因此，从补充铜元素的角度看，广泛使用铜制器皿，如铜锅、铜铲、铜盆、铜勺等，对于矫正体内铜元素不足是有益处的。

铁元素是形成血红蛋白的重要元素，参与氧和二氧化碳的运输。铁元素又是细胞色素系统的过氧化物酶的组成成分，在呼吸和生物氧化过程中起重要作用。一般成人每日需铁元素约 10 毫克，青年妇女约 7 毫克—20 毫克，妊娠妇女为 20 毫克—48 毫克。铁元素供应不足可引起缺铁性贫血（又叫低色素贫血或小细胞贫血）。含铁元素较高的食物主要有蛋、奶、豆、果类及动物瘦肉和肝脏等。

钙元素与磷元素好像形影不离的一对亲兄弟，主要以无机盐形式存在于体内，形成骨骼和牙齿的主体部分。成人体内钙元素的含量约为 700 克—1400 克，磷元素的含量约为 400 克—800 克，但只有极少部分作为离子存在于体液中。钙元素参与肌肉收缩、细胞分泌及凝血过程，能降低神经肌肉的兴奋性。磷元素则主要参与对生命活动有重要影响的物质代谢过程。通常情况下人体中的钙元素、磷元素是可以通过机体自身加以调节的，因此短期内的钙元素、磷元素供应不足尚不会引起较大问题，但若是幼儿成长时期、妊娠时期和老年时期，钙元素、磷元素代谢障碍，特别是钙元素的供应不足，则可产生较大危害：幼儿会影响骨质发育，易患佝偻病；孕妇可出现手足抽搐；老年人可致肢体麻木、腰腿疼痛甚至因骨质疏松而导致自发性骨折。多食水果和常喝骨头汤有助于补充钙元素，而虾皮之类海产品磷元素的含量较高。

镁离子可以维持血管的收缩与舒张平衡。缺镁元素可以导致高血压及动脉粥样硬化。孕妇缺镁元素易出现水肿、蛋白尿、胆固醇增高等症状，造成胎儿生长缓慢，严重者可致死胎。多食虾类及根茎类蔬菜有助于补充镁元素，必要时还可以服用小量的硫酸镁。

碘元素是合成甲状腺素的原料。成人缺碘元素可引起甲状腺组织代偿性增生，表现为粗脖子，而儿童缺碘元素，则可引起生长发育迟缓，甚至发生"呆小病"。海带、紫菜等含碘元素最丰富。

俗话说，过犹不及。人们在日常生活中补充以上元素并不需刻意进行，只要我们注意养成良好的生活方式，特别是建立科学的饮食习惯，多吃五谷杂粮，不挑食，营养代谢大体是能维持正常的。出现何种元素缺乏，经查明可针对性地补给，但大可不必过量持久地补给，以避免影响正常代谢而引起副作用。而且有些元素生活中本来是容易过剩的，比如：

氟元素过剩常常发生在水中含氟量高的地区，其表现为牙齿变脆，出现褐斑，严重者可出现周身骨质疏松，甚至氟骨病。

铬元素过剩可导致口腔炎和牙龈炎，严重者可使整个牙周肿胀，牙齿松动。

钴元素是合成维生素 B12 的重要元素。缺乏维生素 B12 可出现大细胞贫血（又叫恶性贫血）。如体内钴元素过多，可致红细胞过多且弹性减弱，也可导致慢性耳聋；另一方面，钴元素过剩也可影响到碘元素的吸收，从而引起甲状腺肿大。

总之，在人体这个复杂而精妙的结构中，还有许多奥秘没有完全揭开。在微量元素方面，其研究和应用的前景也是十分广阔的。

第二章　科学疑惑——探究生命密码

第一节　与生俱来——人体生理奥秘

1. 梦从中来——睡眠

从时间上讲，睡眠占人生约 1/3 的时间。睡眠也是一种重要的生理现象。有关睡眠产生的原理，多数人认为是由于神经活动的抑制作用，是神经系统高级部位发生普遍性抑制的表现，大脑皮质的功能活动由兴奋转化为抑制时，人即进入睡眠状态。

按照一般人的生活习惯，经过一天的劳动，至夜深人静，外界传入大脑的冲动减少，大脑皮质细胞在白天活动的较多而逐渐疲劳，兴奋性减低，即进入睡眠状态。

睡眠是一种保护性抑制，对人体有重要的生理意义。睡眠时，各种功能活动都减弱，如嗅、视、听、触觉及内脏、躯体的活动等均减弱，只维持一些必要的基本功能，一方面使体内蓄积的代谢产物如二氧化碳、尿素等继续分解排泄；另一方面，使身体获得充分的能量物质。而且睡眠时合成代谢大于分解代谢，有利于精神和体力的修复及能量的贮存，可使人消除疲劳、弥补损耗、恢复营养供给或修复患病时所造成的损害。在疾病状态下，适当增加睡眠是有益的。

睡眠分为深沉的熟睡和不安定的浅睡。熟睡的效果较好，所以说睡眠质量的好坏，不能用睡多长时间来衡量。为使睡前达到一定深度，睡前不可吃得过饱，不要吸烟、喝茶，最好用热水洗脚，并在睡前排尿，养成有规律的睡眠习惯。睡眠不足将影响人的精神和体力，不仅影响学习和工作，而且抗病能力降低，易生病。一般初生儿每天须睡眠 18 小时—20 小时，儿童睡眠 9 小时—14 小时，成人睡眠 7 小时—9 小时，老年人睡眠 5 小时—6 小时即可。

2. 少男少女——青春期

青春期是儿童生长发育到成年的过渡时期。这个时期，在神经系统及内分泌系统的影响下，出现以生殖系统为主的全身各系统发生广泛的巨变，使人趋向成熟，走向成年。青春期的开始年龄、发育速度及成熟年龄与遗传营养、生活环境、情绪及社会经济等因素有关，且个体差异较大。青春期年龄一般在十一二岁到十六七岁之间。青春期可以分为早、中、晚三个时期。青春早期指女孩月经初潮或男孩首次遗精出现前的生长突增阶段，一般持续两三年。青春中期称为性征发育期，一般持续三四年，此期以性征发育为特点，同时出现月经或遗精。青春晚期指第二性征已发育成熟到体格发育停止这一阶段，一般持续三年。

青春期第一个特征是生长突增。生长突增可以看做是青春期的开始。男性青春期的开始年龄较女性晚两年。青春期开始时，由于脑垂体生长激素分泌增多，使身高和体重迅速增长，出现了人体生长发育的第二个突增阶段（第一阶段在胎儿期）。这个时期由于下肢骨的增长较快，身高增长特别快，又因内脏及肌肉骨骼等迅速生长发育，使体重显著增加。

青春期第二个特征是性征发育。由于进入青春期中期时，脑垂体分泌使性腺激素突然增多，促使性器官——卵巢和睾丸迅速发育。卵巢内的卵发育成熟后，开始排卵。排卵后十四五天左右，由于体内激素水平的改变，子宫内膜脱落出血，形成月经。第一次月经的来临，称月经初潮，大约在14岁左右。月经初潮也是青春期发育的重要标志，代表已有生育能力，但这种能力并不成熟。男性器官的发育，会出现睡梦中排精现象，称之为遗精。

第二性征的发育是青春期的第三个特征。由于性器官分泌性激素的作用，出现了两性生殖器官之外体态和声音的差异——第二性征。

青春期的最后一个特征是在心理方面，处在一个半幼稚、半成熟，半儿童、半成人的过渡时期，是独立性和依赖性、自觉性和幼稚性错综复杂的矛盾时期。

3. 戒急戒躁——青春期的心理卫生

人进入青春期以后，身体的形态、功能会发生急剧变化，随之会引起心理上的一系列变化。例如对自己身体的变化，特别是性器官的发育、第二性征的出现，以及遗精或月经现象往往会产生一些疑惑不解的问题，对此应该有正确的认识。性知识是科学知识，可以通过个别谈心等方式向老师或家长询问，求得指导帮助，从而正确对待自己的身心变化，求得心理平衡。在青春期，随着性器官的发育，会意识到自己在逐渐发育成熟。因此，在这个时期更要注意树立远大理想，培养高尚情操，把精力集中在学习工作上。男女同学相处时，要做到互相帮助，建立真诚的友谊，在人际交往中做到自尊、自爱。

4. 妙趣横生——人体生物钟现象

钟，是人们对某种时间节律的概括和认识。我们最熟悉的是时钟，它反映 24 小时周而复始的时间变化。其实，在大千世界中，各种生物的生命活动也都广泛存在着时间节律现象，好像其内部有一个固定的时钟在控制。人们把这种现象叫生物钟。人虽为万物之灵，但作为一种生物，其生命活动也受着生物钟的支配。

广义地讲，人的出生、发育成长、衰老、死亡，这是由人体生物钟决定的。狭义地说，人的生命活动依其不同的方面存在不同的节律。科学家们深入研究已发现一百多种人体生物节律，根据时间周期的长短可以分为日节律、月节律、季节律和年节律等。

人体最典型的月节律是妇女的月经周期。这是一种大约以 25 天—30 天（有个别差异）为周期的规律性阴道出血现象。其实，在月经的周期中，卵巢、阴道上皮细胞、子宫颈黏液、子宫内膜、乳房、体温、皮肤色素、体液中的水电解质、情绪甚至脑电图等 30 多项指标，均呈现出周期性变化。阴道出血只是子宫内膜充分发育而未受孕脱落的表现。

日节律反映在体温、脉搏、呼吸、血糖、内分泌激素等多方面均在 24 小时内呈某种周期性变化。有人研究，在 24 小时中，人体功能呈如下变化：

凌晨 1：00　大多数人已入睡数小时，进入易醒的浅睡阶段，对疼痛特别敏感。

2：00　大部分器官工作效率减慢，而肝脏活动异常活跃。在这段时间里，肝脏加紧生产人体所需要的物质，同时加紧清除肝脏和血液中对人体有毒害的物质，仿佛进行着人体内的大扫除。

3：00　全身进入休息状态，肌肉完全放松，血压降低，呼吸和心跳次数均减少。

4：00　血压更低，脑部供血进入一日中最低点。此时是各种严重疾患者易死亡的时刻。全身器官工作节律虽较缓慢，但听觉灵敏，稍有响动即惊醒。

5：00　肾脏几乎不分泌。在经历了浅睡、做梦及不做梦的深睡几个阶段之后，人的精力基本恢复。此时起身，顿有精神饱满之感。

6：00　血压回升，心跳加快，恋枕再睡，多有不安稳之感。

7：00　人体免疫功能进入高峰状态，此时遇病菌或病毒侵袭，相对容易抵抗。

8：00　肝内有毒物质排除殆尽，不宜饮酒。

9：00　反应性活动性提高，痛感降低，心脏进入全负荷状态。

10：00　精力充沛，是工作、学习和运动的最佳时期。

11：00　心脏仍然努力工作，人体不易感到疲劳。

12：00　全身进入总动员时刻，最好不要立即就餐，可以推迟一会儿。

13：00　肝脏进入休息状态，部分糖原进入血液。上半天最佳工作时间即将过去，感到疲劳，最好午休一会儿。

14：00　这是一天24小时中的第二个最低点，反应迟钝。

15：00　情况开始好转，人体器官此时最为敏感，特别是嗅觉和味觉。工作能力逐渐恢复。

16：00　血液中糖分增加，但很快会降下去，因此一般不要担心会造成疾病。

17：00　工作效率更高，特别是运动员，是强化训练的最佳时机。

18：00　痛感重新下降，宜适当增加活动量。

19：00　血压增高，情绪进入不稳定期，容易引起口角。

20：00　体重最重，反应敏捷，此时司机较少出车祸。

21：00　神经活动活跃，记忆力增强，可记住不少白天没记住的东西，因而最适宜于学生背书和演员熟悉记台词。

22：00　体温下降，但血液中的血球含量增加，可达每立方厘米12000个。

23：00　精力下降，疲惫感逐渐增强，人体准备休息，以使细胞和整个机体得到恢复。

24：00　一天当中的最后时刻，大多进入甜蜜的梦乡。

据科学家们的研究表明，还有一些不能以每日或每月为节律的人体自然节律也客观上控制着人体的各项功能，其中最重要的是体力节律、情绪节律和智力节律。这三大节律从人一降生时起，就分别按照各自固定的节律由高潮到低潮，又由低潮到高潮地规律波动，形成一种特殊的曲线。每个周期中高潮期和低潮期各占一半时间，但三大节律的周期则长短不一。体力节律周期为 23 天，情绪节律周期为 28 天，智力节律周期为 33 天。根据这个规律，我们可以绘制出人出生之时的三条波浪形曲线。横坐标为时间走向，起点为出生时间。曲线处于横坐标以上的日子为生物节奏的"高潮期"，以下为"低潮期"，与横坐标相交的日子为"临界期"。体力曲线处于高潮期，大致体力强壮，精力充沛，生机勃勃；处于低潮期则易感疲劳，做事拖拉。情绪曲线处于高潮期，人大致心情愉快，乐观豁达，有强烈的创造冲动，具有丰富的艺术感染力；处于低潮期则常常表现为烦躁，喜怒无常或者意志力下降，神情沮丧。智力曲线处于高潮期，人的头脑相当灵活，思维敏捷，记忆力强，逻辑性增加，解决复杂问题的能力提高；处于低潮期则表现为注意力分散，健忘，判断力降低等。横跨中线的那段日子为临界期。对于体力、情绪和智力三个周期而言，这都是一个极不稳定的时期。作为高潮期向低潮期或者低潮期向高潮期的过渡，临界期中的人其机体的各方面协调性能较差，情绪可大起大落，体力不济，工作效率下降。因此，心理学家和医学家常常把临界期看做是危险日，因为这个时期的事故发生率、得病率或者病情恶化甚至死亡率都明显增加。特别是两条曲线或三条曲线都同时处于临界期时，则危险程度大大增加。有的学者曾从前苏联大百科全书上按字母顺序取出 315 位出生逝世均有明确记载的历史人物，计算他们逝世日期处于生物节律的何种位置上，结果发现，137 人死于单临界日，139 人死于双重临界日和三重临界日，只有 39 人死于非临界日。临界日和双重、三重临界日死亡率是普通日死亡率的 7 倍。

由此看来，了解自己的生物节律具有特殊重要的意义。

每当临界期到来，我们应当加倍注意自己的身体状况，控制自己的情绪，检点自己的行为和调整工作生活内容，以避免事故或危险发生。那么，怎样推算和确定自己的生物节律呢？其方法为：

周期中的位置＝出生天数÷各项周期天数

这里的关键是首先要算出你出生那一天到你所要确定的那一天的总天数。算法为：以你的周岁数乘 365（天），加上超过周岁的天数，再加上这段岁月中的闰年数（公历每 4 年有一个闰年，故只需将你的周岁数除以 4，所得整数就是需要增加的闰年数）。算出总天数再按照体力、情绪和智力周期分别除以 23、28、33，所得商舍弃整数，视余数在曲线中查对。

生物节律在国外已获得广泛应用。我国中央人民广播电台也曾做过专门报道。随着现代科学技术的发展，生物节律的研究必将更加深入，其应用也展示了美好的前景。

5. 奥妙无穷——人体数据

据美国《科学文摘》透露，该馆将出一本《人体历书》，揭示有关人体的一些最惊人而又极其重要的事实，现从中摘要一些重要的数据资料：

△一个身材高大的人每小时脱落 60 万个上皮细胞。如此计算，他每年丧失的皮肤就达 0.68 公斤。如果按 70 岁寿命计算，则一生中将失去 47.7 公斤皮肤。

△人们每天脱落大约 45 根头发，有些人可达 60 根。但由于人的头皮上天生约有 12 万根头发，因此，这点损失无关大局。多数人头发的脱落与再生是保持相对平衡的，否则，按此计算，一个人一生丧失的头发可高达约 150 万根，相当于全部头发脱落 12.3 遍。

△人体中的红血球平均寿命为 4 个月。按它在血液循环中的速度计算，一个红血球总共要游走约 1600 公里。

△人的大脑拥有 100 亿个神经细胞，而它每天能够接受 8600 万条信息。据估计，人的记忆系统潜力颇大，一生能容纳 100 万亿条信息。这是一个十分庞大的天文数字。如果一个人出生后即按每秒两个数读，且 24 小时不停，活到 70 岁也数不够 50 亿，数 100 万亿则需 140 万年。

△如果把人的大脑的新陈代谢转化为能量的话，它所产生的能量竟抵得上一只 20 瓦的电灯泡所发出的能量。

△咽喉是人体最繁忙的通道之一。通过嘴和咽喉，人一生中吃掉 40 吨食物，吸入空气约 500 万立方米。

△人的大脑十分精妙而复杂，其神经系统比今天全世界的电话网还复杂 1400 倍。目前科学家只能描绘出它的很小一部分工作原理图。

△人的眼睛在天黑 1 分钟后对光的敏感增强 10 倍；天黑 20 分钟后增至 6000 倍；而在天漆黑后 40 分钟，眼睛对光的敏感性达到极限位，比天黑前增

强 25000 倍。

△人的大脑中发生着十分复杂的化学反应，平均每秒钟达到 10 万次。

△人们讲话发出的声波能量极其有限，但若是让全球的人同时讲话，那么他们发出的声波综合能量超过 1 个小时发电站输出的发电量。

△我们的五种感官（眼、耳、鼻、舌、身）不断接收各种不同的感觉数据。但是，这些接收的感觉数据只有 1% 是通过大脑加工处理的，而其余 99% 的数据则被当做无关紧要的信息而筛选掉了。

△人体每平方英寸体表面积平均寄生着 3200 万个细菌，因此，人体上共寄生着 1000 亿个细菌。由于人体与细菌之间、细菌与细菌之间存在某种制约，更由于人体皮肤是一道天然防线，所以正常情况下不表现出某种病害。

△使人获得嗅觉的感觉斑只有 0.75 平方英寸那么大，而猎狗的嗅觉斑至少有 10 平方英寸，鲨鱼有 24 平方英寸，老鼠的嗅觉感受器最大，几乎与它整个身体的皮肤相等。

△人的大脑在一个物体的反射光第一次进入眼睛之后，仅 0.05 秒钟内就可以辨认出这个物体。

△人的心脏昼夜不停地搏动，它每天消耗的能量相当于把重约 2000 磅的物体举到 41 英尺高度所需的能量。当一个人 50 岁时，他的心脏所完成的总工作量相当于把 18000 吨东西举到 142 英里的高度。

△正常人的眼睛十分敏锐，夜晚在山顶他可以看见 50 英里之外的一根火柴发出的火光。

△一个人静躺在床上的话，每分钟只需吸入氧气大约 8.8 升。改躺为坐，则需翻倍，消耗氧气 17.6 升。散步耗氧气是静躺的 3 倍，为每分钟 26.4 升。跑步的话则需氧气高达每分钟 55 升。

△人体每 2 平方英寸皮肤约有 645 条汗腺、77 英尺神经、1000 个神经末梢、65 根发囊、75 条皮脂腺和 19 英尺毛细血管。

△缺乏睡眠比饥饿更容易使人死亡。人不睡眠可能只能熬 10 天即会死去，而挨饿则可能挣扎着度过几周。

△人的大脑传送的神经冲动最快的可达每小时约 250 公里。

△人体由大约 100 万亿个细胞构成，而在一生中却大约有 10000 万亿次细胞分裂。一个人如果能活 100 岁，那么他平均每一天都有 3000 亿个细胞在分裂，平均每秒钟有 300 万个细胞在分裂。

△据计算，一个活到 60 岁的人，一生中进出身体的水分高达 75 吨，糖

17.5 吨，蛋白质 2.5 吨，脂肪 1.3 吨，合计 96.3 吨。这些东西可装满载重 4 吨的卡车 24 辆，相当于 60 公斤体重者自身体重的 1600 倍。

6. 黄金分割点——人体比例

达·芬奇是欧洲文艺复兴时期意大利的著名画家。在长期的绘画实践和研究中，他发现并提出了一些重要的人体绘画规律：标准人体的比例为头是身高的 1/8，肩宽是身高的 1/4，平伸两臂的宽度等于身长，两腋的宽度与臀部宽度相等，乳房与肩胛下角在同一水平线上，大腿正面厚度等于脸的厚度，跪下时高度减少 1/4。达·芬奇认为，人体凡符合上述比例，就是美的。这一人体比例规律在今天仍被认为是十分有价值的。

研究发现，对称也是人体美的一个重要因素。人体的形体构造和布局，在外部形态上都是左右对称的。比如面部，以鼻梁为中线，眉、眼、颧、耳都是左右各一，两侧的嘴角和牙齿也都是对称的。身体前以胸骨、背以脊柱为中线，左右乳房、肩及四肢均属对称。倘若这种对称受到破坏，就不能给人以美感。因此，修复对称是人体美容的重要原则之一。但是，对称也是相对的，而不可能是绝对的。人体各部分假如真的绝对对称，那反而会失去生动的美感。

关于人体美的规律最伟大的发现，是关于黄金分割定律的发现。所谓黄金分割定律，是指把一定长度的线条或物体分为两部分，使其中一部分对于全体之比等于其余部分对这部分之比。这个比值是 0.618:1。据研究，就人体结构的整体而言，每个部位的分割无一不是遵循黄金分割定律的。如肚脐，这是身体上下部位的黄金分割点：肚脐以上的身体长度与肚脐以下的比值是 0.618:1。人体的局部也有三个黄金分割点。一是喉结，它所分割的咽喉至头顶与咽喉至肚脐的距离比也为 0.618:1；二是肘关节，它到肩关节与它到中指尖之比还是 0.618:1；此外，手的中指长度与手掌长度之比，手掌的宽度与手掌的长度之比，也是 0.618:1。牙齿的冠长与冠宽的比值也与黄金分割定律的比值十分接近。因此，有人提出，如人体符合以上比值，就算得上一个标准的美男子或美女。造型艺术按照黄金分割定律来安排各个部位，确实能给人以和谐的美感。更为有趣的是，人们发现，按照黄金分割定律来安排作息时间，即每天活动 15 小时，睡眠 9 小时，是最科学的生活方式。9 小时的睡眠既有利于机体细胞、组织、器官的活动，又有利于机体各系统的协调，从而有利于机体的新陈代谢，恢复体力和精力。而这样的时间比例（15:24 或 9: 15）大约是 0.618。

正因为黄金分割定律如此神奇，并在人体中表现得如此充分，因此有人把它视为人的内在审美尺度。按照这种观点，任何东西只要符合黄金分割定律，就一定是美的。例如，我们的各种家具肯定不能都做成正方形，而几乎都要做成有一定长度比的形状，而这个比值一定与 0.618 接近。电视机的荧屏、电冰箱的开门、门窗的设计等等，无一不是有意或无意地遵循着黄金分割定律。就连舞台上报幕员所出现的位置，也大体上是在舞台全宽的 0.618处，观众视觉形象最为美好。在舞台正中出现的效果肯定是不如那种位置的。

黄金分割定律经过大数学家华罗庚的研究，发现了其中深奥的科学道理。由华罗庚推广的"优选法"（又叫 0.618 法）在科学实验和解决人们现实生活中的许多难题方面，都作出过伟大贡献。而这种科学的奥妙竟然能在人体中得到最完美的表现，这不能不说是神奇大自然的造化。

7. 殃及池鱼——打哈欠传染的原因

美国德雷克塞尔大学的心理学家史蒂文·普拉捷克认为，所谓的打哈欠传染更容易在移情人群，即那些喜欢将自己假想成他人的那些人中发生。

为验证这一观点，普拉捷克和他在纽约州立大学的同事让志愿者观看了一段人们打哈欠的录像，结果约有 40% 的志愿者会随着屏幕上的人一起打哈欠，而在这些受"传染"的人中，约有 60% 的人不止打一个哈欠。研究人员随即让这部分人接受移情能力测试，他们的分数都非常高。

普拉捷克说，这些人是那种在别人踩到尖东西时也喊"哎哟"的人。该结果正好解释了为什么精神病患者很少会被别人打哈欠所传染，因为他们很难进行移情活动。

有三种理论认为打哈欠有感染力。这三种理论是：生理理论，厌倦理论，进化理论。

生理理论认为，打哈欠是大脑意识到需要补充氧气的一种反应。打哈欠之所以有感染力，是因为在某个房间里的每一个人很可能同时都觉得需要补充氧气。打哈欠可能还会受外界因素的刺激，在很大程度上如同看见别人吃饭会感到饥饿一样。

厌倦理论依据的假设是，如果每个人都觉得某件事情令人感到厌倦，就会打哈欠。但是这种理论无法解释人为何在感到厌倦的时候打哈欠，除非人把打哈欠作为一种本能方式，用形体语言表达对某件事情不感兴趣。

进化理论认为，人打哈欠是为了露出牙齿，这个行为是我们的原始祖先传下来的。打哈欠可能是向别人发出警告的一种行为。鉴于人类的发展已经进入文明社会，用打哈欠的方式向别人发出警告已经过时了。

8. 仇恨敌视——暴力行为是怎样产生的

过去，人们都从社会和家庭中寻找暴力行为的根源。但是，随着遗传学和神经科学的发展，一些科学家发现，某些遗传物质或生化物质与暴力行为密切有关。

为了探索暴力行为的根源，南加利福尼亚大学的心理学家萨尔诺夫·梅德尼克，经过 30 年不懈的努力，对 14427 个丹麦男性被收养者进行了研究。最后他认为，凡是生身父母（不是养父养母）是罪犯的被收养者，其中有20%的人已成为罪犯；如果生身父母和养父养母都是罪犯，被收养者的犯罪率会上升到 24.5%；而生身父母和养父养母都不是罪犯的比例只有 13.5%。看来，暴力行为和遗传有着一定的联系。

近来，美国精神病研究所的生物心理学家杰拉乐德·布朗，提出了一个新的论点。他认为，影响人类行为的关键是一种化学物质，如果人体缺少这种化学物质，暴力就容易产生。他在研究中注意到一种 5 - 羟基吲哚乙酸的物质，这是一种神经传导物质 5 - 羟色胺的代谢副产品。布朗发现，爱寻衅闹事的男子的脊髓液中 5 - 羟基吲哚乙酸的含量极低，他们从儿童时代起就已开始敌视社会了。

对暴力行为根源的研究尽管已取得了可喜的进展，但并未止步不前。最近，美国芝加哥一家健康研究所的研究人员威廉·沃尔什抛出了一个崭新的观点：微量元素的含量，对人类是否容易产生极端行为有重要意义。微量元素是人体中含量很少的基本营养物质，它的精确含量能通过对毛发的化学分析而获得。沃尔什的论点得到了许多科学家的赞同，但在衡量微量元素的标准问题上，却引起了激烈的争论。因为微量元素的正常含量，会随年龄、性别和头发颜色的不同而发生变化。事实胜于雄辩。沃尔什一头钻了进去，用整整 6 年时间，提出了 11 种关键元素的基本参考标准。

沃尔什分析了 24 对暴力和非暴力型亲缘兄弟的毛发标本，尔后又研究了

96个暴力男性和非暴力男性的毛发标本，发现暴力对象可分A型和B型：A型毛发中含铜元素量高，硫元素和钾元素的含量低，大多是性情暴烈的人；B型毛发中微量元素的含量正好相反，他们天生就有敌对行为。

沃尔什是个不知疲倦的探索者。他不仅研究微量元素，而且通过血糖的研究得出了一个新结论：低血糖也是产生过激行为的根源。他认为，一旦人的血糖低于某一基线，大脑就得不到足够的能量，当然也无法进行最大效率的运转。这时，控制自身情绪的大脑部分不得不担负起大脑皮层的工作，从而把它的本职工作"思维"的位置给挤掉了。其后果是不难设想的：缺乏思维的人容易产生极端行为。

上述研究提供了一个极为重要的线索：营养和暴力行为有着密切的联系。为此，许多科学家提出了营养治疗方案：按照适当的食谱进食，使人体的化学物质趋于平衡。

在这方面，加利福尼亚大学的犯罪学家斯蒂芬·舍思特勒的实验，是颇为有趣的。他在14个少年劳教机构中（里面的少年都有犯罪行为，包括殴斗、盗窃等），对少年犯罪者做了别开生面的营养治疗。舍恩特勒用水果汁和自制的营养汤，替换他们日常所吃的软饮料和高精食品后，少年罪犯的犯罪行为就下降15%；一旦停止给他们橘子汁（含维生素C和果糖），马上又变得依然如故了。显然，营养不良可能是暴力行为的潜在原因。

今天，关于暴力行为根源的研究已显示出诱人的前景，尽管科学家们提出的大多是推测，证据也不够完整，但也许到了明天，这些推测就能成为现实。

9. 轻微脑功能障碍——引起儿童多动症的原因

1845年，外国学者霍夫曼描述了一些孩子，他们小动作频繁、注意力涣散、情绪不稳定、任性及学习成绩不良。霍夫曼首先指出，他们的这些异常行为绝不是精力旺盛和顽皮，而是一种病态表现。1931年，温考夫更加详细地描述了这类病态表现，把它称作儿童多动症。此后，随着临床报道日益增多，叫法也五花八门，有叫粗笨行为综合征、原发性读书迟缓、器质性脑损害、格氏发育综合征等等。直到1962年国际小儿神经病学会议进行充分讨论后，才将这种病症暂命为"轻微脑功能障碍"。现在，这一名称已为大家普遍采用。

据统计，儿童多动症的发病率约占学龄儿童的2%—10%，男孩明显多于女孩。患儿的智能接近正常或完全正常，但有不同程度的学习、行为、性格方面的异常。他们不仅自己坐立不安、调皮捣蛋、学习散漫，而且还妨碍同学、难为老师，既影响了自己的成长和学习，也给家庭和社会带来危害。显然，儿童多动症已成为儿童学习困难的最常见原因之一，它越来越多地引起人们的关注。但是，对于儿童多动症缘何而起，它的病因是什么，至今尚无一致看法。

许多学者主张，儿童多动症是由各种各样的脑组织轻微器质性损害引起的。帕塞麦尼克1959年就指出，多动症与患儿出生时脑损伤有关。患儿脑部可能在母孕时就遭受损害，也可能出生后遇到外伤，由于他们表达能力不完整，这些损害很难被家长发现。孕期母体患风疹、妊娠中毒症等疾病和婴幼儿患炎症性疾病，病原和毒素也会损伤患儿大脑。人们发现，难产儿、早产儿等发病率较高，前者可能是分娩时患儿脑组织缺血缺氧及器械性损伤所致，后者则与孕期母体罹病、胎儿宫内营养不足等有关。近年来婴儿颅损伤抢救成功率的提高，似乎也增加了多动症发病率。庞迪尔提出，患儿脑损伤部位多在额叶系统或尾状核。其他报告则认为其损害可以发生在额叶和网状结构，也可以呈弥漫性损害。

不少证据表明，儿童多动症与遗传因素密切相关。精神病学家塞法调查了17例多动症患者，结果发现，他们的同胞兄弟19人中竟有10人有同样症状。人们注意到，父母中有轻微脑功能障碍综合征者，他们子女的发病率往往较高。同父母的兄弟姐妹中的患病率为50%，而异父母的兄弟姐妹中患病率仅为14%，同卵双生儿的发病率可高达100%，而异卵双生儿的发病率要低得多。为排除环境因素的影响，专家们把患儿的兄弟姐妹寄养于环境相似的领养人家中，结果，堂兄弟姐妹22人中仅2人发病，而同胞兄弟姐妹19人中就有9人罹病。这些都说明，儿童多动症具有明显的家族性。

有人提出，体内铅元素过多或铁元素缺乏是多动症的病因。因为低剂量的铅元素即会抑制脑中酶活性，干扰神经递质代谢，影响患儿的智力、记忆力、视觉、听觉及运动功能，使患儿无法控制自己的行为。因此，他们建议患儿不吃受铅污染的食品以及贝类、莴苣等含铅元素量高的食物。缺铁元素患儿也会出现较长时间的行为异常，经铁剂治疗后症状明显改善。对此，上海医科大学儿童医院的医务工作者对某小学215名一至六年级学龄儿童进行调查，证实其中35例多动症患儿与铅中毒或铁元素缺乏无关。另有一些资料报道，家庭教育方式不当、儿童精神创伤和饮食也是引起儿童多动症的重要因素。还有人把多动症归咎于荧光灯、电视机释放的"软8射线"，但物理学家反驳说，这种观点毫无根据。

目前，虽然多数学者相信儿童多动症是由多种病因引起的临床综合征，但是对多动症病因的各种学说，脑轻微器质性损害说、遗传因素说、生化代谢紊乱说、环境因素说等却均有存疑。儿童多动症病因至今不明。人们期望尽快揭开儿童多动症病因之谜，以便能更有效地防治这种妨碍儿童学习和成长的多发病、常见病。

10. 争论不休——发生高血压的原因

高居死亡率首位的心血管疾病，给人类带来了可怕的灾难。因此世界卫生组织宣布，与心血管病作斗争是当前头号社会问题，其中尤以高血压病危害特别严重。在发达国家中，平均每四五人中就有一名患者，高血压病就像死神的幽灵，夺走了无数不幸者的生命。

前苏联著名的医学家Γ·Φ·朗创立的高血压学说，在医学界有着巨大的影响。他认为，高血压主要是精神过度紧张而引起的。但是近几年来，许多研究者向这个传统的观点提出了挑战，他们在研究紧张对动物和人的心血管系统的影响时发现，紧张只不过在某段时间会使血压升高，但并未引起心血管的特性发生质变，当然也不会使血压持久升高。那么高血压病的根源何在呢？在很长一段时间里，仍然是一个未解之谜。

前苏联苏呼米市的生理学家别尔卡宁亚和内科医师达尔茨梅利亚，另辟蹊径，重新进行了探索。他们在研究中发现了一个奇怪的现象：为什么在自然条件下四足动物（狗、兔、猪和鼠等）患高血压病十分罕见，而在灵长类动物人和猿猴中却很普遍呢？两位科学家很快就考虑到，这可能与灵长类动物的直立行走有关。他们对此进行了深入研究，指出直立也许就是引起高血压的主要原因。在非生物的自然界中，由于地球重力场的作用，液体总是从上方流到下方。而在动物体内，由于心脏和其他调节器官的作用，血液可以逆行于重力方向，从而保证身体各部分，首先是脑部获得充分的血液供给。人躺卧时，心脏每分钟喷出的血量可达5升左右，而从水平状态转变成直立状态时，79%的血量位于心脏下方，这使得血液返回到心脏发生了困难。因此心脏喷血量减少30%—40%，降低到每分钟只有2.5升—3升。当心脏喷出的血量小于血管容量时，动脉压力就会下降（低血压），使供给头部的血量不足，严重的还有意识丧失的危险。为了弥补心脏喷血量下降，神经系统和激素系统会促使血管收缩、变窄，迫使动脉系统的容量减少，从而使心脏喷出的血量和动脉容量之间恢复平衡。同时，增加动脉血压，使得向头部和其他器官的正常供血获得保证。四足类动物有 70% 血液位于心脏的上方，血液很容易回流到心脏去，不需要依靠血管收缩而升高血压，所以也就避免了患高血压病的厄运。

显而易见，在人的一生中，正是直立姿态促使动脉血管经常进行收缩来升高血压，久而久之，人类就容易产生高血压病了。

难道精神过度紧张与高血压病一点关系也没有吗？反对者对这个新观点提出了疑问。别尔卡宁亚和达尔茨梅利亚指出，尽管直立行走是人类几百万年来在进化中取得的成果，尽管人的各种生理机能和器官也在很大程度上对此产生了适应，但是随着科学技术的迅猛发展，现代人处于更加紧张的生活环境之中，休息和睡眠时间越来越少，而站、坐、走等与直立姿态有关的积极工作时间延长了。这就意味着：直立时的重力作用对机体影响的时间大大增加了。从进化论的观点看，在这短短的几十年或一二百年时间中，人类心血管系统的进化速度还来不及发生适应性变化，因而很容易患上高血压病。

这种新见解受到国际医学界的重视，但争论并未结束，即使主张这一观点的科学家，在如何防治高血压病方面意见也不统一。这两位专家认为，为了克服在直立状态下重力作用对心血管系统造成的不良后果，应当延长水平状态下的休息时间，这是降低高血压的最主要手段。而另一些医学家则持有异议，他们依据近几十年来累积的资料认为，积极的体育锻炼能够促使心血管系统更加强壮，这才是防治高血压等各种心血管病的最有效的途径。由此可见，有关直立形成高血压的新理论还必须在实验的基础上更加深入地进行研究。

11. 健康难题——减肥不力的原因

当前在世界范围内减肥热潮方兴未艾，无数忍受肥胖体态折磨的人，想方设法地使自己变得苗条一些。同样，减肥问题也引起了科学家们的极大兴趣和重视。学者们经过大量的实验，提出了各种各样减肥的理论和措施，然而令人遗憾的是，减肥并不那么简单。从迄今为止所得到的症例来看，不管是采用什么方法，效果似乎都不尽如人意。这一切使学者和医生陷入迷茫的困惑之中，但同时也促使他们开始了更深入的研究。

使人体变成肥胖的关键原因是什么呢？最普通的解释是摄入的热量过多，从而导致体内的脂肪不断积累，于是肥胖就形成了。根据这种理论，节食作为一种时髦的减肥法，很快为人们所采用。许多人为了达到减肥目的，忍饥挨饿地严格限制饮食，每天摄入的热量不超过900卡，可是用这种方法减肥，有时候会比原来更糟，一部分人体重没有下降，另一部分人虽然减轻了体重，却患上了神经性厌食症，身体变得十分虚弱。

为了使节食的效果更为理想，美国阿拉巴马大学医学中心临床营养主任温西尔认为，节食中所摄入的总热量多少并不重要，重要的是应该注意每单位食物中的能量密度，也就是要选择一些体积大而热量少的低能量密度的食物，这样即使多吃一点也没关系。为此他推荐了一些理想的食品种类，譬如不含淀粉的蔬菜（青豆、生菜、胡萝卜、黄瓜和花椰菜等），新鲜的水果和未经过精炼的煮熟淀粉食物（马铃薯、糙米、玉米、干豆、面包和糙质的谷物等）。然而运用此法也有它的缺点，特别是当你认为节食已经成功，达到了预定的减肥目标时，一旦想要换换口味改吃其他食物，体重就会马上恢复原状，甚至比以前更加肥胖。

后来美国学者吉尔伯特·A·莱弗里博士提出了一种新的看法，他认为人体有天然抗拒体重增减的本能，因此不论多吃还是少吃，身体都会保持在一定的重量范围，最安全可靠的减肥方法是每天进行适量的运动。他说："运动能够消耗掉食物中的能量，比如每天行走或慢跑3公里，每星期就多用掉1400卡热量，这样两星期就能减轻体重半公斤。如果换一个角度说，运动能消耗脂肪，增长肌肉，由于肌肉比脂肪在维持正常状态时所需要的热量更多，所以肌肉越多，消耗的热量也越多。更主要的是，运动不仅在当时，而且在以后的数小时之内，一直在加速身体中的基础代谢率，这样也就加速了消耗食物中热量的速度。"

莱弗里博士的论点具有充足的证据，他提供的减肥方法对人体有益无害，即通过运动能使体重不再增加或者保持不变。如果只需要减肥1公斤—2公斤的人，经常保持运动便能达到目的；然而要想减肥至2.5公斤以上体重的人，这种减肥法便力所不能及了。那么是不是还有更好的减肥方法呢？使人肥胖的根源究竟在哪里呢？莱弗里无法做出确切的解答。

直到最近，纽约市洛克菲勒大学肥胖研究所的三位科学家赫希、福斯特和利贝尔在研究中发现：不管是人还是动物的"稳定体重"，都与身体中的脂肪细胞有关。他们认为，人体内的脂肪细胞数目并不固定，不过脂肪细胞一旦生成，就再也不会消失。

脂肪细胞的这一新发现，为彻底有效的减肥提供了一个途径，那就是从控制脂肪细胞的方面着手。一般来说，正常人的脂肪细胞都保持一定的大小，因为它们是受大脑中掌管饮食的某个部分控制的，而肥胖者的脂肪细胞在体积上往往要超出正常人的两倍甚至更多，那么这些肥胖者经过强制性的节食将会出现什么样的情况呢？为此，赫希和利贝尔对一组"饮食过量者协会"的成员进行了专门研究。这些人原来都是大胖子，通过节食后体重大大下降，可是也使他们体内的化学机能受到了很大的扰乱。这些人的脂肪细胞极小，和神经性厌食病的人差不多，而且他们的脉搏和血压很低，妇女没有月经来潮，总是感觉到冷和极想吃东西，这样与其说是减肥还不如说是在受罪。

利贝尔在调查中注意到一个奇怪的现象，有一位妇女在减轻了 9 公斤体重后，身材体形反而变得更糟了，因为大腿和臀部的脂肪几乎没有减少，这是什么原因呢？利贝尔通过深入研究后发现，脂肪细胞上有两种受体，一种叫 α 受体能促使脂肪积聚，另一种叫 β 受体能促使脂肪分解，上面所说的那位妇女，正是因为大腿和臀部的脂肪细胞大多数都是 α 受体，所以释放和分解的脂肪数量很少。

这一发现使科学家们有了新的研究方向，他们希望能发明出一种"苗条丸"，强迫使那些不肯"合作"的脂肪细胞也能分解脂肪。不过大多数学者认为，要想达到这一目标，还需要相当长的时间，因为这方面还有许多未知之谜有待于了解，未来的路将更为难走，但也更为光明。

12. 思维源泉——梦中产生灵感的原因

古今中外曾有不少奇闻轶事，说明梦是创造性思维的源泉。诗人能在梦中吟得佳句，艺术家从梦中得到灵感，科学家也能在梦中受到启示，其中有两个最著名的例子常使人津津乐道。其一是俄国化学家门捷列夫在研究化学周期表时，很长一段时间总得不到合理的排列，然而他却意外地在梦中见到了这张周期表，各种元素都已排列在正确的位置上。其二是德国有机化学家库克虽冥思苦想，仍无法揭示苯的化学结构式，后来忽然在梦中看见一条蛇咬住了自己的尾巴，于是悟出六碳环的化学结构式。

　　毫无疑问，梦能产生灵感。然而梦是怎样帮助我们解决难题的呢？它的机制又是如何呢？美国女学者卡特赖特通过做一组关于梦和智能活动的关联的实验后指出，人类经过有梦的睡眠之后，常能从不利的方向看问题。做梦者经常对不利的环境设想得多一些，梦境的内容也以不愉快的居多，这样，人通过做梦之后，更能现实地适应觉醒后的环境。她在实验中发现，受到烦乱刺激后的人睡了一夜之后，反应就不那么强烈了，虽然大多数处于困境的人不一定能从有梦的睡眠中找到解决办法，但他们的心情至少会从容一些。卡特赖特的论点阐明了夜间做梦对于第二天觉醒后的行为具有一定的影响，可是没法明确地解释梦中产生灵感的机制。

　　的确，这是一个极为复杂的问题，但也是一个十分令人感兴趣的领域，它深深地吸引了许多学者的注意力。1983 年，英国心理学家伊凡斯在他刚刚出版的专著《夜景》中提出一个新颖的论点，认为梦不是偶然形成的睡眠副产品，而睡眠的目的也许恰恰是为了做梦。对一个人来说，清醒时着手的工作会在梦中继续，如果他在苦苦思索一个问题，梦就可能向他提供有用的意见。

　　为什么人会出现这样的情况呢？伊凡斯解释说：睡眠能帮助人把新得到的知识融入原有的知识。在人类睡眠时，整个头脑仿佛像电脑似的不断进行工作，这时候既不发出信息也不接受信息，只是忙于整理自己的记忆，例如把新数据合并入旧数据，摒弃过时的资料，重新给档案加上标签等，以便将来提取时快捷省事。总而言之，人类感受到的梦，是大脑把零星撷取到的资料进行有意识地分类和过滤。

　　除了这些整理工作之外，伊凡斯进一步指出，梦如同彩排一样，将我们可能在期待、盼望或担心会发生的事情作一次次预演。做过梦的人都有这样的经验，在梦境中，做梦者是其中的一名演员，扮演着一个角色，按照剧情的发展而演戏，而这些剧情内容，正好是他们日常生活中的主要内容，正好是他们日常生活中的重要事情。伊凡斯的理论从某个角度解释了梦的机理，阐述了梦与智能活动的部分关系，说明了梦是心理活动最主要的历程，然而依然无法解开梦中产生灵感的谜团。

　　最近科学家们在这一研究领域又取得了许多进展。1985 年，美国纽约洛克菲勒大学神经科专家温森，通过多年对人脑内部结构的研究指出，大脑在睡梦中可能一直都在处理那些层次上低于自觉意识的思维。举例来说，人们会一下想不起一个名字，但过了几小时之后却会猛然想起，实际上这时候我们的大脑正在把过去的记忆从头搜索到尾，只是人们察觉不到这个心路历程罢了。

温森还大胆地声称，他的最新研究成果已能阐明心智或"灵魂"的确切位置。他在详细解释这种令人吃惊的新论点时说：心智或"灵魂"是在边缘系统的范围内。众所周知，边缘系统是由一批结构形成的网，位于脑部正中的半圆形内，功能犹如执行部门，负责判断种种事故、记忆或情绪，决定应该贮存还是忘记，但是这些结构必须要有做梦历程相助，才能行使其功能。如果不做梦，就不能将新得到的经验并入原有的经验，也不会有正常生活中的短期回忆。温森把边缘系统比喻作一道闸门，能将记忆控制三年左右，过了这段时间之后，即使边缘系统受损，仍然可以提取出以往的信息。

有了以上这一切的研究基础，温森在论述梦境中何以能产生灵感，或者出现创造性思维的问题时推测说，这也许是由于梦境中排除了外界的干扰，联想又特别活跃，不受逻辑思维和各种成见的束缚。当白天清醒时的思索在梦境中继续下去，豁然贯通的机会就比较大了。然而这仅仅是一种推测。迄今为止，从科学家们所掌握的研究材料来看，要完全作出回答还有很大的距离，所以梦中产生灵感依然是一个尚未解开的谜，等待着人们进一步探索。

13. 各抒己见——男女大脑的差别

男子的大脑和女子的大脑有没有差别？这是长期以来人们一直很感兴趣的问题。

众所周知，男子的气质、行为、心理与女子明显不同，男子的智力特长也与女子有明显的差别。纵观科学发展的历史，在教学领域和其他抽象理论领域作出杰出贡献的，绝大多数是男子。一般认为，男子天生擅长抽象逻辑思维，空间想象能力和音乐能力也明显优于女子；而女子在语言能力方面略胜一筹，在人际关系和单纯记忆方面的能力也比男子强。

多年来，研究者注意到男女在气质、行为、心理和智力特征方面的差别，一部分学者把这些差别归结为环境和文化的影响，一部分学者则把这些差别归因于男女在生物学上的差别。两派各执己见，谁也说服不了对方。近十几年来，越来越多的心理学家认为男女在智力方面的差异其实并不大，无需去寻求男女智力差别的根源。

1982 年 6 月，美国得克萨斯大学卫生科学中心专家德·拉可斯·尤塔敏森和哥伦比亚大学神经生物学家拉夫·赫路威在权威性杂志《科学》上报道了一项重大发现。他俩解剖了14个正常的大脑，其中5个是女性，9个为男性，并比较了脑部胼胝体的形态结构，通过拍摄照片，投射放大绘图，测量胼胝体的长度、各部分宽度和表面面积，发现胼胝体压部（尾部或后部）存在着男女差别。他俩报告说："女性胼胝体压部呈球状，与体部相比，显著增宽。相反，男性胼胝体压部大致呈圆柱形，其宽度和体部相差无几。"

男女在脑部胼胝体形态上存在差别，这一发现引起众多研究者的关注。我们知道，人的大脑分成左右两个半球，而胼胝体是连接大脑左右半球的一大束神经纤维，它虽然不是两侧大脑半球之间的唯一联系，但却是最重要的联系，起着沟通和协调两侧大脑半球的作用。

这一发现在学术界引起了两种评论。一种观点认为，男女在脑部胼胝体形态上的差异，可能意味着男女智力特长差别的根源存在于大脑之中。美国神经生理学家乔治城大学医学院教授理查德·雷斯塔指出，在此以前还没有发现过大脑形态的性别差异，这项研究具有重大意义，应该引起更多的研究。雷斯塔认为：许多行为研究和其他研究都表明，与男性相比，女性的大脑似乎较少两侧分化，即大脑两侧半球功能的专门化程度不如男子，这可以用来说明为什么女子在从事抽象思维、空间思维以及立体视觉活动时成绩不如男子。而女子胼胝体压部较大，可能意味着连接两侧大脑半球的神经纤维比男子多，进而可以假设，由于女子两侧大脑半球连接较紧密，因而较少专门化。拉可斯·尤塔敏森和赫路威也推测他们的发现可能支持女性大脑比男性大脑较少两侧分化的假说。这一些学者的观点都倾向于男女在大脑结构上有所不同，进而把男女在智力特长上的差别归因于大脑结构功能上的差别。

另一些学者不同意这样的评论。美国纽约市立大学和亨特学院的心理学教授福罗伦斯·丹玛指出，即使今后的研究证实男女大脑确实存在差别，女子的大脑较少两侧分化，也未必能表明男女的智能有任何差异。大脑两侧较少分化并不一定会使任何一侧大脑半球能力降低。芝加哥大学研究性别差异的心理学家安·彼德森也认为，生来就有的智能是不大会有的，男女之间不可能存在着与生俱来的智能差异。他对男女大脑存在着影响智力特长差别的假说深表怀疑。

同时，几乎所有关心这项研究的学者都认为，要证实男女大脑是否存在差别，光凭对14个脑标本的观察是不充分的。需要对更多的脑标本进行研究比较，重复这项研究。男女大脑到底有没有差别？男女智力差异的根源是否存在于大脑之中？要解开这一引人入胜的谜，还有待于更加深入的研究。

14. 千差万别——男人的眼光与女人的不同

印度著名文学家泰戈尔在他的短篇小说《素芭》中，对眼睛有过一段绝妙的描述："在眼睛里，思想的大门或是敞开或是关闭，静悬如落日，闪亮如电光。那些有生以来除了嘴唇的颤动之外没有语言的人，一旦掌握了眼睛语言，表情变化将是无穷无尽的，可如海一般的深沉，可如天空一般的清澈。黎明和黄昏，光明与阴影，都在这里自由嬉戏。"泰戈尔的描述，富有哲理，并且符合科学的真谛。眼睛具有无与伦比的心理接触力和非同寻常的表现力。眼睛是"心灵之窗"，它表达人的意愿、思想和感情；它表现高傲或谦和，温柔或冷酷，快乐或忧郁，丑恶或善良。心理学家通过对眼睛的研究，发现人类除了用语言互相沟通外，还经常用眼睛建立起相互间的联系。眼睛的语言表达内容不仅丰富、隽永，并且易为人理解。

日本山形大学的大坊郁夫教授用实验证明，女人在运用眼睛语言方面远比男人们熟练、出色，并且，她们早在童年就学会了眼睛语言。有时候，她们甚至会有意限制自己的语言，让眼睛语言来表达感谢，以达到更好的效果。

在用语言交流感情时，女人往往表现得比男人更紧张，出现瞳孔放大、凝视对方的紧张状态。

日本爱媛大学的福井康之教授发现，女性在幽会时都喜欢选择在暗处，其原因是在暗处她们的瞳孔会比平时更大、更明亮、更富有吸引力。尽管对于大多数女性来说，应用这种方法是不自觉的。不过，中世纪的意大利妇女是懂得放大瞳孔可以使眼睛明亮迷人而更具魅力的，她们常常使用药物自觉地放大瞳孔。

瞳孔变化确能反映人的情感，有专家曾经做过这样的试验：让男女被试者坐在屏幕前观看不同的图片，同时用录像机将被试者的瞳孔状态摄录下来。结果发现，男性被试者的瞳孔明显比女性被试者更为扩大；而对婴儿或男性画片，女性被试者的瞳孔反应更甚。

心理学家对男女的互视作过比较，发现他们注意异性部位的顺序有所不同。男人看女人时，视线的顺序是：①脸、②发型、③胸部、④服装、⑤腿、⑥腰部、⑦臀部、⑧拎包及手套之类的小饰物、⑨鞋子、⑩背部；而女人看男人的顺序是：①脸、②发型、③上衣、④领带、⑤衬衫、⑥鞋子、⑦腹部、

⑧皮带、⑨手表、⑩前半身。可见，男人较注重女人的体型，而女的比较注重男子的衣饰。

男女互视也是一种信息交流。两人交谈时互视次数与感情的深浅程度也有密切关系，日本的大坊郁夫教授曾作过详细研究。他发现，如果两人相爱，对视的次数会逐渐增加；但是，到一定程度后，对视的次数会减少。在他们说悄悄话时，已经没有对视了，因为这时眼睛已失去了交换信息的作用，他俩的内心已深深地结合在一起了。一般说来，女人更善于运用视线术，似乎在她的头脑中蕴藏着一本视线辞典，使她能自如地运用视线术，即使在她说谎时，视线术的运用也是完美的。日本大正大学的吉田富二雄讲师，把五个信封放在一个被试女性手中，其中一个信封里装有一万日元。实验中，他问被试者："其中有一个信封放了一张一万日元的纸币了吗？"尽管知道被试者是在说谎，却不能从她的视线中看出丝毫变化。

以上说的是男人的眼光与女人有何不同。科学家们从不同的角度进行了探索和研究，至今仍未取得全面、统一的认识。至于两性的眼光为何不同，更是有待进一步探索的疑谜。

15. 意识形态——男子性器官是"炫耀器官"假说

在人类所有的性别特征中，没有比男子的性器官更为引人注目了。千百年来，在世界各地，男子的生殖器官常常被部落视为崇拜的偶像。

尽管原始的艺术家曾经无数次地刻画过男子性器官的形象，尽管人类对男性器官崇拜的历史可以追溯到一万年以前，但在漫长的岁月里，人们都没有发现男性器官在形态上有一个令人困惑的矛盾。这个矛盾直到近年来才被人类学家提出来，成为一个谜。

在研究生命形态、生物进化、解剖生理的领域里，比较是非常重要的研究手段。正是在比较研究中，人类学家发现并提出了男子性器官形态上的一个矛盾。一般的说，雄性动物的性器官大小与其体型大小成正比例。然而，拿人类男子的性器官和现存四种类人猿相比较，结果却并非如此。长臂猿、猩猩、大猩猩、黑猩猩和人类，体型最大的是雄性大猩猩。雄性大猩猩的平均体重可达200公斤，而人类男子的平均体重不到100公斤。如果问，在这四种类人猿和人类中，哪一种的阴茎最大最长？人们大都会想当然地回答：大猩猩。但是事实并非如此。大猩猩的阴茎勃起时平均长度为3.4厘米；黑猩猩平均长度为 7.5 厘米；而人类的阴茎勃起时平均长度却达 15 厘米。人类的阴茎平均长度为大猩猩的四倍，为黑猩猩的两倍。不仅如此，由于人类的皮肤裸露，从形态上看，人类的阴茎也最为引人注目。而大猩猩、黑猩猩的阴茎，即使勃起时也不容易被发现。为什么人类体型远小于大猩猩而阴茎长度却为大猩猩的四倍？几乎所有雄猿的阴茎都短小而不显眼，为什么唯独人类例外呢？人类为什么需要如此大而显眼的阴茎？这是不是代表着某种无用的进化遗迹，或者是由于大脑皮层发达或手指灵活而产生的进化"副产品"？这些都是很不容易回答的问题。

对于这一不易解释的现象，人类学家从两个方面提出假说，试图加以阐明。一些研究者从进化中性行为适应的角度进行思考，而另一些研究者则从进化竞争的角度加以推测。

从性行为方面着眼，美国和英国一些研究灵长类动物行为的专家提出，人类阴茎特别大这一现象是由于人类特殊的性行为造成的。人类传统的面对面性交姿势，变化无常的性交习惯，每次性交持续的时间较长，这些性行为在进化中使得人体形态与之相适应，促使人类进化出较长的阴茎。这一假说提出以后，遭到不少研究者的反驳。观察表明，在猿类中，至少有一种黑猩猩——倭格米黑猩猩也是习惯采取面对面性交姿势的。而猩猩和大猩猩有时也采取这种姿势。在性交习惯上，猩猩最为变化无常，它们时而采取面对面姿势，时而采取面对背或者侧面姿势，甚至悬挂在树枝上也能旋转着交配，可它们并没有因此进化出特别大而显眼的阴茎来。至于性交持续时间，人类虽然较长，但并不是最长的。据研究，美国人平均每次性交持续时间为 4 分钟，大猩猩的交配时间为 1 分钟，黑猩猩为 8 秒钟，但猩猩的交配时间可以长达 15 分钟，远远超过人类。由于这些事实，从性行为适应角度来解释人类阴茎为什么特别长，似乎很难说得通。

另一些研究者从进化竞争的角度，提出了"炫耀器官"假说。这一假设基于达尔文自然选择的思想，认为人类阴茎之所以长大而显眼，因为人类阴茎是所谓的炫耀器官，就像雄孔雀的华丽尾羽、雄狮的威武鬃毛一样。炫耀器官对生存竞争有利，在漫长岁月的进化中有逐渐加强的趋势。这一假说也引起了疑问。阴茎作为男性的炫耀器官，这是一种什么样的炫耀？又是向谁炫耀？一些人类学家认为，阴茎作为一种炫耀器官，炫耀的对象是互相竞争的男子。美国人类学家戴蒙德夫妇在新几内亚原始部落中考察时，发现了有利于这种观点的一个旁证。那些原始部落中的男子虽然赤身露体，却用一种奇特的阴茎鞘来打扮自己。每个成年男子都拥有好几个这样的阴茎鞘。鞘长30厘米—60厘米，直径8厘米—10厘米，鞘头上还有羽毛装饰。戴蒙德认为这种"阴茎鞘"是阴茎作为炫耀器官的延伸，旨在向互相竞争的男子进行炫耀。尽管对于文明社会的人来说，这样的炫耀简直无法思议，然而在原始人类的进化中，男性器官的炫耀也许在争取配偶的竞争中起过自然选择的作用，产生促使阴茎向着大而显眼方向进化的动力。研究者还引用古今男权社会中男子生殖器象征艺术作为佐证，来说明这类艺术创造是一些男子向另一些男子炫耀的。生物器官是协同进化的，男子阴茎在进化中受着女子阴道的制约，没有这一限制，作为炫耀器官，阴茎可能进化得大到难以想象的地步。这种解释缺乏对原始部落内竞争的直接观察证据。

一些人类学家则认为，阴茎作为炫耀器官，是吸引异性的炫耀，炫耀的对象是女子，而不是男子。这种炫耀发生在从猿到人的漫长进化历程中。但是，美国心理学家所做的性心理调查结论似乎不利于这一假说。当被问及男性的哪些特征更能引起女性兴趣时，多数被调查女性的回答是男子的声音、腿、肩膀及屁股要比阴茎大小更有吸引力。同性行为适应假说一样，阴茎作为炫耀器官的假说也面对批评和争议，尚不能自圆其说。尽管学者们已付出种种艰辛的努力，男性器官对于思维的头脑来说依然疑团重重。

16. 喜怒哀乐——人的情绪对记忆的影响

喜、怒、哀、惧、爱、恶、欲，人的情绪变化对记忆会有什么影响呢？这是很多心理学家正在探索的问题。

1981年2月，美国斯坦福大学心理学家G·波卫尔在《美国心理学家》杂志上介绍了他的一项研究成果。波卫尔发现，记忆力与人的情绪状态密切相关。人们要从记忆深处回忆某一事物，常常取决于回忆者的心情是否与这一事物发生时的心情相一致。波卫尔做了这样一个实验，他让斯坦福大学的六个学生小组参加一次情绪与记忆测验。测验中，要求学生在催眠状态中回想亲身经历过的愉快欢乐的情景。这种回想因人而异，有的是在足球赛上赢球得分的回忆，有的是一次激动人心的海滨驰马，总之，使自己置身于欢乐的情绪之中。然后，让学生在欢乐情绪中学习一张列成16项的互不相关的单词表，完成后，一部分学生继续在欢乐情绪中学习第二张单词表；另一部分学生则用同样的想象法进入忧伤的情绪，在忧伤的情绪中学习新的单词表。

最后对所有学生进行回忆第一张单词表的测验。实验结果表明，如果回忆对学生的情绪与最初学习单词表时的情绪相同，则对单词表的回忆成绩较好。例如，记忆是在学生心情欢乐时获得的，如果在欢乐状态中进行回忆，大都比较容易回想起来。但如果在忧伤的心情下回忆，回忆成绩明显较差。波卫尔是这样解释实验结果的：这好比两种精神状态各自构成自己的库房，其中存放着记忆的档案，只有返回到最初存放某事物的那个库房或情绪状态，才能重新取得它的记忆档案。波卫尔还发现，人们对于童年经历和个人经历的回忆，在很大程度上取决于回忆时的情绪，快活的人所记起的愉快事情要比不愉快的事情多得多；发怒的人常对不带感情色彩的言语产生愤怒的联想，动辄对别人吹毛求疵。人们在读小说时，如果心情忧伤，常会过多注意文中缠绵悱恻的章节，更多地同情那些悲悲戚戚的角色。

根据这些研究，波卫尔提出了记忆与情绪相关效应的假说。这一假说得到不少研究者的支持。美国国立精神卫生研究所 H·魏某和特纳等人测试了躁狂和抑郁症状交替出现的精神病人的记忆力，也发现病人的情感状态变化越大，就越容易忘掉几天前学过的单词。病人从记忆档案中寻找有关信息的能力，与这些信息在记忆时的情绪密切相关。在某些能改变精神状态的药物如大麻、氨基丙苯、盐酸氯丙嗪的影响下所获得的记忆，只有在再次服用这些药物时才能重温。

然而，也有不少研究者不同意波卫尔的假说。英国剑桥医学研究中心的 A·巴德莱指出，记忆和回忆时所处的环境有一定关系，波卫尔等人强调情绪和记忆的关系，其实所谓"情绪"不过是环境条件的一部分罢了，其他的环境条件同样会影响记忆。例如，让潜水员穿上全套潜水服，在水下 10 英尺处学习一些互不相关的单词，以后，只要他们处在同样的水下环境，就能记忆起较多所学的单词。

美国西雅图华盛顿大学的 E·洛塔斯也不同意记忆和情绪相关效应的假说。为了说明自己的观点，洛塔斯做了这样一个实验：让受试的大学生看一部情节紧张、使人提心吊胆的凶杀电影，看完后过一段时间，让受试者回忆电影中的情景和各自的情绪反应。洛塔斯说，我们没有找到情绪状态对记忆的效应，却发现高度的紧张焦虑有可能缩短注意时间、妨碍人们的记忆。洛塔斯认为：记忆是"活"的，会生长。人们每次回忆一件事，记忆都在起变化，记忆会从后来的事情中、从增长的认识中、从新的环境条件和情绪状态中吸取新的含义。正是这些因素使得目睹同一罪行的大学生产生不同的印象，造成矛盾的记忆，不能简单地认为记忆和情绪相关。

情绪对记忆到底有没有影响？研究者们正在进一步探索。记忆具有很大的可塑性，在实验室里研究局限很大，而在实验中如何诱发一定的情绪，研究者们的意见也颇不相同。这些都是研究中的障碍。情绪和记忆的关系，至今仍然是心理学研究中引起争议的谜。

17. 千丝万缕——人的行为对遗传的影响

科学家们发现，父母子女之间、孪生兄弟姐妹之间，不仅在外貌形态、生理心理上惟妙惟肖，在动作姿态、寿命长短、对相同刺激作出同样或类似反应等行为方面，也十分相似。当然人的行为极其复杂，既有本能行为，又有后天习得的行为。但对许多优秀家系和双生儿的研究，已说明人的行为是有遗传基础的。

双生儿研究的创始人是查理士·达尔文的表弟弗朗西斯·高尔顿。他认为研究双生儿特别是一卵性双生儿，对探讨遗传因素和环境条件在人的性格和智能形成中的作用，具有十分重要的价值。他曾向有双生儿的家庭发出了调查书，收到了 94 份答复，非常相似的双生儿约有 80 对。在有详细描述的 35 对中，大部分双生儿的头发和眼睛的颜色几乎是一样的，身长、体重、体力、态度、姿势、性格爱好，连言语的抑扬顿挫也非常相似。有的双生儿甚至患一样的疾病，如疝气、齿痛、秃顶和肾脏病等。高尔顿经过调查研究后认为，在人的性格和智能的形成中，遗传因素的作用远远超过后天环境的影响。

近年来的研究表明，在一卵性双生儿中，同时出现晕车晕船、便秘、梦游、吮指、咬指甲、夜尿和睡觉咬牙的占很高的比例，从而说明这些行为是受遗传控制的。

1983 年夏天在双生儿研究的发祥地伦敦，召开了第四次国际双生儿学会议。英国学者派克在会上指出，一卵性双生儿患依赖胰岛素型糖尿病的一致率为 53%，患非依赖胰岛素型糖尿病的一致率为 85%。过去认为非依赖胰岛素型糖尿病是由引起肥胖的环境条件造成的，根据派克的研究这种见解并不正确，起重要作用的应该是遗传因素。丹麦学者贝特尔森报告，一卵性双生儿患躁郁症，一种异常兴奋和异常忧郁交替出现的精神病的一致率为 62%，而二卵性双生儿的一致率为 18%，遗传倾向十分明显。

通过家系调查，也可以看出遗传的倾向。据记载，贝尔努利家系、达尔文家系、巴哈家系都产生过许多闻名遐迩的大学者、音乐家。就拿达尔文家系来说吧，其中不仅有杰出的生物学家查理士·达尔文和优生学家弗朗西斯·高尔顿，还有进化论的先驱、博物学家、生理学家、诗人伊拉兹马斯，古钱搜集家伊拉兹马斯，数理天文学家乔治，植物生理学家弗朗西斯及市长、工学家霍累斯等。

但也有报告，二百多年前，美国纽约有一个叫马克斯·朱克的酒鬼、赌徒，在他的子孙中，有300多人成了乞丐和流浪者，因生活无着而死于路旁；7人因杀人被判死刑；163人因偷盗、诈骗等被判刑；因喝酒夭亡或成为残废者达400余人；有50多人住济贫院；好歹能过上一般生活的仅20人。

前者是人才辈出的盛况，后者是穷途末路的惨景。两者惊人的差异反映出：人的行为与遗传的关系十分密切。当然，从今天的科学水平来看，上述分析和调查还是很不严密的。

然而，有些科学家却非常强调后天环境对人的行为的影响。美国行为主义心理学家华生曾公开说："若给我一打健全的儿童，我可以用特殊的方法任意地加以改变，或者使他们成为医生、律师……或者使他们成为乞丐、盗贼……"对这种说法未免过分夸大后天环境的作用，但确有一些事实表明，后天环境对行为的重要作用。据记载，古埃及有个皇帝，野蛮地将两个新生婴儿藏于地下室内，只给他们送食物吃，禁止任何人与他们接触。结果两个孩子长到十一二岁，除了发出单调的怪叫，什么话也不会说。

在人的行为中遗传和环境的影响是怎么样的，至今学术界仍有争议。

第二节　梦幻迷宫——人体科学之谜

1. 似曾相识——实为大脑在作怪

有种感觉也许每个人都经历过不止一次：你走进一间屋子或是和别人交谈，突然间一种奇怪的感觉油然而生，你觉得自己来过这里或是有过这样的谈话。

美国《时代》周刊曾报道，马萨诸塞理工学院皮克韦尔学习和记忆研究所的研究员托马斯·麦克休和同事们的研究发现，"似曾相识"是一种基于大脑记忆的类似错觉的感觉。

我们的记忆是由许多部分组成，其中包括长期和短期记忆以及对系列事件的记忆。记忆是基于现实的，其形成牵扯到大脑中的不同部位。麦克休的研究小组则试图弄清楚大脑中新记忆生成区域的神经线路，即大脑中的海马状突起。

神经学家认为，记忆其实是由众多脑细胞构成的。脑细胞之间通过极强的化学反应相联系，想唤醒记忆，就要定位和刺激某组脑细胞。大脑清楚与记忆之间有相似性，如树莓酸酸甜甜的口感和草莓差不多，也能分清相似但不完全相同的记忆，如食用某种红色浆果会让人反胃。这种能力就是所谓的"模组分离"。

免疫遗传学诺贝尔奖得主利根川进多年前就发现了所谓"模组分离"的机制。这一机制能让你通过某个提示找回全部记忆，例如你会对一个看着眼熟的人说："我们是不是原来在一个学校上学啊？"从而回忆起和他在一起上学的点滴。

利根川进和麦克休认为，他们能够找出负责控制"模组分离"的特定基因。他们运用基因工程的手段制造出了缺乏该重要基因的小白鼠。他们先把小白鼠放到地面有轻微震动的盒子里，小白鼠为了稳定重心会一动不动。然后他们又将小白鼠放到没有震动的相似的盒子中，而换了地方的小白鼠还是会一动不动，很长时间之后才能分辨两个盒子的不同。但正常的小白鼠却能很快分辨出两者的不同。

研究人员因此认为：大脑中的"模组分离"线路有时会失灵，这样一来，新体验和旧记忆似乎就成了完全相同的了。这正是人们产生"似曾相识"感觉的原因所在。

利根川进说，对大多数人来说，这种现象并不常见，有趣的是，一些癫痫病人却总是会有这种感觉。癫痫发作是包括海马状突起在内的大脑颞叶中的神经元异常放电，会扰乱大脑线路。

正常人一般会觉得"似曾相识"的感觉有些怪异，但癫痫病人通常不会觉得奇怪。两者的区别也证明了利根川进和麦克休的理论。利根川进说："我们认为，之所以产生这种奇怪的感觉，是因为大脑两个部分发生了冲突，新大脑皮层告诉你，之前从未遇到过这种情形，而海马状突起却告诉你曾经遇到过。"

对海马状突起的更充分了解能够帮助我们研制出加强大脑中"模组识别"

线路的药物，这种药物能够帮助人们忘却那些由熟悉的情景引发的可怕回忆。当然，如果过了头，可能会产生相反的错觉：对已有的记忆产生怀疑，即使你知道某些事情曾经发生过。

2. 未来断想——50万年后的人

未来的人类将是什么样子的？研究人类进化的科学家们，提出了三种不同的见解。

第一种，英国古生物与古人类学家多格尔·狄克森在他的著作《人类之后》中声称：生物的进化程度越高，也就衰亡得越快。人类是地球上进化程度最高的生物，已经经历了150万年的进化历程，现在开始走下坡路，走向衰退。

狄克森认为，人类之所以走向衰退，原因在于医学科学的发达，医学技术的进步，使许多疾病患者都能得到治疗，生存下来，生儿育女，把他们体内的致病、易致病基因遗传给下一代。同时，由于正常基因中总有一些会突变为致病基因，结果使人群中致病基因的分布频率一代比一代高，使每个人都带上多种致病基因。最后，人类的体质每况愈下，变得心肺衰弱，肌肉萎软，人类不得不依赖发达的技术生存。与此同时，人的肢体衰退，躯干四肢变成无用器官而消亡，唯有大脑、感觉器官和生殖器官保存了下来。那时，由于人类滥用地球上的资源，生存环境已变得十分严酷，只有荒原上残存着高大的树木，湖泊中还生长着蓝绿藻类。于是人类成了树栖动物，通过腹部的脉管从藻类中汲取营养。

尽管《人类之后》一书在欧美有一定影响，然而大多数科学家却并不赞成狄克森这种悲观的论调。

第二种，以加拿大自然博物馆人类学家卢瑟尔和塞格京为代表的科学家，从达尔文的进化理论出发，认为人类的诞生和进化是沿着一条直线发展的。人的双手会变得越来越灵活，大脑变得越来越发达，智力水平越来越高；相比之下，肢体将逐渐退化，最终便出现了大脑袋、大眼睛、细长四肢的恐龙人。在这种理论的影响下，一些科幻作家为人们描绘了丰富多彩的未来人、超人和外星球人的形象。其实，这种理论在科学界的地位并不高。

第三种，更多的科学家赞成一种更加正统和谨慎的人类进化理论。这种理论认为，今后50万年中，人类体质的改变、大脑体积的增加，与社会进步、智慧高度发达相比是微不足道的；未来的人类在身体结构比例上，和今天的人类没有多大的差别。

这种说法有什么根据呢？美国国立自然博物馆人类学家尼尔斯·爱尔德兰和依昂·塔特肖在1983年出版的《人类进化之谜》一书中指出：从人类进化的整个历史来看，近100万年以来人类的体质特征一直没有很大的变化，人类在生物学上的进化发展已进入一个相对稳定的时期。著名人类学家菲力蒲·拉特默曾对150万年前的爪哇人和50万年前的北京人化石作过详尽的研究和比较。他发现，这两种在进化上相隔100万年的人类，在头盖骨和脑颅容量上的差异，并不像人们想象的那么大。也就是说，在100万年中人类的体质在总体上改变不大。

人类的智慧在日新月异地发展，而人类的体质却保持长时期静态平衡，表现出相对保守的稳定。这不自相矛盾吗？并不矛盾。许多生物在进化中都有这种相对稳定的发展时期，这对于保存生物物种是有利的。体质上的静止不变对人类有利吗？主张这一观点的人类学家认为，从目前来看，是有利的。在人类诞生的历史上，曾经有好几支不同的动物在进化中竞争，其中，只有人类取得优势，生存下来，成为地球生物进化中最成功的一支。这说明人类具有许多优越性，这些生物学特征上的优越性保持下去，对人类的繁衍发展是有利的。

3. 死亡密码——埃及古墓咒语之谜

在埃及金字塔幽深的墓道里，刻着一句庄重威严的咒语：谁打扰了法老的安宁，死神的翅膀就将降临在他头上。人们曾经以为，把这种咒语刻在墓道上，不过是想吓唬那些盗墓者，使法老和墓中财宝免遭劫难。随着近代考古学的兴起，众多西方学者和探险家前来埃及发掘古迹，他们也没有把这当回事。然而一个多世纪以来连续发生的情况，却使那些胆大妄为的人不得不在咒语面前感到畏惧：进入法老墓室的人，无论是探险家还是盗墓者，绝大多数不久便染上不治之症或因意外事故，莫名其妙地死去。人们不得不怀疑：这是法老的咒语显灵了。

这其中最典型的，要算挖掘法老图唐卡门陵墓的事件。

图唐卡门是埃及第十八王朝的法老，公元前十四世纪在位。他9岁即位，不到20岁就去世了。英国著名探险家卡纳·冯爵士和英籍埃及人、考古学家卡特率领的一支考察队，为寻找图唐卡门法老的陵墓，在埃及帝王谷的深山中整整奔波了7年，直到1922年11月，他们才终于找到了图唐卡门陵墓的封印。

等到他们凿开墓室时，已是次年2月8日。烛光映出镶满珠宝的黄金御座、精美的法老棺椁和数不清的装满珍宝的匣子，考察队员们欣喜若狂。这时他们突然接到开罗拍发的电报，说卡纳爵士突发重病死去。

卡纳爵士时年57岁，身体一直很好。但那天他的左颊突然被蚊子叮了一口，这小小的伤口竟使他受感染患了急性肺炎，以致要了他的命。而据说后来检验法老木乃伊的医生报告说，木乃伊左颊下也有个伤疤，与卡纳爵士被蚊子叮咬处疤痕的位置完全相同。

考察队的考古学家莫瑟，是负责推倒墓内一堵墙壁，从而找到图唐卡门木乃伊的人。不久他患了一种神经错乱的怪病，痛苦地死去。

参加考察队的卡纳爵士的兄弟赫伯特，不久死了。协助卡特编制墓中文物理目录的查德·贝特尔，于1929年底自杀。次年二月，他的父亲威斯伯里勋爵也在伦敦跳楼身亡，据说他的卧室里摆放了一只从图唐卡门墓中取出的花瓶。

埃及开罗博物馆馆长米盖尔·梅赫莱尔负责指挥工人从图唐卡门墓中运出文物，他根本不信咒语，曾对周围的人说："我一生与埃及古墓和木乃伊打过多次交道，我不是还好好的吗？"这话说出还不到四星期，梅赫莱尔就突然去世，时年52岁。据医生诊断，他死于突发性心脏病。

到1930年底，在参与挖掘图唐卡门陵墓的人员中，已有12个人离奇地暴死。法老咒语显灵之说，从此不胫而走。

发现图唐卡门陵墓的卡特，自以为侥幸躲过了劫难，过着隐居的日子，不料也在1939年3月无疾而终。

直到1966年，法国政府请埃及将图唐卡门陵墓中的珍宝运往巴黎参加展览，此举已得到埃及政府同意。主管文物的穆罕默德·亚伯拉罕夜里忽做一梦：如果他批准这批文物运出埃及，他将有不测的灾难。于是他再三向上级劝阻，但力争无效，只好违心地签署同意。他离开会场后就被汽车撞倒，两天之后去世。

类似的事情还可以举出很多，人们不禁要问：这些人究竟是怎么死去的，法老的诅咒又是怎么回事呢？有人认为，古代埃及人可能使用病毒来对付盗墓者。

1963 年，开罗大学医学教授伊廷塔豪发表文章说，根据他为许多考古学家做的检查，均发现使呼吸道发炎的病毒。他认为进入法老墓穴的人正是感染了这种病毒，引起肺炎而死去的。

1983 年，法国的菲利浦提出了又一见解。她认为致命的不是病毒而是霉菌，由于法老陪葬物中有众多食品，日久腐败，在墓穴形成众多的霉菌微尘。进入墓穴者不可避免地要吸入这种微尘，从而肺部感染，痛苦地死去。

另一些科学家则认为，法老的咒语来自陵墓的结构。其墓道与墓穴的设计，能产生并聚集某种特殊的磁场或能量波，从而使人死于非命，但要设计出这样的结构，必然要有比现代人更高的科学技术水平。而三千多年前的古埃及人又是怎样掌握这种能力的呢？

其他观点也有自圆其说之处。若说是病毒，什么病毒能在封闭的空间中生存四千年？若说是霉菌，陵墓掘开后空气流通，霉菌微尘不久就会逸散，不可能持续多年。孰是孰非，至今还没有一个公认正确的答案。

三千多年前法老的诅咒，至今人们还没能理解。

4. 栩栩如生——白痴学者的由来

"白痴"是智能极度低下者，而"学者"往往是博学多闻的专家。这两者截然相反，怎能合而为一呢？原来白痴学者是精神医学中的一个专门术语。白痴学者的智商在 70 以下，属中、轻度低能者。按精神病学家霍维茨下的定义："智力低于正常而在其他心理功能方面有高度发展者可称为白痴学者。"因此，白痴学者实际上既非白痴又非学者，只是在某一方面同两者有点相似罢了。但这一术语使用得体，它把白痴学者临床的典型形象描述得栩栩如生，有助于人们加深印象。前苏联有个权威人士说过，白痴学者是所有精神病教科书上用得最妙的一个病名。

世界上，"有学问的白痴""缺陷的天才""聪明的呆子"还是屡有所闻的。据美国希尔调查，这样出类拔萃的"白痴"，至少占精神发育不全的 0.06%。这个相对数很小，但就绝对数来看，人数也就相当可观了。40 多年来，国外文献曾多次报道有关形形色色白痴学者的消息。

在智能不足的基础上，为何白痴学者具有某些孤立的突出才能，甚至发展到远远超过一般人的水平呢？应该说，白痴学者的存在是对记忆心理学和智能心理学的一种挑战。40 多年来，白痴学者这个谜，不时吸引着国内外精神病学家、心理学家和行为学家的注意。人类已在白痴学者临床、生理心理、遗传生化及社会环境各个方面作了多方面的研究，并开始寻找到了一些线索，因而提出了种种假说。如有人做了脑诱发电位实验，从神经解剖生理角度分析，认为白痴学者是由于大脑各区发展不平衡所造成的。也有的从智力开发的角度进行探讨，认为后天无兴趣爱好上的偏爱，会使人整天沉湎在某项思虑之中，对于智能发育原已有缺陷的人来说，这种沉湎能排他性地影响别的智能发育，致使其在某些方面显示出特殊的才能。最新的流行病学调查报告认为，白痴学者的家属中也有超人的突出才能现象。有人认为，这种非同寻常的突出能力，与其说是智力开发的结果，还不如说与遗传因素有关。然而，话又得说回来，尽管已经有了这样或那样的解释，但仍然是很不够的，要真正把白痴学者的实质问题搞清楚，看来还有一段路要走。

5. 先天遗传——揭开人体体质差异之谜

（1）改变人体先天体质虚弱的锻炼方法。

现代体质学认为：人体体质的形成是由先天遗传因素所决定的。由于先天禀赋的差异，使得体质存在着强弱之分，除了导致人体在形态结构方面的差异外，更主要是表现在人体阴阳气血质与量的差异。那么人体先天禀赋的差异究竟表现在哪方面？后天能否改变先天之不足呢？

相信这正是现代医学界首先要突破的课题，否则对所有疾病的研究只会越搞越复杂。

由于以前我在一次体育锻炼时，无意中发现了一种简单的锻炼方法，竟然可以改变人体先天体质的不足，它使我已经变得非常虚弱的身体逐渐恢复并强壮起来。此方法的实质功效就是：提高了人体储藏（精气）的能力，增强了人体的血气功能；从医学上来讲就是增强了人体的肾功能，巩固了精关；换种通俗的说法也就是修复了人体的漏"油"故障。

我们可以打个抽象的比喻：人体就像一种精密复杂的发动机，而精气就是提供发动机运转用的能源油。如果这台发动机存在着漏油故障，但又不加以爱护，还经常超负荷工作，所以就算加入再多的能量，最终还是导致机件过早发生油道堵塞、机件卡死等现象；相反，如果发动机很密封，没有发生漏油现象，加上作息正常，那它就会把所剩余的能量补充到机体里去，使发动机得以强劲顺畅地运转下去。

众所周知，精、气、血是人体生命活动的主要能源。其中精才是人身之本，它不仅能生血（活血）、化气、养神，而且还主生殖能力。若先天禀赋强（储藏功能强），其精气必定充足，从而血气旺盛，经络畅通，使得身体各机能运作正常，变得百病不侵；若先天禀赋弱（储藏功能弱），其精气必定亏损，从而血气虚弱，经络阻塞，使得身体各机能运作失调，变得百病缠身。由此可知，储藏功能的强弱充分体现出人体的体质状态。从而相信找到了人体先天禀赋的差异之处，揭开了体质差异之谜，而且也奠定了中医理论基础。

（2）简单锻炼方法。

让身体平直躺在平面的实地板上，将双腿放松微曲，脚掌侧躺成外八字形，并分开与身同宽，使背、腰、臀部成平行贴紧地面，双手可按在胸部或腹部。接着深吸口气，使下腹部往上提，利用腰腹部的力量把双腿平行往上翘起（离地四英寸左右），其间可自由换气并用意念守住腹部，就这样保持着这种姿势越久越好，直到腰部禁不住变得弯曲双腿放下为止。

当完成这一系列动作后，就会觉得气血翻腾，而且腰腹部也会觉得很充实。此时先不要急着起身，依旧保持原先姿势，让腰部贴紧地面，用劲守住腹部并尽量往上提。然后深吸缓呼两三分钟，觉得气血平复后再起身。

锻炼次数：刚开始可每天早晚各一次，之后可逐渐减少次数并延长间隔天数。

注意事项：

①此方法对于女性不知是否有效，但至少会使下腹部变得平坦充实起来。

②体质虚弱者锻炼起来感觉特别明显，老年人和腹部大的人锻炼起来可能比较困难。

③锻炼期间尽量少饮酒、禁性欲。

功能：

此方法会使人体的精、气、血变得充足旺盛起来，增强了人体的免疫力和抵抗力。对于那些因血气虚弱而引起的常见病，如头晕目眩、神经衰弱、全身疼痛、性功能减退等疾病，能起到彻底改善恢复的功效，并且相信它是预防禽流感等这类疾病的最佳方法。

特点：

一般可分为三个阶段。

①兴奋期——因为身体虚弱处于"饥渴"状态，所以感觉特别明显。

②平复期。

③充实期——身体的血气逐渐增强。

希望此方法能得到有关权威部门的重视并予以证实，使它尽快向全社会推广，让那些因体质虚弱而生活在病痛中的群体，都能得以恢复健康。

6. 心有灵犀——心灵感应之谜

当我们感觉某个朋友在想我们的时候，就会给他打电话。当我们感觉有人在看我们的时候，就会回过头去，那人果然在那里。这不是偶然，也不是异常现象。请看英国生物化学家鲁珀特·谢尔德雷克对这一现象的解释："延伸的思想。"

西班牙《国家报》文章：思想有极限吗？摘要如下：

未来的 2103 年，移动电话将销声匿迹，电子邮件将变成一种怀旧方式。22 世纪的世界是建立在思想能力上的，人们已经学会只用思想力量来分享信息。在千年之交，科学家开始努力研究改善神经功能的药物和芯片，另外一些人则致力于研究人类思想中鲜为人知的领域，他们相信自己能够发现或唤醒人脑中不同寻常的潜在能力。由此，被旧科学视为欺骗活动的心灵感应和超感觉等现象变成了生物上和物理上的真实。22 世纪的人类将学会运用思想来跨越时空与远方的同类互相交流，他们甚至能清醒地预见未来。

很多人以为上述假想可能是好莱坞的又一个科幻大片，然而也许其中某些事情距离现实并不遥远。人类的思想可以达到何种程度呢？即使思想的能力是有限的，目前科学家仍不能确定它的界限在哪里，甚至连人脑这个汇集了所有智慧的、创造性的、有感情的活动的器官都还不愿将它的秘密完全显示出来。被视为 DNA 之父和神经研究大家的克里克承认："我们对于人脑不同部位的认识仍处于初级阶段。"

心灵感应和预感等现象可以从生物角度得到解释

一些从事思想开发的科学家目前正行进在不同的研究道路上。在意识形态研究上独树一帜、颇受争议的英国生物化学家鲁珀特·谢尔德雷克20年来一直在进行科学实验，以证明人类思想能力的强大远远超过人们所想象，心灵感应和预感等现象可以从生物角度得到解释，认为它们是正常的动物行为，经过了数百万年的演变，是为适应生存的需要而形成的。他说："我们从祖先那里继承了这些技巧，对这些技巧的研究可以帮助我们理解动物、人类，尤其是思想的本质。"

是什么促使生物界的革命者作出上述结论呢？谢尔德雷克认为，思想不是头脑的同义词，它不是关闭在脑子里的，而是"延伸到我们周围的世界，与我们所看到的一切相连接"。此外，正如现代物理所证明的，思想不是被动的关系，而是"我们对外部世界的感觉，意味着两者之间的互动"。也就是说，人类的思想是受外部环境影响的，但它同时也在周围环境中留下了自己的痕迹。

与电磁场一样，思想也有自己的场域

这个被称为"延伸的思想"的理论认为，与电磁场的存在一样，思想也有自己的场域，或曰形态发生场。形态场里流动着各种有意识或无意识的想法、愿望和意见。根据该理论，人的各种想法甚至记忆会在这些信息高速公路上行进，"因为每当出现一种新的行为方式，例如一项体育技术或电脑游戏，就会产生一个涉及很多人的经验"。各种思想的大范围参与使新技巧进入流通，从而产生自己新的独特的形态场。"我相信这个形态场使其他人在后来学习技巧时更容易。"也许关于这个问题有其他社会学解释，但根据今天孩子们对电脑操作的熟练程度来看，谢尔德雷克的理论至少有点道理。

显然，并非所有的思想和行为都是相同的。因此并不是每个人都有自己的形态发生场，就像基因突变一样，形态场里的思想会经历自然选择。一个可以适用其他人的好主意，会被模仿、传播，变得很普遍。思想观念越常见，成为潜意识的可能性就越大。

因此，最后文化的总体标准自然而然就形成了。从这个过程得出的一个可能结论是，本能实际上是对祖先行为的一种回忆。谢尔德雷克说："本能依靠的是物种的集体记忆，是世代积累而成的。例如，一只从来没见过羊的牧羊犬，即使之前没有受过训练，通常也会自觉地将羊群集中起来。有许多影响我们所有人的无意识习惯都是通过集体记忆形成的。"

想法和意识在空气中游荡并可能被任何人捕捉

自己的想法和意识正在空气中游荡，并可能被任何人捕捉，这也许会让许多人感到不安。不要担心，因为根据谢尔德雷克对数千种经验的观察显示，无论何种技巧，总有一部分人比另一部分人对它更敏感。此外，心灵感应只在互相了解很深的人之间发生，并决定于人的感情和社会联系。

意愿在思想传播中是非常重要的。当一个人决定做某件事情，例如打电话或回家，就会向事情对象，如接电话的人或家里的人反映他的意愿。据谢尔德雷克认为，某些人或动物能够捕捉到这种意识。事实上，最近对脑电波

的分析证明，某个行动的意愿可以使神经网络在事件发生之前先行运作起来。美国人的一项实验偶然发现了第六感或心灵感应存在的证据。研究者们在一个视觉感应实验中惊奇地发现，三分之一的实验参与者能够在眼睛看到之前提前几秒钟预感到照片的变化效果。谢尔德雷克在自己的最新著作中对自己在 1970 年至 1993 年间关于心理间谍可能性的实验作了介绍，用思想来传播图像的准确度远远高于信口而说的预言。

不过谢尔德雷克理论让人印象最深刻的一点是他把思想的影响力与时间相联系。他说："我的意愿可以影响将来……其他人的意愿也可以影响我的意愿。"某些研究可以使我们对这一理论有个大概了解。美国心理学会最近公布的一项研究成果显示，如果父母相信自己的子女酒量很大，那么孩子真的会喝很多酒，仿佛在执行长辈的计划一般。日常生活中我们也可以看到，如果教师认为自己的学生能够取得好成绩，那么他们真的可以成功。当然这些现象受到其他因素的影响，但是正常的交流不仅有正常渠道的信息传播，也包括心灵感应（形态场）的信息传播，两者并不排斥。

也许有人对此感到无法理解。如果有人在 18 世纪描述出一个使用手机、卫星向全球发送信息的未来，可能会被视为疯子。谢尔德雷克在 20 世纪 80 年代推出自己的理论时，也有科学家把他的理论视为胡言乱语。对此，谢尔德雷克认为："许多科学家之所以害怕和排斥心灵感应是因为它不符合唯物主义理论。在科学史上，当旧有典范改变，更加广泛的模式取代原先范围有限的模式时，革命也随之发生。"而某些量子学科学家则接受了另一个与物质世界并行的精神世界的存在，他们从科学上相信形态发生场，甚至时间旅行。

7. 匪夷所思——生活在地下的人体之谜

人类能不能在地下生活？长期以来，人们对此一直颇有争议。在中世纪，欧洲人认为地下是魔鬼居住的场所。而在古代中国，人们则认为，洞穴是山精树怪的住所。

1868 年秋，西班牙一位名叫索图拉的律师在本国桑坦德城西南 30 公里的阿塔米拉山山洞里发现了 2 万年到 4 万年前克鲁马农人的壁画、庙宇、畜栏、仓库和牢狱。16 年后，法国考古学家埃米尔·里耶维尔在法国西南的拉木特洞穴里找到了类似的古代遗物，这些都打破了人不能生活在地下的迷信。

可是，发现地下奇迹的埃米尔本人却认为，地下是不能住人的。这些发现不过证明了古代克鲁马农人曾临时生活在洞穴里，对于现代人类是否能长期生活在地下毫无参考价值。由于当时的条件限制，埃米尔的这种悲观论点曾占了统治地位。

到了 20 世纪 20 年代，法国探险家爱德华·阿尔弗雷德·马勒特尔提出了自己的看法。他认为，长期生活在又黑又潮的山洞里，最可怕的敌人是一种叫洞穴病的疾病。在洞里人的心血管功能、生活节律、神经系统的兴奋性、肺部的气体代谢能力都会发生可悲的变化。要是能征服这种可怕的疾病，在地下生活指日可待。以后，一些探险家的经历都证实了他的观点。

1962 年，法国洞穴学家西夫尔进入法、意交界的阿尔巴赫海滨的地下洞穴。由于黑暗、潮湿、烦恼和瞌睡，原定在那里逗留 100 天，他只待了 63 天便返回地面。1973 年，西夫尔的头部、胸部和腹部插着记录心跳、血压和体温的探针，兜里装着测量洞内温度和湿度的传感器，二度闯入美国得克萨斯州的一个洞穴，结果又发生了洞穴反应。

1964 年 11 月，35 岁的德国洞穴学家安图安·先尼下到了格拉斯城外 30 公里、海拔 1350 米、深 90 米的奥列维耶石灰岩洞底，他同样感到了不适。

1966 年 6 月 1 日，洞穴学家让·皮埃尔·梅列特在不带计时器的情况下进入前苏联靠近旧克里米亚阿培尔梅什山的深 41.5 米的死火山喷火口——"无底洞"。在没有任何先兆的情况下，他几度昏迷。

以上这些，都是科学家们在洞底居住失败的记录。

然而，前苏联克里米亚的洞穴专家 B·M·杜布良斯基等人却不信这个邪，他带着一批大学生来到海拔 950 米的埃明霍萨尔洞，并在 60 米深的洞底搭好三个帐篷，然后钻进充气褥垫上的睡袋，每天记下血压、心率、体温、呼吸频率和肺泡中氧气及二氧化碳的比例。在洞里他们用煤气炉加工食物，用发电机和蓄电池供照明，用电炉烘干衣服。不幸的是，洞穴反应还是发生了。在恒温 6°C，湿度 100% 的洞穴里，他们逐渐变得敏感易怒，时间感觉发生偏差。脑电图显示出他们的大脑皮层的活动被抑制，精神明显压抑。这时，杜布良斯基想，是不是由于失去了光、声和时间参照物的刺激而引起的呢？于是，他们加强了这些信号的刺激，症状果然缓解了。

在实践中，杜布良斯基还发现洞穴反应与空气质量有关。当洞里的二氧化碳浓度达到 7.5%，氧浓度下降到 15% 时，人们就感到头痛、恶心和呕吐。而在空气比较"干净"的石灰岩洞里，洞穴反应主要与时间参照物有关。因此他建议要针对不同情况采取对策。

前苏联全苏疗养地学研究院理疗分院负责人 B·A·斯科洛坚科从疗养的角度提出了对穴居的看法。他指出地下无噪音、灰尘、细菌和病毒，温度和湿度不变，空气流速基本为零，负离子浓度高，这些正是治疗所需要的。因此洞穴完全可以用来治病。他举了很多例子：古代奥地利、波兰和罗马尼亚人利用废矿井治病；17世纪德国人在采伐过的金矿井里医治风湿病人；意大利人则利用曼苏曼的钟乳石洞穴来做疗养院；第二次世界大战期间，德国西部威斯特法里亚地区的石灰岩洞变成了防空洞。空袭结束后，一些支气管哮喘和支气管炎病人竟不治而愈。

如今，洞穴治病已成功地运用到实践中。1968年，前苏联外喀尔巴阡省的索洛特温斯基盐井新建成一所地下医院。慕名前来的病人先在地面上适应2天—3天，然后乘电梯转入地下治疗270小时—300小时。结果，有84%的成年人和96%的儿童的哮喘被医好了。1979年，前苏联亚美尼亚加盟共和国有关当局决定在埃里温市北郊阿万盐井区修建一个大型的病房，以医治过敏患者……

可能你会想，当人们一旦克服了生活在地下的障碍后，真有那么多洞穴供人居住吗？前苏联科学家2·A·马克西莫维奇对此作出了答复，他统计了全球地下洞穴的总面积，发现地球表面的石灰岩岩洞总面积超过了4千万平方公里，是陆地总面积的四分之一强，足够人们居住。近年来，科学家不断发现的新洞穴在继续补充着这个数字。

人到底能不能生活在地下呢？看来，肯定地回答这个问题目前尚不是时候。但我们相信，随着科学技术的发展，随着人类对自然界认识的深入，这个问题终将会得到圆满的答复。

8. 心理作用——"大脑后门"的催眠术之谜

催眠术是一项古老而又充满活力的心理调整技术。长期以来，催眠术在人们的心目中一直带有一种神秘的色彩。奇异的作用，或视为江湖术士的妖法而排斥在科学殿堂之外。随着现代科学的兴起，催眠术开始受到神经学家的重视。最近美国科学家对一些人的大脑进行研究，他们属于那种很容易受外界暗示影响的人。

研究者们说，外界的暗示甚至能够改变他们看见的、听见的和感觉到的真实的东西，而且这些人相信被改变过的东西绝对是真的。为什么会这样？

催眠术揭开了人类大脑背后的一个"后门"。

催眠术操纵认知能力

研究者们发现，经过催眠的人能够看见根本子虚乌有的颜色。有的人看到再普通不过的词汇，竟然认为那都是一些废话！大脑的认知能力好像被打开了一道"后门"，他们看见的和认为自己看到的东西竟然是不一样的！

"对事物的认识可以被人的内心期望操纵，这种观点一直是人类认知学的基础。"美国俄勒冈大学的神经学家迈克尔·博斯内说，"但是现在我们真的开始知道，这其中的机制究竟是怎么回事。"

在从前，虽然人们对催眠术的原理知之甚少，但是催眠术在美国从20世纪50年代起就成为一种治疗疼痛的手段。一直到最近，催眠术还是治疗焦虑、抑郁、精神创伤、暴躁综合征以及进食紊乱的方法之一。

尽管如此，对于什么是催眠状态还是存在不同的看法。有人说，也许催眠术只不过是催眠术士的个人想象，或者催眠术是一种极端注意力集中的自然表现形式。在这种状态下，人们对周围的环境失去了意识，完全陷入了思考之中。

早期催眠术竟成了笑料

早在18世纪的时候，催眠术有过一段不成功的开始。当时一个德国内科医生弗朗茨·梅斯梅尔发明了一种神奇的方法，为人们治疗各种各样不能解释的疾病。在昏暗的灯光下和轻柔的口琴音乐伴奏下，梅斯梅尔把看不见的"流动磁力"注入病人的体内，他说只有他能够操纵"流动磁力"。经过这一番催眠，病人们竟然会康复。

尽管梅斯梅尔的医术最终被发现是一场骗局，但是他是第一个向人们表明外界的暗示可以操纵大脑，继而影响人体的人。1842年，一个名叫詹姆斯·布雷德的英国眼科医生根据希腊语中的"睡眠"一词发明了"Hypnosis"（催眠术）。布雷德是继梅斯梅尔之后重新发现催眠术魔力的人。

根据当时的记录，布雷德通过用眼睛死死盯住别人的方法让他们进入昏睡状态，但是布雷德自己也不知道他是怎么做到这一点的。从那以后，催眠术士、迷信的人和魔术师也学会了这个方法，他们用摇摆的手表把观众中的人引入催眠的状态，让他们跳舞、唱歌或者假装自己是另外一个人，直到观众鼓掌和大笑，被催眠的人才会醒过来。

催眠术用来研究大脑

不过从医学的角度来看，催眠术不仅仅是一种笑料的来源，它为人类探索大脑的秘密提供了一个新方法。

博斯内博士说，对催眠术和外界暗示的新研究让科学家从一个新角度了解大脑的认知功能。

其中的一个方面是，大脑是怎么样处理感觉的？科学家已经知道，从我们的眼睛、耳朵和身体上感觉到的信息都是被传送到大脑中进行处理和解读的。举一个例子来说：我们看见一朵花，从这朵花上反弹来的光子首先到达眼睛，光子被转换成另一种形式传递到大脑中负责视觉的区域，大脑认出了这朵花的大致形状，接下来信息再被传到更高级的大脑区域，接着识别花的颜色，最后根据人的知识辨别出这到底是一朵什么品种的花。

这种从大脑低级区域到高级区域的信息传输过程，对听觉、触觉和其他感觉也如此。没有处理过的原始信息经过这一番过程，从大脑的底层一直传输到高层。

令人惊讶的是，把处理完的信息从大脑高层传输到底层的神经细胞要比往上传的多9倍。

9. 科学课题——大脑会识别脸和手

1892 年，由德国医生维尔布兰特首先发现的一种病，引起了医学界的瞩目。患者是一位 43 岁的妇女，在一次脑血栓病发作之后，竟连亲朋好友也认不出，只能依据回音来识别熟人，但是她的视力却是正常的，能够看懂文字，能够正确地认识复杂的图形和颜色。以后，类似的病例又发现了多起。于是，这种病便被定名为"相貌失认症"。据研究，造成这种疾病的原因是：

在患者大脑的枕叶的前下方，接近颞叶的部位上，左右半球都发生了病变。而这个部位，正是与对脸的知觉和记忆有关的。

近年来，有关大脑对脸的识别的研究工作，又取得了突破性的进展。美国耶鲁大学的布鲁斯小组和英国圣安德鲁斯大学的贝雷特小组，先后在 1981 年和 1982 年，在人类的近亲——猴子的大脑颞上沟中，发现了只对脸的形象起强烈反应的所谓"脸细胞"，为此轰动了科学界。那个位置接近于人的相貌失认症患者的脑中发生病变的部位。以后又在邻近的颞下回、颞叶的深处，发现了脸细胞。

脸细胞能够区分每个个体的脸型吗？英国的两位研究者贝雷特和史密斯对此进行了试验。他们一面让试验猴子观察他们的脸，一面在自己的脸的表

87

情和照明条件等方面做各种变化。

结果发现，猴子的一部分脸细胞对史密斯的反应程度，要比对贝雷特的强烈 3 倍—10 倍；而另一部分脸细胞只对贝雷特作强烈反应。显然，这些猴子由此就能把两个个体区别开来。

贝雷特小组的科学家还发现，即使同样的面孔，由于映入眼中的方向不一样，脸细胞的反应程度也是不同的。这个研究小组经过深入的研究，发现了两类脸细胞：第一类是当对方的视线对着试验猴子时起反应的脸细胞；第二类是当对方的视线没有对着试验猴子时起反应的脸细胞。有趣的是，即使掩去除眼以外的脸的其余部分，但是只要视线对准受试的猴子，则第一类中仍有一部分起强烈反应。而在对方没有对着受试猴子时，即使再掩上眼睛，则在第二类中也有一部分起强烈反应。这就表明，这些脸细胞能够敏锐地辨别出对方的眼睛是否在看着自己。

贝雷特认为，猴子是过着群居生活的，为了使整个群落和谐地生活下去，它们不仅需要识记每个成员的面孔，理解与对方的等级关系，更需要了解对方对自己的态度。因此识别对方脸的方向，尤其是视线的方向显然有着重要的意义。

除了脸细胞之外，1984 年，英国生物学家迪西蒙在猴脑的颞下回，发现一种专门识别手的所谓"手细胞"。研究者一面让猴子观看各种图片，一面测定手细胞的电位变化。结果发现：当猴子看到真实的手时，手细胞反应非常强烈；如果图片上只是手的轮廓或省略了手指的手，那么手细胞的反应就会减弱；看到与手无关的图片，手细胞便毫无反应。

脸细胞和手细胞的发现，在科学界激起了轩然大波。日本东京大学神经生理学家三上章允和久保田竟概述了两种截然不同的观点。

一种观点认为，每个具体的客体和概念，都是由脑内不同的专门细胞来认识的，脸细胞和手细胞的发现支持了这种可能性。也许还存在着反映脚的脚细胞、反映苹果的苹果细胞……

另一个学派否定了上述观点。他们认为，只有像脸和手那样极重要的客体，才需要灵长类动物的大脑具备特殊化的专门细胞，加以反映和处理。而其他客体则是在脑内特定场所集中进行处理的。如果每一种具体东西是由每一种专门细胞来认识的，那么当"电视机细胞""电话细胞"等死亡时，人们岂不是就不能识别这些具体东西吗？事实上，目前除了发现脸细胞、手细胞之外，并没有发现其他类似的专门细胞。为此，这派科学家提出了"多细胞互相作用学说"。这个学说认为，在认识客体和形成概念的过程中，单靠一类细胞的作用，无法认识其本质，只能反映事物的一个方面，这就需要多种细胞一起工作，以便把事物的各个特征组合起来，形成不同的形象，从而提高人的认识能力。

目前，世界脑科学界对上述争议持有浓厚的兴趣，正在进行各种各样的试验，新的课题一个接一个地提出来：脸细胞和手细胞是先天就有的，还是后天形成的？除此之外，还存在其他类似的专门细胞吗？各种视觉信息又是如何由多种细胞互相作用来完成的……科学家将如何用实验手段来解决这些饶有兴趣的问题，我们将拭目以待。

10. 亲密接触——大猩猩基因排序即将揭开人体形成之谜

基因破译寻找动物差别——黑猩猩是现存与人类关系最密切的"表兄弟"，因为它们有98%—99%的基因与我们人类一样。然而，微小的差别导致了我们与动物的不同。在这些微小差别中，到底是哪些基因让我们在与黑猩猩"分家"之后，变得如此独特？科学家正在寻找那些让我们有别于其他灵长类物种的遗传差异。一年前，科学家完成了人类与黑猩猩的基因比较，获得了有关人类大脑在过去几百万年间发生重大变化的重要发现。

据《时代》杂志报道，科学家称，一旦大猩猩和其他几个灵长类动物的基因排序完成，那么就可以解释是什么造就了我们人类。

第一线希望：找到导致人类语言能力产生的突变基因

科学家没等黑猩猩基因图出来就开始探测人类与猿之间的根本区别。当古生物学家收集越来越多的化石时，就从解剖学方面来寻找区别，结果发现人类进化的家谱图，并知道了在我们大脑进化前的数百万年前，我们就已经直立行走了。

直到20世纪60年代，我们才从分子水平知道我们与猿之间的差别。后来，科学家就掌握了黑猩猩与人类的基因差异，并发现一个叫"FOXP2"的突变基因，在20万年前的进化中对人类语言能力的提升起了关键作用。2004年，美国科学家识别了染色体上的一个基因上的一个微小变异，此基因与阴凝蛋白的生产有关，而这种蛋白能使肌肉收缩。现代人都有此基因，而其他灵长类动物没有此基因。因此，科学家推断这是我们祖先在大约200万年前进化成小下巴肌肉的原因。小下巴肌肉无力，导致脑壳和脑袋增大。不过，这一推断存在争议。

惊人发现：人类与猿分道扬镳源于基因进化

《科学》杂志发表的一篇文章解释了基因是如何推动我们与猿分道扬镳的。美国科学家在大脑区发现了一个叫"DUF1220"的基因，此基因与大脑的高度认识能力息息相关。科学家发现，此基因的变种在许多灵长类中都有，但人类携带最多。

另一发现，首次发表在两个月前的《自然》杂志上，也描写一个与人类发展的关键基因。美国加州大学的科学家用电脑来查找人类、黑猩猩和其他脊椎动物的基因变化速度，发现了 49 个分散区域与进化有关，他们称之为"人类加速区（HARS）"。

在此区域中，令人感兴趣的是一个进化最快的区域——HAR1，其进化速度比其他基因快约 70 倍。HAR1 在妊娠期的大脑发育中可能同语言、意识思维和感知等高级功能有关。这一过程发生在妊娠后第 7 周至第 19 周之间，这是一个关键时期，因为许多神经细胞正开始执行各自的功能。所以科学家推断，它可能在人类大脑皮层比原来增长 3 倍的过程中起到了至关重要的作用。

现代人类可能是人类祖先与黑猩猩杂交的后代

基因比较导致一个令人瞠目的研究结果——人类祖先可能与黑猩猩"同居"过，并繁衍后代，继而有一支再进化成了现代人类。此研究结果是人类基因组计划的最新成果，发表在《自然》杂志上。

据此，科学家认为，原始人类和黑猩猩、大猩猩、猩猩、短尾猴拥有同一祖先，其中，人类与黑猩猩在 1000 万年前进行了第一次分裂。接着，人类和黑猩猩朝不同方向进化，彼此告别了 400 万年后，它们又藕断丝连地走到了一起，并开始了"夫妻生活"。新结合的结果是诞生了一个新的、兼有人类和黑猩猩特征的第三种"杂交群体"。共同生活约 120 万年之后，它们做了最后的告别，经过第二次分裂后，产生了三个不同的分支，一支形成了现代人类，而另一支形成了现代的黑猩猩，还有一支灭绝了。因此，新结论认为，现代人类原来是古人类与黑猩猩杂交的后代。

而且，年轻的 X 性染色体证明，人类祖先和黑猩猩祖先很可能在较长的一段时间里有过杂交。研究人员发现，人类和黑猩猩之间的不同基因在很长一段时间内一直出现过分叉。从年代来看，两者的 X 性染色体都非常"年轻"，比其他染色体的平均年龄小 120 万年左右。这是因为人类和黑猩猩杂交后导致 X 性染色体的选择范围更多，经过基因重组后，它们的 X 性染色体就比其他染色体年轻。这表明人类和黑猩猩拥有共同的祖先，到距今比较近的时候才彼此分裂。

黑猩猩和人的基因仅有1%的差别，基因破译工作
将最终揭开人类形成之谜

德国和美国科学家利用破译人类基因组的技术，对穴居人约30亿对DNA链进行破译和排序，以寻找人类与穴居人是否曾有相互交配的证据。如果曾相互交配，在他们的后代又发生了什么。研究人员相信，如果破译出穴居人所有的遗传密码，就能找到他们在人类进化史上扮演什么样的角色；作为人类的近亲，他们是否与人类"通婚"；如果有，他们的后代怎样了。不仅如此，还能寻找到穴居人与人类的不同，可以为预防人类疾病提供线索。

科学家们希望通过对比黑猩猩、人类和穴居人的DNA，发现是什么样的基因造就了我们人类。通过以前的基因分析工作，黑猩猩和人的基因仅有1%的差别，而在这1%里，穴居人和人类有96%是相同的，另外的4%是和黑猩猩一样的。德国马克斯·普朗克人研究院的斯沃特·帕博说："对这些不同和相同的对比，科学家们希望找到人类进化的明显特征，甚至是人类的认知能力如何形成。"

基因破译与比较工作虽然异常复杂，但正在渐渐揭开我们人类之所以成为人类的最大谜团。

11. 环境影响——造成各种族智力差异的原因

自从智力测验问世之后到本世纪30年代，智力的种族差异研究曾经盛极一时。因为在美国几乎可以找到世界上所有不同种族的人作为研究对象，所以以心理学家塔西为代表的美国学者曾经具体地分析和研究种族间智力的差异。塔西的报告指出，美国白人的平均智力高于黑人，而且高出的智商竟达10分—15分之多。这类报告，理所当然地受到种族歧视者的欢迎。看来，在智力测验上出现的种族差异，似乎已成为公认的事实。然而，如果仅仅根据这类智力测验的结果，便对种族优劣速下论断，那是不可信的。

1958年，美国心理学家阿纳斯对此提出了异议。他认为，以往这些智力测验的对象，大多以不同种族在美国的移民为主，一部分移民能否代表该种族的全部是值得考虑的。因为同为欧洲在美国的移民，来自不同国家，其平

均智商也有显著的差异。如来自北欧瑞典移民的儿童平均智商，就远比来自南欧意大利的儿童为高。究其原因，这是由于意大利到美国的移民，多数是体力劳动者的缘故。自然，这批移民不能代表全部意大利人的智力水平。

1962年，美国心理学家希尔加德提出，在编制智力测验时，所根据的标准化样本，通常仅取自某一种族的一部分人，显然，这就很难用之测量其他种族的智力。尤其是其中的言语量表，受到种族文化因素的影响就更大了。尽管美国的黑人和白人，都使用同一种语言，但在语言习惯和社会生活等诸多方面仍不相同。希尔加德的研究结果表明，在美国对不同种族进行文字式的智力测验，按平均智商的高低排列顺序为白种人、黄种人、黑种人，但在非文字智力测验上，美籍华人与美籍日本人的分数都超过了白人。就此一事实看，也不能说白种人优于黄种人，或者说黄种人优于白种人。所以，根据现有的智力测验结果，丝毫不能说明种族间存在智力高低的差别。

然而，智力测验却表明，不同种族在不同方面所具有的能力，的确存在着某些差异。就说我们中国人吧，根据不少中外心理学者的研究，如美国心理学家洛德于1959年，曾测试了中国台湾北、中部的1290名高中生的智力，这些学生的籍贯遍及中国大陆各省，并与美国同年龄的高中生相比较，结果显示，两者在智力测验上的得分是旗鼓相当的，只是在少数测验项目上，两国高中生的智力互有长短。不久前，中外心理学家对上海的一组中、美儿童进行了智力测验，结果发现，在12个测验项目中，中国儿童有7个项目的得分比美国儿童高，尤其是在算术、词汇及图像概念3个项目上得分最高，而美国儿童，仅在两个测试项目中超过中国儿童。

为什么会有这些差异现象呢？现已证实，在人体的结构以及内脏的功能上，任何种族之间都没有根本的区别。那么，是否在大脑功能上存在差别呢？科学家通过观察和研究大脑不同部位受到损伤的病人的心理反应，发现大脑颞叶的损伤，使白种人无法对付书面语言；对日本人来说，这种损伤的后果却并不十分严重；对中国人来说，甚至根本没有影响。相反，大脑顶叶受损，对白种人的书写能力没有什么太大的干扰，但能严重影响日本人的这种能力，而中国人在这种情况下，几乎完全失去书写能力。

可是，另外一些科学家却认为，这种大脑功能上的差异，并不能说明不同的种族的大脑有明显的区别，这是因为他们有着各自的文字系统的缘故。比如，中文属于象形文字，与音素听力无直接关系，所以，尽管听觉信息的颞叶受损的中国人，仍能书写和理解书面文字，却不会朗读。而英文以及各种字母文字系统，与音素听力的关系比较密切，于是，白种病人在书面语言方面所受的影响就十分明显。日文具有象形和音素两种文字特点，因此，类似的日本病人，所受的影响程度，介于中国人和白种人之间。至于中国儿童在算术、词汇及图像概念 3 个项目获得高分的原因，这应归功于中国方块字使用方面的训练。中国文字形成了一种独特而有益的思维模式，中国儿童丰富的词汇与 3000 个常用字有关，用 3000 个常用字，可以组成 4 万—5 万个词汇。所以，中国灿烂的文化遗产在一定程度上，有助于中国人的智力开发。

据此，多数科学家认为，种族间在智力方面的某些差异，是社会文化因素造成的。美国心理学家吉利恩德指出，美国黑人和白人的智力差异，在学前儿童中并不显著，到小学六年级时，才变得比较突出。美国另一位心理学家克尼伯格也发现，从美国南方移居纽约市的黑人儿童，其智力高低与他们居留时间的长短恰成正比。同时，个人在智力方面的差异，要比种族间的差异大得多。天才和特殊才能不是哪一个种族独有的，而是任何种族中都会产生的。所以，如果单从智力测验所得的结果来看，种族间的智力在某些方面确有高低之异，但差异的原因，并不在于种族的本身，而主要在于他们的文化环境以及教育培养方式。然而，这种差异的程度究竟如何？至今尚未搞清，还有待科学家们从完善智力测验的工具，以及样本的可比性方面着手，寻找进一步的答案。

12. 神秘莫测——古印第安人的长形头颅之谜

秘鲁首都利马南 200 公里处有个帕拉卡斯半岛，半岛的土壤干燥，1925年，在这里的沙地里发现了尚无人知晓的两座坟，两年之后这里又找到了一个大坟场，这就是后来著名的帕拉卡斯大坟场。迄今为止已从墓穴里掘出 429具干尸。不过，最近让科学家们感到吃惊的并不是在古墓里找到的文物，而是干尸上被抻得长长的颅骨。帕拉卡斯的古印第安人为什么要把颅骨抻得长长的？他们是怎么做的？这种长长的颅骨究竟代表着什么？

（1）古代印第安人为什么要将孩子的颅骨抻长？

帕拉卡斯文化时期人头被抻长显然是靠人工方法。还在婴儿时期就在脑袋的前额和后脑部位夹上板子，再用一种特殊手段将它们绷得紧紧的，历史学家称这种手段为前额后脑工程，印第安人就是凭借这种手段将孩子的颅骨抻长。不过有意思的是，并不是帕拉卡斯所有的人都得接受这种手术，只是其中的一部分人，但是根据什么标准来挑选，这就不得而知了。只知道一点，那就是大坟场里找不到一座穷人的坟。所有的坟里埋的都是上层人物，有些像古埃及忒拜的帝王谷，是享有特权的墓地；要不埋在这里的就是类似祭司僧团的某个种姓的人。如果说是祭司，那他们必定知道某些东西，所以就如此坚持不懈地一心想改变其头形。

从现代医学来看，给小儿的颅骨动这样的手术不是没有危险，改变脑颅的自然形状会导致慢性头疼，还会对一个人的心理和生理的发展留下严重的后患。那古代印第安人到底是为什么呢？有些研究人员提出了他们的看法，认为人们是想通过改变头形来对大脑皮层的各个区域施加影响，以此方式来达到心理和生理的平稳变化。然而这种神经生理学观点只会把问题变得复杂化。人们不禁要问：古人又是从哪里知道可以这样对大脑施加影响呢？他们到底想从心理和生理上有何改变？

（2）帕拉卡斯大墓的颅骨上为什么会有窟窿？

颅骨被抻长是事实，但这绝不是帕拉卡斯大墓地的唯一奥秘。另一个现象也很奇怪，那就是很大一部分颅骨都带有环锯术的痕迹。帕拉卡斯有一半的颅骨都留下手术的印痕，有的还不是一次，有做了 5 次的，这几乎是疯狂的举动。当然，也可以认为这是战士在战斗中曾多次受伤，才不得不一次次做手术，因为古时候打仗用得最多的武器是槌和大棒。

然而，从墓中随葬物品来看，帕拉卡斯文化代表的远不是尚武的人。于是有些研究人员提出了又一个颇具匠心的理论：半岛上有专门的医疗中心，那里的医生掌握环锯术技术，他们能治愈像癫痫这样的疾病，所以秘鲁国内的病人都跑这里看病来了。其实全然不是这么回事。我们上面已经说过，帕拉卡斯的墓葬中反映出来的葬仪全都一致，说明这里没埋有外人。除此之外，如果医疗中心之说成立，那墓地里也应该埋有手术失败的病人才是，可实际上并不是那么回事。古生物学家完全可以从遗骨中看出病人经过环锯术后是否活了下来。如果手术成功，颅骨上的窟窿会逐渐合口，长出一层再生的骨组织；如果颅骨上没有愈合痕迹，则说明病人是在手术中或术后不久死去的。在帕拉卡斯，颅骨上带有手术印痕的要占80%以上。

（3）为什么要对大脑施行环锯术，至今还是个谜？

据秘鲁知名历史学家巴列达·马里尔奥称，古时候对颅骨施行环锯术有几种办法，即渐进式刮骨、切割或穿孔，然后拿走长成的"小盖儿"。可帕拉卡斯多半用的是刮骨和切割两种办法。颅骨上的窟窿直径可达 4 厘米—5 厘米，有时可达7.5厘米，而这些人做了这种手术后居然还能活下来。

科学家们在一座坟里甚至还找到了一整套外科手术用具，有各种尺寸的著名黑曜石手术刀具，有用抹香鲸牙齿做成的小勺，有针和线，有绷带和棉球等等。古代的医生就是用这些简陋的工具成功地为自己的同胞打开颅骨。除此之外，在帕拉卡斯还找到几具窟窿覆盖金箔的颅骨，这些金箔的边上还长出了新的骨组织；有一些窟窿覆盖的是干南瓜皮。严格地说，不仅仅帕拉卡斯对颅骨施行环锯术，附近的纳卡斯河谷、印卡人古都库斯克的郊区和莫奇卡文化代表的北方，都能找到有过类似手术残痕的遗骸，只是帕拉卡斯最多罢了。至于为什么要对大脑施行环锯术，至今还是个谜。

13. 突变基因——科学家揭开罕见骨病之谜

由美国宾夕法尼亚大学提供的一名12岁进行性肌肉骨化症患者的骨骼扫描图。

美国科学家公布了发现罕见骨病——进行性肌肉骨化症形成的原因：导致这种疾病的罪魁祸首是一种突变基因。患有进行性肌肉骨化症的人会在肌肉、韧带等组织中形成第二副"骨架"，在世界范围内，只有大约2500人患有这种罕见的骨病。

基因突变使骨骼疯长

据美联社报道，美国整形外科医师弗雷德里克·凯普兰博士和他的宾夕法尼亚大学医学院的研究小组经过长时间研究，终于发现了导致进行性肌肉骨化症（fibrodysplasia ossificans progressiva，FOP）的原因。研究结果发表在《自然·遗传学》杂志网络版上。研究报告的作者包括凯普兰博士、遗传学家艾琳·绍尔以及他们在宾夕法尼亚的同事们。另外，澳大利亚、巴西、法国、德国、英国、荷兰以及韩国科学家们也为此项研究提供了支持。

通过对全球范围内的FOP患者以及其家族基因构成进行长达15年的研究，宾夕法尼亚FOP及相关疾病研究中心的科学家们发现，FOP是由一种名为AC621的基因发生突变所引起的。这种破坏性的故障意味着骨头会在肌腱、韧带和骨骼肌中形成。有时，在一夜间这些新形成的骨头就会堵塞患者的关节。

为研发新药打下基础

研究人员说，他们的这一发现为一种新药的诞生打下了基础。这种药不仅能阻止或是避开促使多余骨骼生长的基因突变，同时也能治疗一些更为普遍的诸如头部损伤或脊柱损伤，甚至是运动损伤有关的骨骼疾病。

美国约翰·霍普金斯大学医学院的遗传学先驱维克多博士对此表示："在未来几年中，这一发现将为研发能有效阻止骨骼形成的药物带来可能。"维克多还说，这一突破很可能会为其他相关疾病的治疗带来希望。科学家们第一个想到的就是骨质疏松症。他说，当人们知道了事物的一面——多余骨骼的生长，那么这将帮你更好地理解事物的另一面——骨骼崩溃。

斯蒂芬妮·斯诺是一名 15 岁的进行性肌肉骨化症患者。她希望这一发现能够促使一种新药物出现，帮自己结束所遭受的痛苦。现在，她的颈部不能动，手臂无法抬起，髋骨移动困难。

美国加州的桑塔·玛丽亚的梦想是成为一名兽医，但不幸的是她也患上了这种罕见的疾病。玛丽亚说："如果他们能开发出一种我们每天口服的药片，我就能动了，也能做更多的事情。这样，对于我来说成为兽医就变得容易一些了。"

作为一名进行性肌肉骨化症患者，现年 47 岁的詹妮·派博现在已经完全无法行动了，但是她仍然是国际 FOP 协会的一位负责人。她说："这个基因发现是给予 FOP 团体的一个非常特别的礼物，同时也是我们治疗之路上的一个不朽的里程碑。"

进行性肌肉骨化症是一种罕见的基因疾病，它会使得骨头在肌肉、筋、韧带及其他组织中形成，长出的"骨头"横过所有的关节，逐渐限制患者的行动。患有 FOP 的人身体中不只是长出多余的骨头，而且还会生出一个多余的"骨架"，它可以把整个身体包住，把一个人锁在一个"骨头"的监牢中。

14. 以假乱真——解开大卫魔术"人体三分身"之谜

舞台中摆有一只立柜，柜门上绘有一个粗线条的人物轮廓，其头部、左右手及左脚处都开有一个洞。表演者打开柜门，请一位女演员进入柜中，并随手关上柜门，这时，女演员面部对着头部洞口，左右手和左脚也各伸出洞口外。表演者指指柜中女演员的手和脚，女演员的手、脚摇了摇，证明她确实在柜里。接着，表演者取两块薄钢刀，一一插入柜腰中处，随后向右边一推，柜中节被分开了，柜中间还能容表演者的一块手帕挥来挥去，以示柜中节确被移开，显然女演员的确被分成三段了。虽然女演员的头、手和脚各分布于三处，但令人惊奇的是，她的头、手和脚还能自如地活动呢！最后，表演者将柜中节推回原处，拔出薄钢刀片，打开门，女演员仍笑容满面地从柜中走了出来。"人体三分身"是一套现代的外国大型魔术。法国魔术家让·罗加尔，1982年在法国巴黎举行的世界魔术锦标赛时作了精彩的表演。"人体三分身"的机关除了道具设计精巧以外，关键是根据色彩学的原理对道具进行绘制，从而使观众产生视觉误差。推开柜中节后，中段和上下段相连的部分看上去很狭窄，似乎人体无法通过，其实它是有一定宽度的。只要女演员腰身苗条，有一定的柔腰基本功，侧身在柜中节是不成问题的。

15. 皮肤意识——科学家揭开人体颤抖之谜

据国外媒体报道，每个人都有这样的感受：一阵寒风吹过，你的皮肤会绷紧，你的牙齿会格格作响。这是为什么呢？你的身体在这种时候、这种条件下为什么会颤抖呢？科学家最近揭开了这个谜团：这是因为大脑的联结系统对皮肤的温度进行监控，决定什么时候开始颤抖。

颤抖是由身体自行调节的众多无意识和下意识功能的一种，其他所谓的自行调节稳定功能包括呼吸频率、血压、心律和体重的调节。颤抖基本上是身体保暖的最后一道防线。俄勒冈卫生科学大学的研究员卡祖罗·纳卡姆拉说："颤抖能在骨骼肌中产生热量，这个过程需要相当多的能量，它通常是人体在寒冷的环境中保持体内温度的最后一个方法。"

纳卡姆拉和他的同事们对老鼠进行研究，查出了从这种啮齿动物的皮肤到大脑中被称做臂旁外侧核的颤抖感官的路径。稍后这些细胞将信息传输给视前区等大脑的其他部位，视前区决定身体的哪个部位应该开始颤抖。研究人员认为这项老鼠试验能够直接应用到人类身上，这是因为以前的研究已经显示出人类和老鼠之间的官能和热量调节存在相似之处。这项研究在《自然—神经学》杂志上作了详细介绍，还发现有意识和下意识寒冷感觉机制之间的联系。

纳卡姆拉说："这项研究令人感兴趣的是，它展示了颤抖的感官路径，我们可以把它看成是大脑的布线系统，它与有意识的寒冷觉察感官路径相似，但是并不完全相同。换言之，你的身体利用两种不同的，但是相关的感官系统，在同一时间内有意识和无意识地发觉寒冷情况。"研究人员在大脑中发现的这个感官系统，似乎还操纵其他寒冷控制机制，例如限制皮肤中的血流等。

16. 灵光乍现——科学家解开大脑灵感之谜

美国科学家近期宣布，他们首次通过研究揭示出了大脑产生顿悟的独特机制。

千百年来，顿悟作为人类解决科学和其他问题的一种独特方式，基本得到广泛认可。它具有一些与常规解题方法不同的特征，比如说顿悟前常有百思不得其解的阶段；灵感突如其来的时候，自己往往并没有意识到在想问题，事后也无法说清究竟是怎么得到答案的。

然而，大脑在顿悟过程中的工作机制是否与用常规办法解题时不同，在科学上一直不甚清楚。一些科学家甚至认为，二者在认知机制上完全一样，差别主要在于人们的主观感受的强烈程度上。美国西北大学和德雷克塞尔大学科学家的一项最新研究，以比较有说服力的证据表明，顿悟其实和大脑不同寻常的工作方式有关。

科学家们在网络学术刊物《公共科学图书馆·生物学》上介绍，他们让18名研究对象玩一种字谜游戏，内容是找出一个单词，使它能与列出的其他3个不同英文单词搭配，分别重新组合成三个有意义的新词。每名研究对象在解题过程中都需要报告他们经历过的顿悟的时刻。利用功能磁共振成像和脑电图技术对研究对象大脑活动和脑电波的监测显示，顿悟的出现与大脑右半球颞叶中的前上颞回区域有密切关系。当研究对象顿悟出答案时，这一区域活动明显增强，并在顿悟前0.3秒左右突然产生出高频脑电波。通过常规方式获得答案的研究对象则没有这些情况出现。

科学家们由此得出结论认为，顿悟的产生有赖于大脑神经中枢独特的活动机制，这一机制为大脑顿悟时的独特认知过程提供了支持。他们推断，前上颞回区域能促进大脑将看似不相关的信息进行集成，使人们在其中找到早先没有发现的联系，从而顿悟出答案。

科学家们称，新研究首次表明，大脑独特的计算和神经中枢机制导致了灵感降临的那些突破性时刻。

美国普林斯顿大学教授莱尔德评论说，新结果是他所见到的有关顿悟最具原创性的研究之一。哈佛大学加德纳教授则认为，新研究结果有助于消除笼罩在人类创造性思维过程之外的神秘色彩。

17. 新新人类——可视人破译中国人体之谜

医学的发展总是和所处时代的高科技发展紧密相连。21世纪是以数字化为特征的信息时代，借助迅猛发展的信息技术，医学必将有大的飞跃。这种飞跃的基础是对人体形态和机能有更加深入的认识和更加精确的定量研究。

人体是由1000多万亿细胞组成的复杂整体，仅人体的神经系统就约有1000亿个神经元。目前，人类对自己的认识了解非常有限，特别是人类对病因研究、疾病诊断、疾病治疗以及人体与复杂环境交互关系的研究，缺少精确量化的计算模型，数字化人恰恰可以为人类解决这一历史性难题。

人类借助计算机技术认识自身之谜又取得一重大进步。断层解剖学专家、第三军医大学张绍祥教授带领课题组曾向国内外郑重公布了首例中国可视化人体的诞生。这个可视人的问世，为我国乃至整个东方人提供了一部迄今为止最为系统、完整和细致的人体结构基本数据和图像资料，标志着我国正式成为第三个拥有可视化人体的国家。

数字化人体研究是20世纪后期兴起的一项信息技术与医学等学科相互交叉、综合发展起来的前沿性研究领域，是将成千上万个人体断面数据信息在计算机里整合重建成人体的三维立体结构图像，构成人体形态学信息研究的实验平台，为医学、生命科学以及后基因组学等的研究和应用提供基础与技术支撑。

一般说来，数字化人（国内有部分报道称为虚拟人）分为三个阶段：第一阶段是可视人，即几何人阶段。把实体变成切片，然后在计算机中变成三维的，但没有生理变化。第二阶段是物理人。物理人可以模拟各种交通事故对人体的意外创伤的实验研究，以及防护措施的改进是有功能的。第三阶段是生物人。生物人可以用于研究人体疾病的发生机理，预测疾病发展规律以及进行各种新药的筛选等。可视人体数据的采集涉及一系列基础科学问题和关键技术，极富挑战性。

数字化，不能没有中国人

由于人体形态结构的复杂性，只有将人体做成薄层连续断面标本，逐层测量才能获得细致准确的原位测量数据。传统的解剖学属于描述性的形态学，是将人体剖切开以后进行观察和测量得来的，其最大的缺陷在于缺乏某个器官或结构在人体三维空间中的准确定位和测量数据。另外，在医学诊断和教学中，现在普遍采用的断面标本参考依据最薄也是 5 毫米以上，在表现人体的真实性和准确性上有很多的不足。在信息时代，特别是在高速发展的临床影像诊断领域，这种解剖学知识和统计数据越来越难以满足需要。提供一部以测量统计精确的数据为主体的数字化解剖学模型即可视人，以适应 21 世纪各有关学科对人体科学数据的要求，成为信息时代医学发展的迫切需要。

20 世纪 90 年代，计算机技术的成熟使得数字化的可视人体得以呈现。美国国立医学图书馆抓住先机，于 1989 年确立了"可视人计划"，1994 年 11 月获得了世界上第一个可视人的数据集。该套数据为中年男性，共有 1878 个横断面图像。1997 年又完成了一例女性可视人的断层扫描和光学照片数据。到 2000 年为止，美国人已经建立了全身骨骼、肌肉和心脏等部分器官的三维模型。韩国于 2000 年开始可视人研究，通过前期实验，采集到一位老年男性人体的数据集，成为全世界第二个拥有可视人的国家。英国也研制了"虚拟人体心脏"，用于治疗心脏疾病新药的筛选。日本从 2002 年开始，实行"可视人计划"，为的是用于汽车坐椅和服装的设计等。

中国作为一个拥有 13 亿人口的大国，不能没有自己的可视化人体，发达国家发起的这个重大项目引起了我国的高度重视。研究一个具有自主知识产权的中国可视人迫在眉睫。2001 年 11 月，在科技部和中国科学院的支持下，我国解剖学界和计算机学界专家在北京召开了主题为"中国数字化虚拟人体的科技问题"的香山科学会议。与会专家一致达成共识，要尽快建立我们中国人自己的可视人，为医学以及多学科的研究应用提供基础，为相关应用及公众的健康咨询提供支持，使国内与人体相关的研究走在世界前列。

超低温冻库铣切磨削

香山会议的召开启动了我国可视化人体的研究，为一直从事该领域研究工作的张绍祥教授进一步增强了信心。

自 1985 年以来，张绍祥一直从事人体断面解剖学及计算机图像三维重建的研究工作，曾于 20 世纪 90 年代初期在世界著名学府德国波恩大学留学。1994 年回国以后，他把目光瞄准了人体薄层断面解剖学研究，建立了全国唯一的生物塑化实验室，其所获得的人体断层切面厚度可达 0.1 毫米。在此研究领域里，他已获得 5 项国家自然科学基金资助，其中包括 1 项国家杰出人才基金，发表相关论文 80 余篇，并获得国家科技进步二等奖 1 项。1999 年，张教授产生建立中国自己的可视人的想法，便开始了对中国人体数字化的客观规律的探索。由于可视人在当时的中国还是一个全新的研究领域，他遇到了一系列的技术难题。

首要的问题是人体精确数据的获取技术。10 年前美国 6H0 计划采用的是组织切片与 C4、M2I 断层数据的结合的技术路线，是将标本从头到脚逐层铣切成薄片，每切一片，就用数码相机进行拍摄，之后将所得人体模型数据输入电脑分析，得到完整的人体结构数据集。这也是韩国可视人计划所采用的路线方法。其中，断面切片的片层精度是获取数据的关键。采用人体断层解剖学的方法得到高精度的解剖层片信息，需要解决标本的处理和高精度加工的问题。标本只有在超低温（零下 20 摄氏度）的条件里，才能保证切片的低温磨削、铣切或者其他形式的加工技术，才能保证片层的精度。

但这条路线有一个缺陷，实验中的冰冻标本是处于常温实验室中，温度不恒定，影响人体数据的精确性。为了让数据更精确，早年曾在高原严寒地带有过工作经历的张绍祥教授想到了让工作人员在低温环境下进行铣切的方法。他定做了一个近 20 平方米的"冻库"，在里面安置了特别制作的数控铣床。这个铣床的数控系统是从日本进口的，铣刀为法国生产的，铣切的精度可达到0.001 毫米。库壁有一个透明玻璃窗，可以观察到里面的工作情况，并建立了相应的遥控系统，以遥控里面的铣床和数码相机，是一个全世界都绝无仅有的低温实验室。

另一个关键问题是，虽然完整地描述基因、蛋白质、细胞、组织以至器官的形态与功能对于现代医学的发展已不是难事，但世界上包括血管和神经系统的造型等问题尚未得到解决。美国可视人数据就没有血管与神经信息。张教授虽然已掌握局部和器官的血管铸型技术，但是作为整体标本的统一处理，还是存在一定难度的。

所得切片的图像处理也存在一个准确性与精度的问题，这对下一步三维数字化解剖结构信息的提取十分重要。由于当时的条件所限，美国采用的数码相机的分辨率较低，影响了所获取的图像和数据的精确度。现在高档数码相机的像素数可达 600 万以上，大大提高了图像处理的精度。张教授选用了630 万像素的高清晰度的数码相机，但紧接着又遇到一个难题，因为数码相机最多只能在零下 10 摄氏度工作，而冻库的恒温是零下 25 摄氏度。经过反复的探讨研究，课题组设计出了与冻库同期降温和同期升温的办法，再经过特殊技术处理，使这个相机在低温实验室里能正常工作。多学科协力"加速度"在接下来的三维重构技术中，主要面临着大规模数据的处理问题。所获得的切片数据精度越高，数据就越大，一套完整的人体数据往往需要海量计算。

美国的可视人原始数据达到 15G 和 30G，而首例中国可视人的整个数据为 90.648G。因此，在课题组里有很多计算机专业人员，清华大学计算机系的博士后许忠信副教授与张教授已有五年的合作历史，在课题中主要负责数据库的建立和三维重建软件的编制。课题组还有美国克罗拉多大学的傅忠军教授，他曾经是美国 6HO 课题组的主要成员。拥有一支多学科的交叉研究队伍，也是首例中国可视人能比国外快得多的速度诞生的关键之一。

经过三年多的不懈努力，张绍祥教授带领 20 多人的课题组终于完成了首例中国可视人数据集的采集。首例中国可视人 C6H 采用的标本为一标准的中国中年男性尸体——身高 1.70 米、体重 65 千克，通过肉眼观察、C4 和核磁共振检查，无任何器质性病变。全身被切为 2518 个连续横断面切片，所得图像和数据为整个标本的连续断面，无节段性数据缺损，断面图像分辨率达 630 万像素，其中颅底部的断面厚度达到 0.1 毫米。而且，该标本经血管灌注、明胶包埋处理后，可视人的肌肉、骨骼、血管、神经和各种体内脏器等均清晰可见，动脉、静脉呈红蓝两色，区分明显，是一个真正意义上的中国人体全数字化可视人。

美国可视化人体断层厚度为 1.0 毫米和 0.33 毫米，其标本生前不仅曾作过器官切除，而且切片前曾将人体标本裁为了四截，造成了胸部、股部和小腿部三段数据缺损，标本不完整。韩国可视化人体为 65 岁的老年标本，形体异常消瘦，层厚为 0.2 毫米。这些研究结果，如果作为标准数据集，都具有明显的缺陷。与美、韩相比，我国首例可视人在设备的先进性、数据的完整性、代表性和精确性上都处于国际领先水平。

可视人能为医学做什么

这套人体数据集，对医学的影响是巨大的。

影响之一：大大提高现代临床影像诊断的精确度。临床常用的断层影像诊断 B 超、C4、M2I 等，均需要正常人体断面解剖学图像和数据资料作为诊断的形态学基础。目前新一代 C4 和 M2I 已能将断层的厚度减小到 1 毫米—2 毫米，从而使得微小病灶的检出率大大提高，这对于占位性病变，尤其是肿瘤的早期发现和早期治疗具有重要意义。但是，现在普遍采用的正常参考断面标本最薄也有 5 毫米，显然，已有的断面解剖学资料无法满足当前临床影像的需要。因而，这一套可视人的数据资料是目前临床影像诊断和放射治疗所急需的。

影响之二：可以提高外科手术包括介入性治疗的准确性和无创性。有了这套数据集，人们可以事先在电脑模拟的虚拟手术环境中做虚拟现实手术，然后再在患者身上实施手术。这样可以大大减少风险性，提高手术的成功率，特别对于某些过去被认为是手术禁区的重要部位。比如人的颅底部，脑的重要结构和生命中枢均位于此，其解剖结构极为复杂，以前由于方法学上的限制，无法在原位对颅底的细致结构进行观测，其血管走向、粗细、神经分布以及它们之间的关系都一直是个谜，被视为手术禁区。有了这套可视人数据，人们就可以获得颅底的细致形态结构，并进行手术虚拟，为成功开展颅底手术提供可能。

影响之三：有助于建立中国数字化标准人脑。该课题组已加入全球人类脑计划，承担建立中国标准化人脑的研究任务。目前在临床上 M2I、0E4 等所使用的标准脑是一位 56 岁的法国妇女的数字脑，与东方人脑匹配不好，导致定位诊断的准确性降低。这套可视人数据可使中国的人脑研究进一步标准化和数字化，并可提高脑部定位诊断的准确性。

影响之四：利用可视化人体这一实验平台，为其他与人体相关研究提供基本数据，还可进行人造器官的研究、设计及手术器械、新型药物的开发。"可视人"还能够用来模拟各种交通工具甚至战争创伤对人体的意外伤害程度，研究和设计防护设备，并可模拟高温、高湿、高寒、高压等条件下人体的各种反应，以研制相应的防护设施、设备等。

作为国家信息基础设施的一部分，人体数据是一项重要的基础数据资源。中国的人口占世界人口的 1/5，具有庞大的人力资源。有效利用人体的信息，开发多层次需求，将成为高新技术产业发展的关键因素。首例中国可视人这套具有完全自主知识产权的数据集，可以广泛应用于医学、航天、航空、军事、建筑、影视、体育等领域，具有重大的科技意义和社会经济价值。

18. 皮肤视觉——库列索娃的功能

皮肤视觉功能早在 30 多年前就被人所知。库列索娃是世界上第一个被发现具有这种特殊功能的人。可是当初在她开发这种功能的时候，她甚至连听都没有听说过人可以靠手指皮肤读书、辨色，更没有想到过，这种功能随后会用她的名字来命名。

1960 年，库列索娃参加文艺自修班学习，毕业后当了盲人协会戏剧小组的负责人。工作中，她看到盲人能用触阅读纸上的盲文，感到很吃惊。她决心试一试。

一开始，她用初年级的盲文字母练习。一天过去了，只模糊记住了两个盲文字母，但她不气馁，经过两个星期的刻苦努力，终于学会了盲文阅读。然而，她并不满足，她又不顾旁人的嘲讽，大胆闭眼试读普通人读的字母。起初，她只有一种粗略的感觉，但是经过半年的刻苦练习之后，她居然能够用手指阅读铅印的文章了。

1962年春，她患了急性扁桃腺炎，到医院做切除手术。有一天她同病房的女友们，把她的眼睛蒙上，递给她一本书。她用手摸着书页，马上读出了三行文字。

女友们大为吃惊。医生自然也不相信，把她叫到办公室去，给了她一本书。书放在枕套里，她把一只手伸进枕套，闭上眼睛，就用手指读完了整整一页她从来没见过的医学书。此事立即轰动了当地报界。当年夏天，下塔基诺市开办了一个少儿马戏团，库列索娃应聘到马戏团演出。

1965年她迁居斯维尔德洛夫斯克，在一所盲童学校从教。

她用自己的方法教学生，但是，为了增强孩子的自信心，她没有告诉孩子，她不是盲人。

盛名之下，必有挑剔者。一次，有人用一条絮了棉花的黑布带把她的眼睛严严实实地蒙好，要亲自试试她。她当时却说，这样蒙起来还更好，可以全神贯注于指尖。试验结果果然如她所言。怀疑者没有死心，又加了一条絮棉黑带，而且给她的是一本《银屏》杂志，还外加了一个密实的壳子以阻挡视线。怀疑者做得真绝！可库列索娃更绝！她竟用脚指、手肘试读，并一举成功。在场者无不叹服。后来应库列索娃本人要求，人们在一页白纸上方手指不接触纸只在空中画了两位数字。这两位数字实际上只在纸上留下了体温的痕迹。库列索娃竟能一丝不差地读出这两位数字。库列索娃这样叙述：当我阅读时，摸到的如果是黑色，我的手指会有一种热感；如果是白色，则有一种冷感。原来，皮肤"视觉"取决于颜色及照度。在自然光照条件下，皮肤对红色、橙色最敏感，对紫色、蓝色也不错，而对黄色、绿色及天蓝色最迟钝。总之，原来，皮肤视觉对光谱两端的颜色（红、紫）最敏感。人体皮肤甚至对红外线、紫外线照射都会有反应。如果手掌被紫外线照射，那么指读的可能性就会增大。短频光波能增加脉冲，从而加强特殊受光体的识别判断能力。相反，事先施与的若是暖色光照，那皮肤视觉的敏感就会降低。

对于库列索娃的皮肤视觉功能，也曾有人质疑，但科学家进行过多次检验证实，库列索娃在辨认物体时，绝对排除了眼睛视觉。

大自然的奥秘无穷无尽。库列索娃的皮肤"视觉"仅只其中之一，它也远非自然界不可解释的唯一现象。我们的任务就在于探索自然的奥秘。

19．斯佩里实验——裂脑人

近半个世纪以来，神经学家、心理学家和脑生理学家潜心于裂脑人的研究，发现了许多前所未知的新现象，为揭示大脑奥秘提供了宝贵的研究资料。

何谓裂脑人？神经解剖学和脑生理学知识告诉我们：人脑分成左、右两半球，左脑半球接收来自人体右侧的感觉信息，如触觉、视觉等，并控制人体右侧的动作；右脑半球则接收来自人体左侧的感觉信息，并控制人体左侧的动作。人的语言功能，包括说话、书写和计算等能力是左脑半球负责的；右脑半球则具有描述空间结构和临摹等能力。人脑两半球之间由大约两亿条神经纤维组成的胼胝体连接沟通。20世纪40年代起，科学家对药物治疗无效的癫痫病人，采用切断胼胝体的办法。这么一来，癫痫病发作虽然停止了，但大脑两半球却被分割开来。从60年代开始，美国加利福尼亚大学生物系教授斯佩里等人，对裂脑人进行了仔细的观察和研究，并取得了可喜的成果。斯佩里让裂脑人按他的话举手或屈膝，结果，病人的右侧身体服从了命令，而左侧身体却不听指挥。再把裂脑人的双眼蒙上以后，用手接触他身体左侧的任何部分，他都说不出被接触的部位。斯佩里将一张年轻女人照片的左半部和一张小孩照片的右半部，拼成一张照片，然后采用一种特殊的方法，使这张照片的左半部正好置于裂脑人的左半视野，右半部置于他的右半视野，要他指出、说出看见了什么。结果，他手指着青年女子的照片，嘴里却说看见了小孩的照片。在这里，人体的左侧和右侧各行其是，思维发生了分裂，在一个人身上好像出现了完全不同的两种思想。据此，斯佩里认为，裂脑人具有两个精神，是两个人。

问题的关键在于，右脑半球究竟有没有自我意识？人们历来认为，自我意识是左脑半球的专利，而与右脑半球是没有缘分的。为了进一步说明问题，斯佩里设计了一个有趣的实验：让一个21岁的裂脑人用左眼观看自己、家属、著名的政治家和艺术家的照片。当他看到年轻姑娘、芭蕾舞演员的照片时，他用拇指朝上表示喜欢；当他看到希特勒的照片时，使用拇指朝下表示不喜欢；对于尼克松的照片，他迟疑片刻后拇指平指，表示无所谓喜欢不喜欢；而看到自己的照片时，却谦逊地将拇指向下。于是，斯佩里得出结论：右脑半球确实有权利作为一个意识系统。

斯佩里的裂脑人实验在学术界引起了极大的反响。加拿大达鲁思大学的普塞蒂教授、英国爱丁堡大学的别罗夫教授等都赞同和支持斯佩里的观点。

然而，科学总是在不同意见的争论中闪出真理的光辉。著名的澳大利亚生理学家、诺贝尔奖金获得者艾尔克斯不同意裂脑人是两个人的说法。他认为，人是一个整体，只能有一个精神，一个人就是一个人。优势的左脑半球管说话，具有自我意识，是人的本质；而非优势的右脑半球不会说话，没有自我意识，不能称为人。右脑半球只不过是一台电子计算机，其主要功能是接受来自感官的各种信息，进行"演算"，并将结果输送到左脑半球，在左脑半球的意识的判断下，作出行动的决策，再由右脑半球输出到肌肉去执行。至于裂脑人表现出来的各种右脑半球的意识功能，实际上是精神——大脑相互作用的一种表现。

艾尔克斯虽然是权威，但他的观点遭到了异议。"裂脑人，有两个精神、是两个人"的观点明显地占了上风。但是，在持这种观点的科学家中也存在着意见分歧。斯佩里等人认为，裂脑人之所以有两个精神，是由于手术刀将脑分割，从而将精神和人分裂了。对于正常人来说，左右脑半球相互作用，意识和有意识的自我无论在结构和功能上都是单一的、统一的。加拿大的普塞蒂教授就不同了，他认为，正常人就有两个精神，一个统一的、有形的躯体本来就包含了两个人，只不过手术前两个人是同步的，手术后两个人不同步罢了。

其实，裂脑人的思维分裂现象在正常人中也比比皆是。例如，司机一边开车一边聊天，夫妻吵架既想分居又难分难舍等。这是否表明正常人本来就有两个精神呢？普塞蒂对此感到手舞足蹈、极为兴奋。可是，英国牛津大学圣希尔达学院的女科学家威尔克斯却认为，这只能证明裂脑人的反常现象和正常人是一样的，人只有一个统一的精神。精神的所有者是统一的有形躯体的人，而不是脑，更不是脑半球。

裂脑人的问题吸引了越来越多的科学家和哲学家，争论仍在继续，探索仍在进行。也许需要经过几代人的不懈努力，才能最终找到科学的结论。

20. 血脉相连——孪生子之间的心灵感应之谜

1982 年，哈尔滨医科大学在对 40 对孪生子的调查中，发现一对孪生姐妹的如下情况：一次姐姐在校参加考试，因精神过度紧张而出现头痛并伴有恶心现象；当时孪生妹妹正好在看电影，也突然感到头部阵发性胀痛，想呕吐，只好中途退场。又有一次，妹妹在医院做人工流产手术，正在家中做家务劳动的孪生姐姐，突然感到腹部疼痛难受，待妹妹做完手术回家，姐姐的疼痛才消失，可谁也不知当时的疼痛是怎样感受到的。

其实，像这种孪生子同时出现相同的感觉、乃至相同的遭遇和行为的现象，古今中外都曾有过记载。那么，这是否表明孪生子之间都存在某种心灵的感应呢？事实上并不完全如此。从出现这种现象的孪生子来看，他们全是同性。通过测定，这些孪生子中同卵双生的占据绝大多数。显然，孪生子心灵感应的出现，与其公共的遗传性、相同的生理生化基础密切相关。同卵孪生子的肤色、身材、智力、性格、爱好等都非常相似，如果他们俩生活在一起，或生活环境条件相似时，还会同时患上同种疾病。遗传学家米伦斯凯在《家庭遗传顾问》一书中，曾通过对可能与遗传有关的精神分裂症患病率进行统计分析，结果表明：遗传病的患病几率与心灵感应现象的出现概率，其变化的趋向基本上是一致的。

对于这种现象如何解释呢？1977 年，在美国华盛顿举行的研究孪生问题的第二次国际大会上，与会者的讨论说明，受精卵分裂的时间，显然是决定同卵孪生子相似到何种程度的极其重要的因素。当一个受精卵分裂成两个相同的受精卵时，如果分裂的时间越短，则彼此相似的程度就越大。

另一种解释则认为，心灵上的彼此感应现象，是一种比普通遗传学更为复杂的四维时空遗传现象。意大利的孪生遗传学家吉特教授认为：作为遗传物质的基因，它有长度、宽度和高度等三维空间结构，但它要得到反映或表现，却又受到时间因素的控制。比如，一些遗尿症的家族，其成员中的遗尿症状减轻时间也是差不多同时开始的。这种家庭结集性现象，正好说明了遗传物质想得到反映或控制，都要受时间因素的限制。所以，尽管同卵孪生子的遗传因素完全相同，但如果再加上相同的时间因素作用，那么就更会出现这种心灵上的感应现象。这也就是研究时间因素和遗传物质反映的新兴学科——时间遗传学正在探讨的课题。

当然，还有一些其他的解释。比如，有人认为，孪生子之间的心灵感应现象，是由于他们的生物电接收器和释放器，就像遗传物质那么一致：当一方的生物电作用器启动时，而且放电功率是那样的大；另一方就可得到收集，并表现出相同的生物电，结果形成了同卵孪生子的思想和行为上的同时间遥相呼应。然而，非同卵孪生子，虽然也可能具有相同的生物电接收器和释放器，但由于他们的遗传性往往不一致，于是也就难以同步起来。

但是，出现这种感应现象的生理生化及心理机制究竟如何？人们至今还不得而知。

21. 生命科学——解开人体致癌之谜

致癌原因一直是全球科学家致力研究的目标之一。这个难解的生命科学之谜，最近由美国新泽西州普林斯顿大学分子生物学华裔教授施一公领导的研究小组解开。施一公因此获全球生物蛋白研究学会颁发"鄂文西格青年研究奖"，他也是这项奖项成立 17 年以来首位获奖的华裔生命科学研究学者。

据美国《世界日报》报道，生物蛋白研究学会在全球生物研究学界享有盛名，该学会的"鄂文西格青年研究奖"是以发现导致 HI6 病毒病变造成艾滋病的人体蛋白质，进而研发抗艾滋新药的 DNA 专家鄂文西格命名，不少获奖人如今已是美国国家科学院院士。施一公获得此奖是以发现人体细胞凋亡过程失灵导致癌症，以及人体内生长因子讯号传导失常造成癌细胞迅速分裂等人体细胞运作失常是致癌原因的。

36 岁的施一公当年在北京清华大学生物科学与技术系毕业，在美国获约翰·霍普金斯医学院分子生物学博士，在纽约史隆——凯特林癌症研究中心从事基础生物研究两年后，获得普林斯顿大学教职，之后获得终身制，现又获该校正教授职位。

22. 证据推论——牙齿珐琅质可以计算年龄

1985 年 10 月 26 日，美国《科学新闻》杂志刊登了一篇题为《齿化石分析引起的争论》的文章。其内容围绕"能否根据珐琅质计算年龄"展开了激烈的争论。

问题是由英国伦敦大学的人类学家布罗梅奇和解剖学家迪安提出来的。他们用电子扫描显微镜检查了 350 万—150 万年前的儿童牙齿上的珐琅质，发现他们的死亡年龄比以往估计的要早得多。因为这些取自婴孩口中的资料表明，远古人类祖先珐琅质的生长方式完全不同于现代人，是集中在某一个短时期内迅速生长的，这一特征与现代的巨猿非常相似。但是另一些科学家发现了一些迹象，他们认为 150 万年以前的人类祖先更像猿。由于我们对现代人和猿的牙齿的生长方式了解甚少，因而难以与齿化石作比较。

布罗梅奇和迪安应用电子显微镜，对 10 名现代儿童尚未磨损的牙齿进行检查，取得了一些数据，并与在亚洲发现的 9 枚齿化石的印记作了比较，这些化石是南猿属和原始人的牙齿。研究人员通过计算牙齿表面上隔开珐琅层的粗线条数，估计这些化石的主人死亡时的年龄。他们说，对现代人和哺乳动物牙齿的研究表明，平均每隔 7 天—8 天就会形成一层珐琅质。布罗梅奇和迪安解释说，我们之所以要分析儿童的牙齿，这是因为珐琅层之间的分隔线会随着年龄的增长而磨去。这两位研究人员进一步阐述，原来根据牙齿冒出、成熟和磨损的时间估计，这些齿化石的主人的年龄约在 4 岁—7 岁，但经过计算，他们的死亡年龄约为 3 岁—5 岁，要比原来估计的小得多。此外，1986年 10 月出版的美国《自然》杂志刊登的一篇报告说，齿化石的生长周期比现代人的牙齿生长周期短，与现代巨猿牙齿的生长周期相似。

布罗梅奇还指出："这里进行的显然是一种嵌合体式的进化"，"南猿用两腿行走，原始人的头盖骨的容量略大一些，但是这并不一定与生长发育期延长有关。不过我敢断定，（大约在 150 万年前出现的头脑比他们的祖先更大的）直立人的珐琅质的生长周期更长、更接近现代人。"年轻直立人的牙齿是很难找到的，但是从生活在 12.5 万年前的尼安德特尔人那儿得到的原始资料表明，他们牙齿上的珐琅质生长的情况是与现代人相似的。

美国费城宾夕法尼亚大学的人类学家艾伦曼认为，布罗梅奇和迪安所研究的不是一个新的想法，但有许多证据可以说明珐琅质形成的（个体）差异太大，用来估计年龄是没有什么用处的。艾伦曼沿用传统的方法分析了原始人的齿化石，得出的结论是他们的生长特点更像人，而不像猿。

在石溪的纽约州立大学人类学家格兰也反对布罗梅奇和迪安的说法，他认为："没有适当的证据能表明，珐琅质的形成是可以用天数计算的，而现代人和现代猿的（珐琅质形成）也没有充分的根据可以同化石进行比较。"

可是，用电子扫描显微镜分析珐琅层的先驱者博伊德说，他对现代人牙齿的研究支持了布罗梅奇和迪安的发现，他说："他们的数据无疑要比以前进行的一切研究所得到的数据都可靠，不可能会有太大的偏差。"

23. 平分秋色——女子的体育成绩不能够超越男子的原因

20 世纪 70 年代以来，随着女子运动员的身体素质和技术水平的不断提高，女子的体育世界纪录日新月异，不断被刷新，开始向男子世界纪录冲击。例如，过去曾被视为女子禁区的中长跑，恰恰成了成绩提高得最快的运动项目。

1964 年，英国选手格莱克用 3 小时 27 分 45 秒的成绩，创造了世界上第一个正式的女子马拉松最好成绩。20 年之后，这项纪录由挪威运动员克里斯钱森提高到 2 小时 21 分 06 秒，这要比男子首次正式的世界纪录快了 34 分 12 秒。与当今男子马拉松的最佳成绩相比，差距只有 13 分 55 秒。据分析，这将成为赶上男子的最有把握的竞赛项目。在此期间，女子马拉松成绩的提高率竟是男子的 5 倍。为此，越来越多的运动学家认为，女子的运动成绩，尤其是耐力项目的成绩将迅速地赶超男子。但是，最近日本东京大学体育学家福永哲夫等人，从生理学和解剖学角度对男子和女子的生理机能和构造，作了全面的比较和分析，断然否定上述观点。

福永哲夫首先对男子和女子的最大的肌肉力量进行对比。他发现，在不进行体育锻炼的成年人中，女子的握力和臂力大致上是男子的 60%—70%。而在参加 1984 年洛杉矶奥运会的日本男女运动员中，在臂力方面女子只及男子的 60%—70%，在腿力方面仅为 70%—80%。这就表明，女子经过训练以后，肌肉力量能够稍微接近男子的水平，但是最多只能达到男子的 80% 左右。

福永哲夫分析了维持长时间运动的持久力（通常称为耐力）的男女之别。持久力可分为两种：全身持久力（需要全身肌肉参与运动）和肌肉持久力（只使用手臂和腿脚进行运动）。福永哲夫认为，影响全身持久力成绩的主要是最大摄氧量（即最大耗氧量），这是指身体在单位时间内摄入氧的功能。最大摄氧量高，意味着肺活量大，心脏强健，能进行更剧烈、更持久的运动。福永哲夫的测定表明，在一般成人中，男子每分钟的最大摄氧量约 3 升，女子为 2 升，男子比女子的摄氧量高 50%。通常男子体重重，消耗的氧多，因此最大摄氧量也更大。如果按照每公斤体重的最大耗氧量计算，那么男子为 50 毫升，女子为 40 毫升，差别有所缩小。如果按照除去脂肪的每公斤体重的最大耗氧量来计算，则男女差距更小，但仍是男子高。

再看肌肉持久力。福永哲夫让这批男女反复举起相当于自己最大肌肉力量 30%—40% 的重物，直到疲惫不堪时为止。福永哲夫发现，男子和女子反复举起重物的平均次数几乎相等，但是女子的做功总量（重物的举重次数），只有男子的 60%。

福永哲夫认为，男子和女子的肌肉差异主要表现在数量方面，他对 28 名

110

男子和32名女子进行测定，发现男子的肌肉和脂肪在手臂横截面上所占的比例分别为75.5%和16.5%，而女子的分别为60.9%和32.9%。众所周知，无论男人还是女人，通常肌肉占的面积越大，肌肉力量也越强。从人的整个身体来看，脂肪所占的比例，男子平均约为13%，女子约为22%，差不多是男子的2倍。据考察，人在童年时，男女的脂肪量是没有差别的，但当体重超过30公斤之后，大致从10岁时候起，女子的脂肪就多起来了。我们知道，脂肪量多是会影响运动成绩的。由此看来，女子的体育成绩是不可能超过男子的。

如果女子经过强化锻炼，她们的运动水平能够接近男子的水平吗？福永哲夫经过调查和研究，明确地指出，无论男子还是女子，通过强化训练都可最大限度地提高肌肉力量。但是，如果男子和女子采取同样的训练方法，那么所取得的效果是不同的。

经过青春期发育之后，男子的肌肉较之女子要发达得多，这是由于男子大量分泌雄性激素的结果。显然，雄性激素对于肌肉数量的增加起着巨大的作用。为此，福永哲夫指出，如果女子采取与男子同样地以增加肌肉数量为目标的训练方法，以求提高运动成绩，即使经过长期的努力，也不可能取得与男子相同的效果，她们的肌肉力量依然是比较弱的。

然而，有些科学家却认为，女子在体育竞赛中不一定会比男子逊色。法国体育医学权威吉尼教授指出，妇女因生理原因在某些力量型运动项目方面是不能与男子相比的，但是在耐力性、灵活性上并不亚于男子，而且女子的某些生理和心理指标要超过男子。比如，比较男女选手在长跑运动中的反应后发现，在同样的运动量下，女子能够承受更高的负荷量。因为在发挥耐力时，妇女体内有一种保护酶可增加30倍左右，血液中的白血球数量也会显著升高。从心理学的观点看，女运动员的耐力要比男运动员更强，因为她们对追求的目标怀有更坚定的信念和毅力。为此，吉尼认为，在一些耐久性项目中女子体育运动的成绩赶超男子已为期不远。看来，两种观点的争论还将继续下去，至于哪一个学派较为合理，只有通过今后的实践加以检验了。

24. 生命奇迹——女子被困冰水两小时不死

一名瑞典女子在挪威滑雪时不慎跌入河川，因为在布满浮冰的水中浸泡两个多小时，她的体温下降至13.8度。这位创下体温过低存活纪录的女子日前接受访问，表示自己从深度昏迷中醒来之后的第一个意念，是为获救感到愤怒。

据香港媒体报道，现年 29 岁的芭根霍尔姆躺在奥斯陆一家医院的病床上，向记者解释愤怒的由来："意外发生前，我的生命皆与体育运动有关，转眼间却变成仅靠呼吸器维持生命，与僵尸没有多大区别。"

芭根霍尔姆与朋友在挪威北部滑雪时跌落到一条冰冻的河流中，两个同伴无法将她救起，只能用自己的滑雪板架住她，以免她被冲往下游。她在冰冷的河水中度过 40 分钟后便失去一切生命迹象。

两个多小时后，她被直升机救起，送到奥斯陆一家医院，当时体温已降至 13.8 度（人类正常体温应在 37 度左右）。

人类通常在体温下降至 35 度时开始出现体温过低（hypothermia），体温降至 33 度时便会停止抗寒机能。然而，挪威的医生竟然将体温降至 14 度以下的芭根霍尔姆从死神手中夺了回来，创下抢救体温过低患者成功的世界纪录。前世界纪录由一位加拿大小女孩保持，她在体温降至 14.2 度的情况下被救活。

负责抢救的急诊医生斯腾说，将她救活"是一次了不起的医学成就"。他认为芭根霍尔姆能够生还，是因为她的代谢机能在低温下近乎停顿，全身组织的耗氧量亦显著减少。

芭根霍尔姆如今根本不记得那次意外的情节，而且双手因神经末梢损坏而失去部分功能，但她仍然打算康复后做回自己的专业——医生。

25. 秘而不宣——女子排卵三大假说

排卵和受精，这是动物繁殖过程中最重要的环节。人类作为哺乳动物世界的一员，却在排卵和受精方面表现出与其他所有哺乳动物截然不同的特征。人类这一生理、行为方面的特殊现象，近年来引起研究者们的激烈争论，成为一个饶有趣味的谜。

几乎所有的雌性哺乳动物都有明确的排卵周期。在周期中，只有在排卵的前后几天里它们才接受雄性交配，这就是所谓的"发情期"。雌性个体的发情通过明显的体征表现出来，以猿、猴为例，它们发情时主动把生殖器朝向雄性，这是吸引对方的行为；生殖器官局部肿胀湿润，由于充血而变成红色、粉红色甚至蓝紫色，这是吸引对方的视觉信号；腺体分泌有特殊气味的化学物质，这是吸引对方的嗅觉信号；动物学上把雌性个体在排卵期发生的这种种变化称为"接受"行为，这些行为对吸引雄性交配十分有效。然而，等排卵期一过，不论受孕已否，雌性的这些体征会一概消失，它们对雄性也变得冷漠无情了。观察表明，绝大多数猿猴只有在雌性发情期才能进行成功的交配。对于大多数哺乳动物来说，这样"公开"排卵的生物学意义是显而易见的：只限在排卵前后进行交配，既能保证种族的繁衍，又可避免非排卵期"劳而无功"的频繁交配，而浪费时间和精力。这充分体现了生命世界节省能量的普遍法则。

在众多的哺乳动物中，唯独我们人类是一个例外。人类的排卵是秘密的：不但不表现任何特别的体征，排卵者本身没有感觉，没有动情行为，就连专门研究人类生殖生理的科学家也弄不清排卵的确切时间，错认为女子在整个月经周期内都有可能排卵。今天仍被应用的安全期避孕方法希望用避开排卵期性交的方法避孕，即使用了基础体温测试、阴道黏液变化观察等方法，多数人测算出来的排卵期仍不准确。人类的秘密排卵和其他哺乳动物大张旗鼓的公开排卵形成鲜明对照。同样成为鲜明对照的还有，别的哺乳动物只在短暂的排卵期接受交媾，而人类女子却在整个月经周期中始终可以接受性交，这样就决定了男女之间大多数性交都发生在非排卵期。据美国生物学家统计：即使是身强力壮的年轻新婚夫妇，尽可能频繁地做爱，他俩在每个月经周期中可以受孕的概率也只有28%。这样低的受孕率，就是秘密排卵的必然结果。如果把性交看成是仅仅为了延续种族的手段，人类显然违背了生命世界的节能法则。研究者不能不追问：为什么人类会进化出这样与众不同的秘密排卵方式？秘密排卵和大量浪费精力的无效性交给早期人类的生存带来了什么好处？为了解释这些疑问，人类学家提出了许多假说，其中比较有代表性的三种假说是：传统的假说、男子中心假说和女子中心假说。

传统的假说。传统的假说着眼于早期人类小群体的社团生活方式对行为进化的影响。一些研究者认为，人类秘密排卵和隐蔽的性交方式适应了早期人类群居的原始狩猎生活。

人类必须依靠集体的力量来猎取凶猛的野兽。如果女子在群体内公开排卵，吸引男子为她竞争打斗，他们怎么还能齐心协力地去狩猎呢？女子的秘密排卵有助于巩固群体内男子之间的纽带，而公开排卵则会破坏使人类赖以生存的社会关系。这是从男子之间的关系来考虑的假说。另一些学者从男子——女子间的关系考虑，认为秘密排卵有利于加强男子和女子个体之间的对偶联系，女子没有周期性发情，始终对男子具有吸引力，有利于巩固这种男女对偶关系，吸引男子协助女子共同养育子女。美国亚利桑那州大学动物行为学家阿尔考教授指出：人类的性生活绝不只是以生育孩子为目的的。性生活给男女双方带来快感，从而使夫妇关系加固，这在其他哺乳动物身上是没有的。女子秘密排卵和没有发情行为的生物学适应价值就体现在这里，然而，传统的假说也面临质疑。动物学家发现，长臂猿也是严格的一夫一妻对偶家庭，它们保持着牢固的对偶关系，却是公开排卵，有明确的动情周期，只在排卵期进行短暂交媾。这一例子似乎使上述观点难以自圆其说。

美国圣巴巴腊加州大学西蒙斯教授在观察黑猩猩行为时发现，雄黑猩猩在猎杀了小动物后，总是倾向于把肉分给正在发情的雌性个体，而不愿分给不发情的雌性个体。这一发现启发他提出这样的假说：女子没有明显的排卵体征，始终保持性的吸引力，有利于经常从男性狩猎者那儿获取食物，并且可能从群体首领那儿获得比较优越的基因，以传递给自己的子女。

男子中心假说。西蒙斯的假说是以男子为中心的。在他看来，男子处于进化的中心地位，女子仅仅是聪明的适应者。另一些主张男子中心假说的学者还认为，人类是智慧的动物，如果女子像其他动物一样公开排卵，男子就会利用这一知识使自己的配偶受孕，然后到别处去寻花问柳。秘密排卵迫使渴望成为父亲的男子守着自己的配偶，这样既保护了女子的利益，也保护了男子的利益，他无须担心自己的妻子会像其他动物那样突然发情，吸引许多竞争的男子前来。

女子中心假说。与男子中心假说相反，一些学者提出了女子中心假说。美国戴维新加州大学哈代教授观察到，猿猴中雄性个体有杀死非自己所生婴儿的行为，婴儿被杀后，母亲很快就会恢复排卵发情，而且常常接受杀婴者为自己的新配偶。这种野蛮行为有点像早期人类氏族战争中胜利者杀死战俘中的男人、孩子，而留下妇女的现象。哈代认为，女子进化出秘密排卵的生理，有助于蒙骗和操纵所有和她有关系的男子，使男子们搞不清孩子究竟是谁的，都把孩子看成是自己的。这样女子就能吸引群体中和她有关系的男子共同扶养孩子。哈代的假说认为性生理进化的力量操纵在女子手中。

美国依利诺斯大学女人类学家贝莉则从另一角度来探讨这一难题，她指出，人类女子的体重远低于大猩猩，而人类新生儿体重却比大猩猩新生儿重一倍多，这是造成人类生育时难产远比类人猿多的原因。人类进化到具有相当智能，能够控制性交行为，为了逃避分娩的痛苦和危险，女子如果知道自己的排卵期，就会有意识地在排卵期避免性交。自然选择的力量使那些能知道自己排卵的女子留下后代少，而使不知道自己排卵的女子留下后代多，结果使得女子向着不能感觉自己排卵的方向进化。

这样，男子中心假说认为秘密排卵是女子对男子的适应，而女子中心假说则认为这一现象是自然对女子的欺骗。假说种种，莫衷一是，秘密排卵之谜的探索还刚刚揭开序幕。解开这一疑团，还需人类学家的进一步努力。

26. 石人怪病——人体变成石雕之谜

有一种怪病，会让肌肉变骨头，人体变成石雕，这种怪病被称为"石人综合征"。

据英国《泰晤士报》报道，世界上有一种怪病会使人的软组织和肌肉逐渐骨化，最终把大活人变成硬邦邦的"活石雕"。这是为什么？是什么将活人变成石头？科学家们困惑不安。近日，美国科学家终于找到了石人的症结所在。

奇迹——石人活了 50 年

这种怪病被称为进行性肌肉骨化症（FOO），是世界上最罕见的疾病之一。医学统计数字显示，进行性肌肉骨化症每 200 万人中才会出现一例，目前世界上共有 600 例。而有史以来，全世界患上这种疾病的患者也不过 2500 人。

英国诺森伯兰郡贝林哈姆地区的罗伯特·金霍是进行性肌肉骨化症受害最严重的患者之一。他 3 岁时就被诊断患上了这种罕见的遗传性基因紊乱疾病，当时医生称，根本没有任何方法能够治疗，而且金霍的病情是全英 45 例同类病例中最严重的，因此医生预言年幼的金霍最多活不过 6 个月。

然而金霍却奇迹般地活了 50 年。如今，他的颈部已经被逐渐定型不能再转动，膝盖也已被固定而无法再抬起和移动，同时，双腿也成为两根坚硬的石柱子。除此以外，金霍的每一寸肌肉都变成了骨头，臀部关节和颚骨被骨化，胸腔的肋骨合并在一起，成为名副其实的"石头胸腔"。由于胸腔被骨化，金霍的肺部受到影响，呼吸变得很困难，但 53 岁的金霍却因此成为知名的"石人"，同时也成为英国进行性肌肉骨化症患者中最年老的幸存者。

为此，从 20 世纪 80 年代开始，金霍就选择站立，试图以一种优美的姿势将自己的躯体永久性地固定起来，成为一具永不倒下的活雕像。如今，金霍的梦想正在慢慢实现。他一动不动地站立在一副架子里，静静地等待着自己成为石像的那一天来临。

恐怖——身体化石思维正常

这一切听起来像希腊神话中点人成石的魔咒，但却真实地发生了。科学家又将这种疾病称为"石人综合征"，因为这一可怕的疾病将使人体上的骨头朝不正常的方向发育，首先是脚趾畸形变大，接着是颈部、脊骨和肩膀，最终肌肉渐渐消失、骨化，逐渐转变成一具骨头人。换言之，患者的骨架之外会积聚越来越多骨头，最后人体僵硬、固定成形——或者是 S 形，或者胳膊折叠在一起，或者腿盘在一起，或者双腿立成人字形，结果好像石头人一样，无法再做任何运动。

最可怕的是，这种疾病不影响人的智力和认知能力，因此患者会清醒地认识自己的悲剧，并在悲剧的煎熬与痛苦中慢慢死亡。居住在美国加利福尼亚州苹果谷的桑迪·李是进行性肌肉骨化症的另一名受害者。现年 49 岁的她已经一动不动地在床上躺了 20 年。她黯然表示："我就像一块木头，从头到脚没一个地方能弯曲。"更令她沮丧的是，有人甚至曾把她当成一具人体模型。

因此，宾夕法尼亚大学的整形外科医师、进行性肌肉骨化症专家弗雷德里克·卡兰认为："这是最残忍的疾病，它完全囚禁了患病的人。""它剥夺了许多被我们视为理所当然的东西——穿衣、吃饭，甚至是咀嚼和上厕所。"

怪异——随便一推都长骨头

更加可怕的是，患上这种疾病的人通常非常脆弱，像玻璃人一样，只要轻轻一碰，他们的关节就会像吹气球一样鼓起来，然后下一步就是长成新骨头。

18 岁的文森特·惠兰就是班级上的重点保护对象。惠兰来自美国加州的中部城市弗雷斯诺，他回忆起第一次遭遇这种疾病时说，当时他只有 9 岁，那天他去外公家的游泳池游泳，突然感觉腿部生疼游不动了，幸好外公及时把他救上来。从那以后，他的脚就跛了。原本父母以为惠兰只是腿脚抽筋，但是医生告诉他们，惠兰得了进行性肌肉骨化症。一年后，妈妈忽然发现儿子的脊柱边侧长出了杏树皮一样的凸起物，后来凸起物越长越大，甚至长成了驼峰，最后驼峰虽然消失了，却留下了一串脊骨，导致惠兰的胳膊失去活动能力。慢慢地，惠兰的脖子也石化僵硬了。

现在，已经成为大一新生的惠兰过着和别的同学完全不一样的生活。他的宿舍里到处是辅助机械，有辅助拿东西的，有辅助穿袜子的，有辅助梳头洗头的。他的同学也被告知严禁推他或拱他，因为任何形式的碰撞都可能导致他的身体某一部分拱出来，轻则一颗牙齿或一个疫苗痘，重则关节凸起，然后像吹气一样鼓成新的骨头，十分痛苦。

发现·希望——恐怖基因兴风作浪

为此，卡兰带领研究人员花了很大力气对这种怪病进行研究，现在终于查出了病源——罪魁祸首竟只是一个基因。

研究人员发现，这个基因是 AC621，控制着体内的三种骨骼形成蛋白（BMO），直接影响着骨骼的形成和修复。但当 AC621 发生变异后，如本身多复制了一个或两个，就会改变原有的基因信息，导致骨骼形成和修复的信号紊乱，于是产生大量错误的蛋白质。

卡兰因此惊叹："没想到一个基因的破坏威力这么大！虽然人类的染色体内有 600 万个基因字母，但是只要其中一个出现错误，就像恐怖主义者一样'遍地开花'，导致肌肉和软组织一整套功能受损，最终畸形地产生另一副骨骼。这个过程是很恐怖的，相当于把一个电灯泡变成一个原子弹。"

拯救石人，造福人类

这一发现具有重要意义。它不仅能够帮助科学家了解进行性肌肉骨化症的发病原因，进而找到治疗方法，而且还能帮助研究者深入认识骨骼生长，为治疗骨质疏松症、脊椎损伤或运动性骨损伤等骨质常见疾病找到更好的方法。

除此以外，研究人员还打算利用这次发现的原理在实验室里培育骨骼。这样一来，不能再生的骨折损伤或骨骼畸形就可以用人工培育的骨骼来弥补了，整个过程就好像为机器添加零件一样。

27. 罪恶使命——俄罗斯女性人体炸弹之谜

在过去，俄罗斯境内共发生了 7 宗自杀爆炸事件，共造成 165 人死亡。这些自杀爆炸案中有 6 次是由车臣女性实施的。如今，这些车臣女性的人体炸弹已成为俄罗斯人最大的心病。她们为什么要这样做？

这是一份来自曾在莫斯科音乐节上制造恐怖自杀袭击的车臣女性叶莉卡兹耶瓦家乡的报道。

善良姑娘成了人体炸弹

年仅20岁的朱莉罕·叶莉卡兹耶瓦短暂的一生尚且安稳，尽管其大部分时间是在车臣的两次内战中度过的，但就她本人而言倒没有遭受过多大的苦难。她隐居在车臣一个叫库查洛伊的小村庄里，住着用石头垒成的屋子。这地方有点与世隔绝的味道，使得她很大程度上逃过了战争带来的最恶劣的劫难。她曾在这个村子的医学职业学校学习过，并在当地的诊所充当见习医师。后来，她突然神秘地消失了，迄今为止这仍是一个无解之谜。

让人无法理解的是，年轻漂亮的叶莉卡兹耶瓦一个月前竟在另一位女子的陪同下，出现在莫斯科音乐节的主办地门口，引爆了捆绑在身上的炸弹。这次自杀爆炸只炸死了她自己，可另一位女子在片刻后引爆的自杀炸弹，却当场炸死了16人。

说起叶莉卡兹耶瓦自杀袭击案，无论是俄罗斯当局还是那些了解她的人都无法确切地说出，到底是什么驱使她引爆自杀炸弹？

库查洛伊是个不算太大的村庄，只有1万多人，大约在车臣首府格罗兹尼以东18英里。通向这个村庄的道路都被俄罗斯和车臣的士兵设置的检查哨堵住。村庄的街道又窄又脏，可是这个村庄从来就不是激战中心。

叶莉卡兹耶瓦的63岁的祖母卡苏汉诺瓦说，叶莉卡兹耶瓦与她的父亲苏莱曼、母亲和一双小弟妹住在一起，家里没有一个人卷入到车臣分裂分子发起的冲突中。叶莉卡兹耶瓦的父亲靠残疾人的养老金生活，有个21岁的儿子，叫达尼尔罕，这是他第一次婚姻生下的。儿子出生后，他便离了婚。渐渐地，他们的关系疏远起来，那个儿子加入了"瓦哈比教派"的原教旨主义的组织，这个组织专门从沙特派人向车臣发动袭击。

叶莉卡兹耶瓦的祖母说，俄罗斯军队去年11月进入这个村庄，拘捕了人称"阿拉伯战士"的一个团伙，他们住在同一街上的两幢屋子里。就在那次拘捕行动中，叶莉卡兹耶瓦的父亲与妻子及最小的儿子住在印古什的一个难民营里，他偶尔也偷偷回家看看。叶莉卡兹耶瓦仍与她小妹妹伊曼住在一起。当叶莉卡兹耶瓦失踪后，人们对叶莉卡兹耶瓦后来的情况一无所知。卡苏汉诺瓦解释道，没准儿是她的同父异母哥哥达尼尔罕下令将她绑架，有人看到，一名男子和另外两名女子乘一辆白色的轿车将她劫走。

车臣内政部的发言人鲁斯兰·阿查耶夫在电话采访中说，当局得到了她失踪的消息，不过得出结论她是自愿离开的。他补充说，达尼尔罕是名臭名昭著的分裂分子，他曾打着阿富汗的旗号四处活动。叶莉卡兹耶瓦的家人屈于他的淫威，不敢正式报告她的失踪案。

一名只肯透露叫凯达的邻居说，要说叶莉卡兹耶瓦接受了极端分子的思想，这是令人无法相信的。"她爱学习，"凯达说，"她是一位受过教育的姑娘，一位现代女孩。她的心中绝不可能存在这种极端恐怖的东西。"这位邻居在与记者交谈时不时流露出害怕报复的胆怯的神色。

叶莉卡兹耶瓦的祖母卡苏汉诺瓦说，叶莉卡兹耶瓦的同父异母哥哥下令让人把她绑架了。俄罗斯当局称他加入了一个车臣叛乱团体。叶莉卡兹耶瓦死前洁身自好，从不沾惹是非。根据她的祖母和一位非常了解她生活的邻居透露，死者热爱学习，她计划继续学习医学。

"我们拥有这样好的一个家庭。"卡苏汉诺瓦在她与孙女曾住过的屋子里接受采访，泪水像断了线似的流个不停，"她就像一位天使。"

动机至今是个谜

俄罗斯的官员和新闻媒体都把这些实施爆炸的女性人体炸弹称为"黑寡妇"。"为了给自己在两次车臣战争中被俄军队打死的父亲、丈夫、兄弟和儿子报仇，这些女性随时准备献身去实施自杀袭击。"但俄罗斯官员根据爆炸现场发现的护照看，叶莉卡兹耶瓦的情况与上述描述并不符合。在车臣，真相究竟如何仍让人捉摸不定，究竟是什么原因驱使这些女性去实施自杀爆炸，她们究竟是怎样被招募的？迄今这些仍是一个谜。叶莉卡兹耶瓦并没有父亲、丈夫、兄弟或儿子死于俄军之手，客观上讲她没有实施自杀爆炸的动机。

这些由车臣女性实施的自杀袭击尤其令俄罗斯当局胆战心惊，部分原因是车臣妇女可以比车臣男子更加自由地走动，如若是车臣男子，他的出行必然会受到俄罗斯警察和安全部队的注意。

最近唯一一次不是由女性实施的自杀爆炸袭击发生在那个恐怖的星期五，一辆炸弹卡车对莫兹多克的一家部队医院实施了袭击，共造成了50人死亡。

俄罗斯官员对"俄军滥杀无辜"引发自杀爆炸袭击的说法不屑一顾，他们指责恐怖分子，包括与国际恐怖主义相联结的外国团体，指责他们施加了恶劣的影响。据俄罗斯总统普京的车臣问题高级顾问所言，这些统统都是受人指使的。恐怖分子违背了"黑寡妇"的意愿，逼迫她们成为人体炸弹。

"那些车臣的家伙利用神经毒品将这些年轻美貌的女孩变成了蛇蝎一般狠毒的女人"，亚斯特雷曾布斯基说，"我曾听说他们强奸这些女孩，并且将强奸过程录了像。此后，这些车臣女孩就再也无法在车臣恢复正常的生活。她们只有一种选择：用装满钉子和轴承弹珠的炸弹引爆身亡。"

据一些报告称，目前大约有 36 名"黑寡妇"在册。俄罗斯副总检察长塞盖·N·弗里丁斯基说，这些"自杀炸弹"曾在车臣境内和境外接受过训练。

俄罗斯当局如今正在扩大力度，对披着头巾的车臣女子进行强制性的安全检查。

28. 智慧之门——人的智能起源之谜

大约 500 万年前，我们的祖先走出森林，来到草原上生活。旷野生活对他们产生了深刻的影响。一二百万年以后，原始的人类出现了，他们的智能达到了空前的水平：语言、集体狩猎、采集、制造和使用工具。原始人类一开始就依靠大脑的智能生存，他们成了生存的强者。

人类高度发达的智能究竟是怎样产生的，至今仍是个谜。科学家们根据原始人类的骨骼化石、原始的石器工具和生活遗址，提出了许多人类智能起源的解释，但这些解释都带有很大的猜测成分。智能起源之谜之所以难以解开，是因为对智能还没有确切的定义。美国哥伦比亚大学神经古生物学家拉尔夫·霍络维指出："总的说来，智能就是处理信息的能力。"佛罗里达州立大学的生物心理学家布鲁斯·马斯特顿倾向于把智能看做人类特有的东西，因为在这方面动物是无法比拟的。

智能是怎样诞生、进化的？19 世纪的时候，达尔文认为是战争的结果：在原始部落的冲突中，智能高的部落容易取胜，消灭对手，因而他们高智能的基因也容易保留遗传下来。今天的人类学家和社会生物学家，研究了现存的原始部落。他们发现：部落的社会生活密度和复杂性，是促进智能进化的强大动力。

过去人们在研究智能的进化时，往往注意大脑体积的增加，或者大脑与身体比例的增加。美国神经生物学家哈里·杰里森指出：大脑结构的改变对智能的进化更为重要，可是化石资料无法反映这一点，这是研究智能进化的一大困难。加利福尼亚大学神经科学家加里·林奇认为，原始人类智能的突飞猛进是一个"幸运的机遇"，由于直立行走，原始人类的骨盆变宽，胎儿可以变大了。林奇根据胎儿与成体大脑之比在灵长类动物中是恒定的，认为人类的大脑可以比其他灵长类动物大得多，并由此得出结论，人类的智能是直立行走的结果。

最近，加拿大多伦多大学进化生物学家查尔斯·卢姆斯登把人们的注意力引向生物学和文化过程的相互作用上，提出了一种引人注目的新假说，基因文化协同进化论。他认为，人类智能的诞生进化是由于生物进化和文化进步相互作用的结果，基因的改变迫使人类适应新的文化，而新的文化又加速了基因的进化。

不管这种种解释如何相互矛盾，所有研究智能起源的科学家都同意这么一点：要弄清智能怎样产生、怎样进化，必须首先了解大脑的秘密；随着对大脑研究的不断深化，关于智能起源、进化中的猜想成分将日益减少。林奇说："我们现在是无的放矢，因为我们讨论的是一个了解甚少的结构。"他估计，当前人工智能研究提出的问题，将导致人们对大脑的智能进行更深入的研究。卢姆斯登则预言：20 世纪结束的时候，人类将进入伟大的智能时代。

29. 探索研究——人类能否征服艾滋病

艾滋病（AID3）是"后天免疫缺乏症"的简称，自本世纪 80 年代起，这种可怕的传染病开始在非洲出现。它通过性行为、通过血液、通过哺乳等各种途径肆意蔓延，由非洲进入到欧美，随之紧逼亚洲，犹如 14 世纪时的可怕黑死病那样，以迅猛的来势对人类造成极为惨烈的危害。然而更可怕的是，当时人们对艾滋病一无所知，毫无防范措施。但不久之后，手足无措的科学家们终于行动起来，着手揭示艾滋病这个神秘的谜团。

最早发现该病的是巴黎克罗德·贝尔纳医院的罗森保医生，他在 1981 年先后发现十多例奇怪的病症。这些病人在几个月以来一直受到腺体肿胀、喉痛、猛烈咳嗽、腹泻和皮肤出疹等症状的困扰，最后因为身体的免疫机能全部丧失而死亡。那时候还没有人能确诊这是一种什么样的疾病，也无法断定它是由什么传染媒介引起的。罗森保医生为此而感到困惑不解，他耗费了大量的精力，经过一段时期的研究之后，从病体组织中鉴定出一种奇怪而又陌生的有机体。罗森保推测这种有机体与艾滋病有关，也许它就是艾滋病病毒。

为了探索艾滋病病毒的存在和结构功能，法国巴斯德研究所的三位第一流病毒学家孟大聂教授、谢尔曼博士、巴雷辛努博士，全力以赴地投入了这项研究。他们首先推测，艾滋病很可能是由一种以前被认为只存在于动物体内的逆转病毒所引起的。通过连续数月的大量实验，他们终于取得了令人兴奋的成果，并把这种神秘的病毒暂时定名为"与淋巴结病有关的病毒"。这三位学者在显微镜下观察到，人体中的 44 细胞（免疫系统中对抗疾病的主要角色）正在被这种病毒袭击和杀死，结果使人体对感染变得毫无抵抗力。这一系列重大发现，使充满神秘感的艾滋病初露端倪，它的最外面一层面纱已被揭去。然而随着研究的不断深入，又遇到了越来越多的问题尚待解答，例如，艾滋病病毒的基因数目有多少？它们是怎样排列的？病毒会产生哪一种抗体？它有被制止的可能吗？

在以上这些方面，英国微生物学家维恩一马当先，他把病毒诱入细菌的基因内，然后用超声波把这些无性繁殖细胞系的遗传链和酶拆散，再把它们组成别的细胞叠集。通过对每一叠集的化学成分加以分析后，便确定了它们各自在遗传链上的所在位置。最后，用电脑制成一幅3米长的印件，显示出这种杀人病毒的基因数目和排列顺序。这项研究在克服艾滋病的道路上迈进了一大步，以后的问题是如何控制和预防艾滋病的发生，构筑一道遏阻艾滋病四处蔓延的围墙。

1986年11月，全世界著名的艾滋病研究专家和医生在刚果举行了一次大规模的会议，会议提出的一个重要任务是，希望尽快研制出有效的艾滋病疫苗。但是根据世界卫生组织的专家们估计，这种疫苗至少在5年之内不会出现。为什么寻找艾滋病疫苗会如此困难呢？其关键原因就是艾滋病病毒极端复杂，而且它还会出现破坏人体免疫系统的一些表面变化"抗原漂变"。美国国立卫生研究所的艾滋病计划主任约翰·拉蒙登医生说："假如那些漂变被证实是重要的，那么寻觅疫苗的工作将变得更为困难。"病毒尽管复杂，学者们却通过各不相同的途径开始朝同一目标努力。

最近，由法国免疫学家丹巴尔·扎古里医生领导的一个联合小组正在试验一种免疫法，试图通过此法来防止艾滋病病毒的感染传播。他将艾滋病病毒外膜基因浸入到天花疫苗病毒中，通过人工繁殖制成艾滋病疫苗，并将它注入体内刺激人体的免疫系统，使身体中产生有中和作用的抗体和被称为"杀手淋巴细胞"的白血球。这位令人敬佩的医生，以崇高的献身精神把这种疫苗注入自身体内进行首次试验。

与此同时，美国哈佛大学公共卫生学院癌生物学系主任曼克斯·艾塞克斯则开始对一种猿猴的病毒进行研究，试图从中发展出一种疫苗。因为在猿猴中常见这种对人体无害的病毒，而这种病毒在结构上又很像艾滋病病毒。

就目前的情况来看，学者们虽然对艾滋病的研究在某些领域中取得了一些进展，但在如何预防和控制，乃至治愈艾滋病方面依然是一个个还没有揭开的谜。它正像世界卫生组织曼恩所说的那样："艾滋病带来了空前未有的健康问题，所以需要空前未有的方法去解决它。"

30. 五音六律——人类天生有音乐细胞的原因

以前人们认为，音乐是人类的一种文化发明，就像古人在岩洞的石壁上绘画一样，是人类为了感情发泄的需要而后天培养出的一种文化活动，是人类自我娱乐的产物。但是美国一些科学家最近提出一种音乐基因的理论，认为音乐是一种进化适应，音乐基因在几十万年前即已诞生，是自然规律优胜劣汰的选择结果。音乐就像直立行走和语言一样，是出现在人类早期并且帮助人类更好地向前进化的行为。携带着这种基因的原始人在进化中占有一定优势，他们更容易吸引配偶，生育孩子的存活率也更高。经过世世代代的自然选择，现代人类天生能通晓五音六律了。此观点目前的几个主要依据为：

一是音乐历史久远，无所不在。纵观人类各阶段的文化，从亚马逊河的部落舞蹈，到爱尔兰的民间音乐，再到黄河边上的腰鼓乐，每个民族几乎都拥有自己的音乐传统，每种文化都把音乐看成是基本组成部分，你很难找到根本不会唱歌、跳舞或击鼓的民族。这表明音乐是人类文明的一个共性因素，在早期的历史阶段便被人类这个物种所掌握，并贯穿于人类历史的整个发展演化过程。最近，考古学家在斯洛文尼亚的一个山洞里发掘出一个用骨头雕刻而成的长笛，这是迄今为止发现的最古老的乐器，距今已有 4 万年历史，当时欧洲和北美的大部分还覆盖在冰雪之中，人类与穴居人共同生活在一起。如果最老的乐器可以追溯到 4 万年前，那么人类从事声乐活动的历史就会更早，可能在 8 万年前就出现了，这说明人类在形成初期就有了音乐。

二是人类大脑中有一个音乐中心。科学家研究发现，人类的音乐天赋比语言天赋高得多，人类的大脑可以记住几十首旋律，辨别数百支曲子，但我们在背诵散文时却显得特别吃力。可是，如果某人大脑右半球受损，他对旋律的记忆力就会下降甚至彻底丧失，而语言能力却几乎不受影响。

人类大脑在耳朵后面的位置有片脑叶叫做颞叶，它可以称为大脑中的音乐中心。研究人员用探针对这里进行某种刺激，被刺激者就会感觉听到了音乐声。癫痫病人发生病变的部位就在颞叶，所以有些病人对音乐非常敏感，某种音乐可能引发他们犯病，但这要因人而异，有的人对古典音乐过敏，有的人则对流行音乐无法忍受。

大脑的这种专业化分工进一步说明，音乐在人体内是有生物基础的。如果能在基因组图谱中找到两三个主管音乐功能的基因，便可最终证明音乐基因的存在，尽管此项突破可能还要花费几代科学家的毕生努力。

三是人类的音乐天赋。加拿大多伦多大学的桑德拉·特里布是一位心理学教授，她曾经周游全球，研究音乐对不同民族的影响。她的一项有趣发现就是，全世界的催眠曲具有相同的特点，都是一种音调较高、节奏舒缓的曲子，你只要一听就会知道那是催眠曲。这说明音乐并不是人类的发明，如果全世界的母亲都用同一种音乐与婴儿交流，那这种音乐就是母亲与孩子交流的一种本能的方式。一个会唱催眠曲的母亲更容易安慰她的孩子，这一点在原始社会是十分重要的。因为孩子不爱哭闹就不会招来野兽，母子俩也会得到更多的休息，他们的生存机会就比其他母子高。这样的音乐基因（如果确实有的话）就会代代相传，每一代都会从中受益。

特里布在另外一个试验中还发现，几个月大的婴儿就可以辨别出音调、速度和旋律的变化，并且能够对悦耳的音乐和难听的音乐做出不同反应。当他们听到优美的四分音或五分音时，就会露出会心的微笑，而他们听到讨厌的三分音时，就会显得烦躁不安。特里布认为，这只能用人体内预装了"音乐程序"来解释。

四是音乐帮助人类更好地进化。在动物界中，我们的祖先作为个体来讲毫无生存优势而言，他们行动迟缓，没有利爪和护身的长毛，无法抵御大型野生动物的袭击。可是一旦他们团结起来，就可以征服整个世界。音乐就是一种可以不断巩固人类团结的手段。从远古时代我们的祖先围在篝火旁手舞足蹈，到中世纪罗马军团在战鼓与号角声中冲锋陷阵，一直发展到现代的国歌、军乐、进行曲等，我们都可以从中体会到那种鼓舞人心、团结向上的力量。正是凭着这股力量，人类才成为万物之灵。所以说，音乐不是人类为了自娱自乐而发明出来的文化，而是一种代代相传的生存本领。

31. 千人千面——人类为什么有不同的脸之谜

脸是人体最引人注目的部位，也是人们互相识别和了解的依据。为什么人们的脸各不相同？塑造脸的动力是什么呢？

达尔文的自然选择学说认为，适应是普遍存在的生命现象，无论是植物、动物和微生物；无论是生物的形态结构、生理机能以及行为习性，无一例外。脸也是人类适应自然环境的产物。白种人的头发是亚麻色的，略微有点透明，这是适应高纬度地区寒冷环境的结果，因为这样容易使头皮吸收太阳光的热量；反之，黑种人的头发黑色卷曲，有利于阻隔太阳光带来的热量，保护大脑，这是适应热带环境的结果。同样道理，南部非洲人的鼻梁低而短，而埃塞俄比亚人的鼻梁高而长，这是由于埃塞俄比亚地区海拔高、气候冷的缘故，高而长的鼻梁可以增大鼻腔容积，吸入的寒冷干燥空气，使肺得到保护。黄种人倾斜的凤眼和眼睑内的褶皱，可能与亚洲中部地区多风沙有关。这种结构可以保护眼睛，使之免受风沙尘土的侵袭。诸如此类的脸部特征，都可以用适应自然环境来加以解释。自然选择成了塑造人脸的一大动力。

然而，也有一些脸部特征是很难用适应自然环境来解释的。非洲黑种人的嘴唇厚而突出，可是白种人的嘴唇却薄而不突出，这是怎么形成的？有些民族的男子中间，络腮胡须非常普遍，而另一些民族中络腮胡须者十分少见，这又该如何解释呢？

达尔文认为，人类脸上的许多特征是"性选择"的结果。例如，厚嘴唇、高鼻梁、络腮胡须等脸部特征，在一些种族、部落中被视为健美的标准，具有这些特征的人容易找到配偶，有更多的机会留下后代，于是这些脸部特征便在人群中逐代普遍化。

近年来，另一种解释塑造脸部特征动力的理论正在崛起，这就是"中性突变漂变学说"，又称"非达尔文主义进化学说"。1968 年日本遗传学家木村资生，在英国科学杂志《自然》上，发表了《分子水平上的进化速率》一文。翌年，美国的两位科学家雅克·金和托马斯·朱克斯，在美国杂志《科学》上发表了《非达尔文主义进化》一文，于是以"中性突变"为基础的分子进化学说逐渐形成了。

这个学说认为，从分子水平看，大部分突变对于生物体的生存既不产生有利的效应，也不酿成不利的后果，因此，这类突变在自然选择中是"中性"的。在亿万年中，生物体内的基因不断地产生"中性突变"，它们不受自然选择的支配，而是通过随机的偶然的过程即遗传漂变，在群体中固定下来或是被淘汰，结果就造成了基因和蛋白质分子的多样性，实现了分子的进化。

生物体的所有特征都是由遗传基因控制决定的，脸部的各种特征也有着不同的控制基因。例如，单眼皮和双眼皮各有其不同的基因型。在一个很大的人群中，单眼皮基因型和双眼皮基因型所占的比例为一稳定的值，称为基因频率。如果让这一人群自由通婚繁殖，基因频率将从一代到另一代维持不变。这就是有名的遗传平衡定律。然而，如果这一人群分成若干小群，迁移到一些地理上相互隔离的地区。小群中某些性状基因频率，就可能与原来大群中的不同。之后，随着这一小群的盛衰变化，基因频率随机改变，后代中出现这些性状的个体数也会发生变化，这就是遗传漂变。

在美国宾州有一种敦克尔人，是18世纪初从德国西部迁居来的。他们在本族内通婚，形成了一个半隔离的小群。如今，敦克尔人的脸部特征不同于德国西部人，也不同于宾州的其他美国人，这是遗传漂变的结果。生活在北极的白人、瑞典人、德国人、意大利人的脸部特征各不相同，但是，他们是同一祖先的后裔，是遗传漂变塑造出形形色色的脸。

除了自然选择和遗传漂变，还有没有塑造人脸的其他动力呢？在人脸的进化中，自然选择和遗传漂变的关系如何呢？回答这些问题还需要时间，需要进一步的探索。

32. 有待论证——人类是否能预报地震

地震也就是地动，它像打雷、刮风和下雨一样是一种经常发生的自然现象。可是这种自然现象，对人类具有很大的威胁和破坏性。根据史料记载，我国发生的大小地震已达9000多次，对人们的生活和生存带来不同程度的影响。其他国家或地区的人民，也常受到地震的威胁。例如，随着美国西部圣安德列斯断层2/3以上大范围的断裂，目前加利福尼亚人民清楚地知道，他们正生活在一场大地震灾难的边缘。

但是，世界人民在同地震长期的斗争中，不但已经能够认识地震现象，而且还创造出许多预测预报地震的办法。根据世界大量地震的历史资料表明：地震前有异常反应的动物大约有近百种，其中反应最为明显的有狗、猪、鸟、鸡、鱼、猫等动物。所以我国地震地区民间有这样的谚语："鸡在窝里闹，猪在圈里跳，鱼在水里跃，狗叫羊也跑，地震快要到。"根据柏林弗里大学赫尔穆特·特里布楚教授测定，来自地面的充电离子释放，引起"先地震"使狗、猪、鸟和其他动物出现紧张不安情绪，这就是人们在地震前所经常观察到的动物异常行为。

那么，从生物的进化角度来说，人类作为最高等的动物，能不能预感地震呢？这是世界各国地震学工作者共同关切的大课题。美国加利福尼亚州一位科学家首先提出，人类也能够像一些动物一样，在地震前的短暂时间内表现出异常现象。例如在美国旧金山海湾地区，那里的居民在地震前72小时内，会出现烦躁、易怒、头昏眼花、头痛、恶心等征兆。但是由于每个人的生理机能和心理状况不同，所以出现的征兆也有差异，有的十分明显，有的比较明显，有的不太明显。

之后，也就是几年前，美国蒂姆研究所的生物学家马沙·亚当斯，也观察到人类在地震前出现反常现象，而且还根据人类在地震前的这些异常行为进行分析，发现在 8 天期内预报的准确性可以达到80%。亚当斯把人类在地震前的异常行为，归因于地震会导致电磁场的改变而影响人体的结果。

最近，科学家亚当斯和特里布兹一致认为，要做好地震的预测预报工作，除了创造发明精确的报震仪以外，关注动物和人类在地震前的异常行为，也是一项极为重要的防震措施。

但是，以美国地质勘探局帕萨迪纳地震实验室希顿博士为首的地震学家却提出相反的见解。他们认为：一些动物固然会在地震前出现反常现象，但是观察起来很不方便，不是一种好的报震途径。至于人类，能否像某些动物那样，对来自地面的充电离子释放而引起的"先地震"产生感觉，同时出现反常行为，我们绝不可凭个别的事例，而且这个别的事例很可能是一种牛头不对马嘴的偶然巧合。我们预测预报地震，还得靠创造发明使用方便的高、精、尖的地震预报仪，这才是可靠的途径。

人类能否真的感觉地震？怎样看待人类在地震前的异常行为？由于人们对此观察和研究得还不深不透，定论的数据还不充足，有待于地震学家和广大地震学工作者进一步探索。如果人类真的能够感觉地震，那就方便得多了，人们在地震前就来得及采取迅速的行动，或跑到室外开阔地方，或躲在室内结实的家具下避难，可以大大减少伤亡事故。

33. 无奇不有——人类预感之谜

关于预感，超心理学者们是这样定义的：一个人通过梦境、幻觉、直觉等方式对未来事件的信息预先感知。未来发生的事件可能比人产生预感的时间要迟到几个小时、几天甚至几年。这段时空差距就构成了预感的无穷魅力，就得让人们为之思索、为之行动。这里先看几个关于人类预感的著名的经典事件。

林肯预感到自己要死

美国已故的著名总统林肯在指挥并获得南北战争胜利后，于 1865 年 4 月

4 日遭到暗杀，这是世人皆知的史实，而林肯死前的三天就预感到自己要死，并且在自己最亲近人的集会上讲了自己的预感，这也是在美国家喻户晓的。

4 月 1 日晚上，林肯做了一个噩梦，说的是他走在白宫走廊上，听到许多人都在伤心地哭泣，他于是走出自己的房间，经过一间又一间，最后来到一个房间里，看见房间正中摆着一副担架，担架上有一具尸体，周围站满了泣不成声的人。他就问一个士兵谁死了，士兵回答说，总统被暗杀了！

林肯醒来把这件事告诉了太太，第二天又讲给亲近的人听，大家都十分不安。谁会想到过了一天后，林肯的预感变成了现实，他在一家剧院的包厢中看戏时真的遭到枪杀……

梦中沉船的泰坦尼克号

震撼世界的美国大片《泰坦尼克号》再次向人们展示了 80 多年前的那场惊心动魄的冰海沉船情景，但是有谁知道，早在轮船首航前就有人预感船要沉没，并且放弃泰坦尼克号的首航票。

这人就是著名的实业家乔里·奥昆纳。在泰坦尼克号起航前一周的伦敦实业家集会的俱乐部里，当乔里·奥昆纳说放弃泰坦尼克号的首航船票后，立刻就有大群人围住了奥昆纳，想要得到他的退票。

有人不解地问：奥昆纳先生，要知道参加泰坦尼克号处女航的乘客很多，只有那些望族名士及其家属才能得到这种荣誉，你放弃实在太可惜了！

奥昆纳先生吞吞吐吐半天才说出了实话：我做了一个怪梦，梦中看见泰坦尼克号翻沉了！大家听了都十分好笑。泰坦尼克号当时在世界上是最大、最豪华的高级客船，总吨数 43600 吨，建有双层船底和 16 个密封舱室，被推崇为是永不沉的客轮。奥昆纳相信自己的预感，最终也没再次申请买船票。

1912 年 4 月 10 日中午，泰坦尼克号从南安普敦港出发驶往纽约城，没想到 5 天后的 4 月 15 日，在大西洋的纽芬兰岛海面因大雾迷失了方向，最后撞在冰山上，1513 人葬身大海……

而奥昆纳先生一个让人讥笑的怪梦竟变成了现实，也救了他本人，你说这奇不奇。

寻找梦中的城堡

这是发生在波兰捷尔那克的一个真实而感人的故事。

少女梅娜与青年劳斯相爱着，可是世界大战爆发拆散了这对相爱的人。劳斯当兵上了战场，从此，梅娜每天都来到村口等待心爱的人儿回来。就在战争结束前一个月，梅娜突然做了一个怪梦，梦见劳斯被一块大石阻止在一个无法脱身的山洞中，再怎样费力也推不开巨石。

梅娜对这个梦甚感奇怪，但也说不清为什么，仍只是每天到村口等待……谁知第二年夏天又做了同样一个梦，只是这次梦中出现了一个城堡，城堡的出口被崩塌的巨石堵住，劳斯的呼救声就是从那城堡中传出来的。

这次的梦给了梅娜一种预感，她觉得劳斯真的会在城堡中。于是她就踏上了寻找城堡的路。由于说不出城堡的名字，梅娜只能漫无目的地在全国寻找。所有人都认为梅娜一定是疯了，可梅娜坚信自己的预感。

1920 年 4 月的一天，梅娜来到热窝的一小村庄外，她突然发现山顶上有一个城堡，就像梦中的城堡，她不顾一切地向城堡奔去。村民对梅娜的表现十分惊讶，也跟着来到山顶城堡废墟外。听了梅娜的述说，大家都觉得好笑，但见到梅娜搬石头，双手都搬破了，只好来帮忙。谁知这样干了一天，奇迹出现了：石头下果真传出一个男人的呼救声，大家很快搬动石头救出这个人。这个人果真是劳斯。

原来，劳斯在战斗中以城堡为掩体，可是炮火击中城堡，把他埋在了山洞中，好在洞中有水和食物，就这样活了两年。

是谁让梅娜做这个怪怪的梦，并且一遍又一遍地告诉她？谁又能说得清楚呢？这就是神奇的人类预感！

梦中的灵车救了她

在美国与林肯预感自己要死的故事一样神奇的要算罗兹·德苏小姐，只是林肯有了预感而不预防导致被枪杀，罗兹·德苏小姐有了预感而有预防所以获救。

罗兹·德苏小姐住在圣路易。有一次她去芝加哥，途中访问一位住在距芝加哥 30 公里左右的农村朋友。她在那里住了一个晚上。

这是一个月色皎洁的美丽夜晚，卧室外的挂钟闷声闷气地乓……乓……打过了 12 点，这时，从外面的砂石路上传来啪嗒啪嗒的马蹄声音。

深更半夜里，有什么客人来呢？罗兹这样想着，便站了起来。她从窗帘之间的缝隙向外望去，走在砂石路上的是一台灵车。车上并面没有棺材，却挤满一车人。马车走到罗兹向外窥视的窗下，赶车人用劲一挺腰，转向这个方向走来。

这是个外貌多么可怕的男人啊！罗兹感到毛骨悚然，缩首畏惧起来。只听那个男人喊道：还能坐一位呀！他的声音何等清晰！罗兹忙拉上窗帘，跑到自己床上，用毛毯把头蒙起来……次日早晨，罗兹虽然明白自己昨夜的所见所闻其实不过是一个梦，但仍感心有余悸，匆匆告别再三挽留她的朋友，离开这个房间走了。

罗兹到了芝加哥，便去一家大商场买东西。来到商场最顶层楼的罗兹，正赶上向下层去的电梯要开，她很想坐电梯下去。由于电梯挤满了人，所以她有些犹豫。电梯服务员看出她的心思，就对她说：还能坐一位呀！

啊！这与昨夜那位男人的话怎么一模一样？罗兹犹疑起来。算啦，我走下去吧！这样说着，她就向楼梯的台阶口走去。这时，忽听"当"的一声巨响，电梯在人们的悲惨叫声中像流星陨落一样，坠到底层的地面上。电梯坠毁，乘客全部遇难。

而罗兹则由于昨夜梦中那奇怪的预兆，幸免于难。

梅娜有了关于男友的预感后，千辛万苦让预感变为了现实，相爱的人终于能团聚。罗兹小姐不忽视自己的预感，最后幸免于难。这就是被瑞士心理学家荣格认为的预感能力，梅娜和罗兹就属于具有预感能力的人。其实，正如荣格所说，预感能力是一种天生或自发的能力，几乎每一个人身上都具备。

人类自身，特别是大脑的奥秘如同宇宙一般深邃。我们相信，人类经过不断的探索，一定能挖掘并激发出更多的潜能。

34．醉酒当歌——人脑中的嗜酒中枢之谜

要染上积习的醉鬼，戒酒可不是件容易的事。可是，醉鬼并非只能一步步走向酒精中毒症的深渊。前苏联科学院生理研究所的科学家为挽救酒鬼做了有益的尝试。

众所周知，人类的大脑是人的感觉和运动的总指挥部。人的一切感觉，如饥感、渴感和其他感觉都由它来支配。具体地说，都由大脑皮层下的下丘脑支配。

下丘脑的功能无论对于动物，还是对于人都是至关重要的。比如，破坏了动物或人的下丘脑上分管饥饿的神经中枢，动物或人即使饿死也不愿进食；而用电流刺激饥饿中枢，即使实验对象刚刚吃饱，也会立即扑向食物。既然下丘脑与人和动物的一些欲望有必然的联系，那么，醉鬼对酒精的嗜好会不会也与下丘脑有关呢？

前苏联医学科学院的 K·苏达科夫对此进行了研究。研究结果表明，酒精破坏了下丘脑神经细胞的正常工作，从而造成一些副作用。分析许多动物

和酒鬼下丘脑的切片，就能找到酒精破坏的痕迹。因为酒精改变了下丘脑神经元代谢物的结构，而恰恰正是这些代谢物能维持神经细胞的正常生理活动。更重要的是被损害的神经细胞会病态地发出索取酒精的指令。于是，酒鬼就永无休止地沉湎在酒精的麻醉中。

苏达科夫想，酒和水都是液体，既然下丘脑上有渴中枢，那么，下丘脑上会不会也有嗜酒中枢呢？但在大脑皮层的成千上万个神经细胞中寻找未必存在的嗜酒中枢又谈何容易！为此，苏达科夫等人做了一连串的实验。起先，他们让一群老鼠连喝了一个月的酒（含酒精20%），结果老鼠们全都变成了酒鬼。然后，研究者破坏了其中一部分醉鼠的渴中枢，接连数天不让正常的老鼠、已被破坏和未破坏中枢的鼠酒鬼喝水，而后将水和稀酒精放在它们面前。90只醉鼠中只有6只选择了水，其余的全部挑选了稀酒精。而未喝过酒的老鼠和动过手术的醉鼠选中的却几乎全是清水。这个实验有力地说明：动物大脑中的嗜酒中枢极有可能是渴中枢受酒精刺激后才转化而成的。所以，科学家认为，可以通过手术来根治酒徒。

前苏联医学副博士A·科托维领导的研究小组发现，一个由20个—30个氨基酸组成的生物大分子——肽，在人或动物的神经细胞之间扮演了交通员的角色。这些肽几乎与所有的感觉如痛觉、饥饿感有关。研究小组找到了两种肽：一种肽叫安吉奥坚津，另一种叫布拉迪基宁。分析结果表明，前者能激活渴中枢，促进体内水分的代谢，后者则抑制渴中枢的活力。但是，如两种肽混合使用却能引起惊人的变化。在鼠酒鬼的脑里先用第一种肽刺激，它们对酒精的要求马上变得非常迫切，而对水的要求变化并不明显。科学家再在鼠酒鬼的大脑同时注射两种肽，它们不久即变得清醒起来，对酒精的狂热程度也有所减退。两周后，它们恢复正常。实验归实验，要用到临床上，还有许多技术问题尚待解决，比如说，肽这种大分子化合物很难随着血液渗透到有屏障作用的脑里，而将肽注射液直接注入脑脊液又十分危险。该怎么办呢？

正当科托维的工作陷入困境，正在生理学研究所的B·巴齐可夫副博士却获得了意外的进展。他试验成功一种绝对安全的方法，在家兔眼黏膜滴上安吉奥坚津肽，家兔嗜酒中枢神经元切片的病理现象，竟和直接往兔脑内注射这种肽得到的结果一模一样。可惜的是，尚未弄清这种肽是如何到达神经细胞附近的。

上述实验目前仅限于动物试验阶段。动物的大脑中存在嗜酒中枢，还有待进一步的证据，至于人脑中是否存在嗜酒中枢，更是尚未定论的科学之谜。

35. 梦由心生——人对梦的控制之谜

梦是生物学领域中最大的奥秘之一。多少年来，这种奇妙的生理现象，一直充满着神秘的色彩，不仅普通人感到困惑难解，就是对于科学家们也显得疑雾重重。然而到了1900年，奥地利著名心理学家和精神病医师弗洛伊德开创了"梦学"的研究后，使世界各国的学者们开始正式从心理学、生理学和医学等方面探寻做梦的机制。

可以说每一个人都有过做梦的经历，同时都会感受到梦境的内容是那样不可思议，常常会有千奇百怪的组合，突然的场景转换，人可以飞起来、落下去，想跑又挪不开步的奇特体验。梦境似乎没有因果规律，也不受时空限制，然而事事景景都牵动着做梦者的心弦，体验是那样真切，情感是那样强烈，在做梦的当时并不感到荒诞。那么荒诞的梦境与现实生活是否有联系呢？如果有联系的话，人类是否可以通过控制睡眠前后的条件来影响梦的内容呢？一系列的问题引起了许多学者们的广泛兴趣。较早从事这方面研究的是美国芝加哥大学克雷特曼实验室的德门特和沃尔珀特两位学者。最初他们注意到，大多数刚来到睡眠实验室的新的受试者，在叙述他们梦中的故事经历时，常常把睡眠实验室这个新奇的环境编入到各自的梦境情节中。很显然，睡眠条件的改变会在梦境中得到反映。德门特和沃尔珀特从中获取启示，并设计了一系列有趣的实验。实验的方法很简单，就是改变受试者睡眠时的环境条件，看他们会不会在梦中得到相应的反映。整个实验分三部分，先用冷水淋，继之以强光，然后再放音乐，结果在受试者的梦境报告中，只有42%涉及水，23%谈到光，9%提到音乐，这些数据看来并不能很好地说明问题。

1966年，毫里曾做过一项实验，要求受试者在临睡前干6小时的体力活，可是实验结果表明，这些人在梦中根本没有出现体力劳动的内容。毫里据此提出了平衡互补的理论，他认为清醒时的生活与梦境是平衡互补的，比如白天体力活干得多了，在梦境中当然就不愿干了。

然而没过多久，平衡互补理论遇到了麻烦。1968年，生理学家陶伯做了一个用平衡互补理论无法解释的实验。陶伯要求受试者连续两周戴玫瑰色的眼镜，结果他们在梦境中的景物也全部变成了玫瑰色，这显然表明清醒时的知觉感受延续到了梦境之中。不过，如果依照平衡互补理论，梦境中的景物应该是补色或无色才对，而事实却并不如此。

以上许多的实验结果，使学者们做出了同样多的、大相径庭的解释，但是有一点似乎已经趋于明朗化，即清醒时的环境遇到某些特殊的改变，在梦境中就会增加与此有关的新内容。然而目前的问题焦点是怎样才能确切地掌握环境刺激和梦境内容之间的必然联系，只有做到这一步，才有可能达到控制梦境的设想。

精神分析派的理论认为，梦的作用在于心理方面，做梦是为了满足愿望，只要在清醒时愿望得到了满足，梦境中就不会出现这方面的内容。1974 年，德门特精心挑选了一名受试者进行实验。这位受试者当时的强烈愿望是想吃香蕉奶油馅饼，在当他睡眠快进入到做梦阶段（眼快动睡眠期）时，三次将他唤醒，并每次都给他吃一块馅饼。到第四次被唤醒时他说："我正在喝咖啡和抽烟（平时他每次就餐完毕后都喝咖啡和抽烟）。"第五次被唤醒时他说："餐桌上给我上了一盘面条，我把它倒进了垃圾桶。"第六次被唤醒时他又说："德门特博士，我梦见我正拿馅饼在喂给你吃。"这个实验结果表明，满足吃馅饼的愿望不能中止做梦，但是梦的主题将变为不愿意再吃东西了。

后来，威特金和刘易斯两位美国科学家利用刺激现实环境的方法来测量梦境内容。他们用的刺激物是四部电影片，一部是孕妇正在生产的过程；一部是原始部落人用锐利石片切割男性少年的阴茎包皮；一部是母猴将死去的小猴撕开吃掉的经过；还有一部是平淡的风景片。结果根据受试者的报告表明，前三部影片的内容被较多地编入梦境，而平淡风景片则根本没有。以上实验似乎说明了这样一个问题，现实生活中受到的外界刺激比较强烈，那些刺激在梦境中出现的可能性就比较大，此说法得到许多学者们的赞同。关于人是否能控制梦境内容的问题，迄今为止能够做出的回答仅仅是：入睡前后的外界刺激看来是可能被编入梦境的。不过涉及与此有关的各种生理机制和它的规律性，由于变化因素太多，目前还难以将它规范化。从事该领域研究的学者们都感到，通过控制入睡前后的条件来影响梦境内容的实验十分复杂和困难。这正如美国心理学家卡特赖特所说的那样："假如入睡前十分口干，有人会梦见海洋，有人会梦见沙漠，也有人会梦见谁也无法理解的、但与口干有联系的某种情绪状态。"因此我们首先需要有一套更为精确的度量梦境内容的方法，然后才能理解梦的意义，最终达到控制梦境的目的。

36. 挑战极限——人的耐高温纪录

热带地区终年酷热，那里的居民能忍受的气温要大大高于温带地区居民几乎不能忍受的温度。夏季的澳洲中部，即使阴影处的气温也有46℃，甚至高达55℃。航行在红海到波斯湾航线上的客轮舱房里，室温高达50℃以上。地球上气温最高的地方，是在美国加利福尼亚州的死谷，最高可达57℃。前苏联中亚细亚地区也很酷热，气温可达50℃。

科学家们对人体在干燥空气环境中能忍受的最高温度做过试验：人体在71℃环境中，能坚持整整1个小时；在82℃时，能坚持49分钟；在93℃时，能坚持33分钟；在104℃时，则仅能坚持26分钟。此外，人置身其间尚能呼吸的极限温度约为116℃。

但据文献记载，似乎人体能忍受的极限温度还要高些。如1764年法国学者蒂勒特在给巴黎科学院的报告中称，曾有个妇女在132℃的高热炉子里待了12分钟。1828年，曾有个男子在温度高达170℃的炉子里熬过了14分钟。英国物理学家布拉格坚和琴特里，曾自我试验在面包炉里体验了160℃的高温。1958年在比利时，曾有人在200℃的酷热环境中坚持了5分钟。物理学家约翰·延达利指出，甚至在足以煮蛋和煎牛排的环境中，人都可以坚持一段时间而不伤机体。

美国航空医学界的专家指出：人体耐热的时间，受到痛觉的限制，并与所穿的衣服有关。当室温在1分钟内由20℃骤升至55℃时，就会出现这样的情况：当皮肤温度达到42℃—44℃时，人体就会产生痛觉；当体表温度继续升至45℃时，痛觉会使人几乎无法忍受。在裸体的情况下，人体能忍受的上述快速升温极限为210℃；而如果穿上厚实的冬季飞行服，则人体能忍受的骤然升温极限可达270℃。因此，像前苏联土库曼这些沙漠地区的居民，凭着长袍和皮帽子能幸免于燥热的荼毒，则完全不是奇怪的事情。

那么，如何解释人体对于高温的耐热性呢？首先，人体有满布全身的汗腺，其密度达每平方厘米平均为410条。当它们分泌的汗液挥发时会带走紧贴皮肤的空气中的大量热量和人体内的热量，使周围气温大幅度下降。但人体不能直接与热源接触，而且空气要尽可能地干燥。

其次，低热量的素食有助于提高人的耐热性。居住在撒哈拉沙漠腹地的少数民族图布人非常耐热，经研究，原因在于图布人的饮食：浓草汁，海枣，煮熟的黍，棕榈油，粉状根做的调料汁。

凡是到过中亚细亚的人，都会感觉到那里 30℃—40℃ 的气温还是较易于忍受的。但在莫斯科或列宁格勒，即使当地气温低于中亚细亚，人的感觉却并不佳。这是因为前苏联中部地区的温度，要远比中亚细亚的大多数地区高得多的缘故。同样的道理，当人体浸在热水中时，因无法用排汗蒸发的途径散热，所以在水中耐高温能力就要明显逊于在干燥的空气中耐热能力。在下热池方面创纪录的是一位土耳其人，他曾潜入 70℃ 的水中而安然无恙。

美国挑选首批征服水星的宇航员时，要求具有超众的耐热能力，在气温高达 50℃ 的模拟小舱里待上 2 小时。美国科学家所做的类似宇航试验表明，人体在与热魔作斗争时，自身体温可达 40.3℃，全身失水可达 10%，而狗在耐热时的极限体温要稍高一些，为 42.8℃。因此，人类完全可以自豪地宣布："就耐热的潜力而论，我们也是生物界的强者！"但是，人究竟能耐多高的温度呢？生理学家至今未从理论和实践中做出明确的答复。

37. 以此类推——人能够无性繁殖

在我国古典名著《西游记》中有这样的描述：孙悟空从身上拔下毫毛一把，丢进口中，嚼碎了吹向空中，说声"变"！马上现出千百个分身的齐天大圣，他们同真孙悟空一模一样，使得敌手竟一时不知所措。当然这不过是一个神话故事。然而，随着当今生物科学技术日新月异的进步，时常有人提出用人体细胞复制诸如爱因斯坦等著名人物，使昔日梦幻变为现实的遐想。这就牵涉到了人能否无性繁殖这一现在普遍感兴趣的问题。

无性繁殖活人（没有精子和卵子结合的过程）的念头并不是人们的一时冲动，它有逐渐发展的科学事实为依据。为了说明问题，我们不妨先回顾一下无性繁殖研究的进程。

20 世纪 60 年代，美国康乃尔大学的科学家斯图尔德用胡萝卜完成了一项惊人的试验。胡萝卜是进行有性繁殖的，也就是新植株是花粉与花朵的卵细胞结合的结果。斯图尔德设计了超乎寻常的手段，先是从胡萝卜的根部取出一部分组织，移入放有培养液的长颈瓶内进行培养。经培养的胡萝卜根细胞在长颈瓶内逐渐增殖，然后将从中分离出来而漂浮在培养液里的单细胞，移入另一长颈瓶中，并在培养液中加入椰子汁。结果细胞不仅大量增殖，而且在长颈瓶内集结成块，慢慢形成植物状。至此将它取出移栽到泥土里，就长成了具有根、茎、叶的胡萝卜。这就是轰动一时的胡萝卜无性繁殖实验。这种由一个细胞产生、具有完全相同遗传特性的个体是原先胡萝卜的分身，是孙悟空分身术在植物中的体现。

那么，胡萝卜实验能用人体细胞做出来吗？无需急于回答，先来看看是否能在其他动物中实现。

我国著名生物学家朱洗教授曾经用无性繁殖的方法，获得过一只发育正常的癞蛤蟆个体。以后他又设法使这只没有父亲的癞蛤蟆产卵受精，成功地培育出许多没有外祖父的后代，在世界上产生过很大影响。国外也有人从非洲爪蛙一个蝌蚪的肠细胞中取出细胞核，并将它移入用细玻璃针去掉卵细胞核的卵细胞内，结果换了核的卵细胞照样继续发育生长成蛙。这些实验揭示蛙类有可能经人工无性合成无父母繁衍下去。

无性繁殖在一些两栖类动物中获得了成功，但还不能说孙悟空的分身术在哺乳类动物（包括人）中也一定能实现。因为两栖类的卵比哺乳类的卵大，容易进行去核植核的显微处理。20世纪70年代后期，在美国缅因州的杰克逊实验室诞生了7只没有父亲的单亲小鼠，哺乳类动物的无性繁殖研究出现了新的突破。其无性繁殖的程序是：先让卵子受精，在精核同卵核融合之前施行显微手术，把精核去掉，然后将该卵放入加有细胞松弛素B的溶液中，细胞松弛素B能够阻止正常细胞的分裂，但不影响染色体的复制。这样，卵细胞很快产生两个核，再将该卵放入不加细胞松弛素B的正常培养液中，其间卵中的两个核自动融合，于是卵细胞开始分裂和发育。科学家们把这种方法生产出来的小鼠称为亚无性繁殖动物，因为成年个体只具有母体一方的染色体。

最新的进展是，美国的霍普博士和瑞士的伊尔门齐博士在瑞士合作，采用核移植法，令人信服地生产出3只真正的无性繁殖小鼠。他们先从灰色小鼠的胚胎细胞中取出细胞核，然后植入刚刚受精的黑色小鼠的卵中，在黑色小鼠受精卵中的精核与卵核融合之前，再把该卵中的精核与卵核去掉，只保留所植入的灰色小鼠胚胎的细胞核，将该卵先在体外培养4天，最后植入白色小鼠的子宫内孕育，结果该白色小鼠生出了3只发育正常的灰色小鼠。他们的实验结果在世界上引起了巨大的反响，在生殖科学理论和实际应用价值方面展示了激动人心的前景。

至此可以说哺乳动物无性繁殖的程序都已经掌握，实验技术及工具均已备齐，加之，人和小鼠同属哺乳类，小鼠的卵在形态大小等诸多方面与人的卵相差无几。因此，人能否无性繁殖似乎可以下结论了。其实，还不能贸然下结论。正如美国明尼苏达大学遗传和细胞生物学教授麦金奈尔所指出的那样："哺乳动物无性繁殖的成功，意味着至少在技术上已经出现了一种可能性，即在某一天人也能被无性繁殖出来，但据我所知，目前还没有一个人有能力去无性繁殖一个人。"归纳得更明确些，就是说理论上可以，但最终能否实现人的无性繁殖还有待于进一步实践。因为人毕竟是最高级的生物，同小鼠还是有区别的，例如人的卵就不像小鼠的卵那样容易获得。诸如此类，以后在实验中将遇到的难题还有不少，所以无性繁殖人（也可以说复制人）还不是一朝一夕的事，还有待于用其他动物，如兔、牛、猴子等动物的进一步验证。

38. 另辟蹊径——人能用身体探矿的研究

人类能不能利用自己的身体或借助简单的器械探知地下的矿藏？要明确地回答并不简单，因为关于这个问题的争论已经进行了好几个世纪。

据编年史记载，早在 15 世纪到 18 世纪，人们在德国、法国和波希米亚用新削的柳枝、赤杨枝和胡桃枝测到了 15 座包括金、银、铜、铁、锌、硫黄和煤在内的矿藏。可是，这些有益的尝试都被当时的教会斥为"邪魔的举止"而置于一边。然而，事情的发展并非像教会所希望的那样。到了 20 世纪初，几位德国学者在南非境内的干旱地区又用柳树枝条找到了水。在三年的时间内他们行程两万公里，钻孔 163 处，成功率达 79%。于是，一场论战又重新爆发。在激烈的争论中，一些相信人体探矿的科学家开始从理论和实验中来解释这种现象。

以前苏联著名的地质矿物学博士 H·索切瓦诺夫为首的学者认为，这种现象完全可能发生，新削好的柳树枝内存在着一个极其微弱的生物磁场，它能够感到周围磁场的变化，因此就能把探矿人引向有矿藏蕴藏的地方。卫国战争胜利后，索切瓦诺夫曾带领人在吉尔吉斯共和国离伊塞克湖不远处进行了一次实验。实验中，人们利用柳枝不仅探到了地下 7 米—10 米的暗河，还测到了地下 80 米—100 米深的矿藏。

以法国科学家里格莱特为代表的科学家则认为，光有树枝内的生物磁场还不够，还得有人体内存在的生物磁场与之配合。不然的话，探矿极可能失败。为了证明这一点，他们把一块马蹄形磁铁靠近探矿者的后脑，结果，树枝的灵敏度马上下降了。

众多学说中，最令人瞩目的还是前苏联专家所认为的，在探矿过程中起主导作用的是地球本身磁场强度的变化。经测定，一般情况下，地球的天然磁场强度约为每米 0.5 奥斯特，而矿藏最丰富处地球的磁场强度为每米 1000奥斯特。两者差别如此悬殊，难怪柳树枝在一些硫黄矿、铁矿、金矿和地下水最充沛处偏转得非常厉害。

实验中，克夫希什维发现，如果用活动小金属框代替柳树枝，探矿效果将更好。柳树枝从起始状态转到最大位置只能转 90 度—120 度，而金属框架能接连转上好几圈。反应特别强烈的地方，小框竟能吊起 200 克重的砝码。此外，金属框还有一个优点就是转数能计算。无论持框人快走还是慢跑，在同一地点的同一段距离内，小框转动的圈数总是相同的。

克夫希什维把新鲜柳条或金属框架与矿床的反应称作科奇特反应（科奇特为古希腊神话中冥河的名字），意思是来自地下世界的反应。在前苏联外贝加尔湖、布里亚特、哈萨克斯坦、外高加索、科拉半岛、列宁格勒和莫斯科所做的一系列实验中，240 人中有 53 人手中的柳条叉子发生了科奇特反应，比例为22.1％。

当然，科学界对人体探矿这种现象做出的解释远不止以上三种。例如，有人认为人体能探出地下矿藏或水源是因为该处引力场发生了异常……

值得高兴的是，近年来用柳条或金属小框探矿已在实际应用中获得了很大的成功。

1974 年，前苏联成立了近 40 个人体探矿小组。在契利亚宾斯克省，他们用金属框架探测到许多地下水源。在莫斯科市，科学家利用金属框在地下 10米—12 米的深处发现了四个旧水平巷道的位置。16 世纪到 20 世纪初，该处曾是个有名的石灰石矿，由于年代久远，地下巷道的方位早已被人遗忘，入口处也早被炸毁、堵塞，利用小金属框轻而易举就查明了巷道的位置。

顿巴斯的格林卡村一度缺水，从阿尔乔姆地质联合企业来了几位探矿者，他们摆动一下手中的金属框架，就指着一个地方叫人挖了口井。果然，不久以后钻井里的水就以每小时 6 立方米的速度流出来。

目前，关于人体探矿的讨论正在继续，人体探矿的物质基础尚未查明，理论上的分歧也未能统一，即使在认可人体探矿的科学家内部，争论也时而发生。比如，迄今为止，人们没能搞清为什么在某些人身上"科奇特反应"特别强烈，而在另一些人身上则不十分强烈。还有，为什么只有柳条、赤杨枝或胡桃树枝才对地下的矿藏发生反应？这些到现在还是个谜。但不管怎么说，事情有了一个良好的开端。用杰出的法国科学家皮埃尔·拉普拉斯的话来说："请哲学家最好不要武断地否定用我们现在的知识水平不能解释的现象，因为我们只有义务研究它们，这样做比轻易下结论更有说服力。"

是的，只要坚持不懈地研究下去，在不久的将来，这个用我们现在的知识水平所不能解释的现象终有一天会真相大白。

39. 奇异之光——人体发光之谜

在神像上，不论中国和外国，总是有一个光环，迷信的说法，这是灵光，只有神才有。人们对这种光环的想象也可能不是偶然的。

很早以前，科学工作者们就发现有些人的皮肤是会发光的，例如1696年，丹麦名医和解剖学家巴尔宁就报道过一个意大利妇女的身上会发光。著名英国科学家昔利斯特里在他的著作《光学史》里，也记载过一个患甲状腺病的人身上的汗腺会发光。那个人在剧烈的体力劳动之后，皮肤发光特别强烈，在黑暗中，他的衬衣好像被火焰笼罩着似的。

20世纪30年代，在意大利发现了一个发光的女人。意大利科学家普罗斯基根据收集到的材料认为，某些人体的发光是一种萤光现象。1922年逝世的前苏联生物学家库尔维契就已经做出了著名的论断，一切机体（从微生物到人）在它们的生命活动中，都能放出一种微弱的、肉眼看不到的紫外线，它能促进细胞的有丝分裂。在机体或试管里进行的酶反应，都会伴随产生这种射线。最强的有丝分裂射线源是血液。这种射线的强度会因生理条件和疾病而异，疲劳时，辐射强度下降；患癌性疾病时辐射完全消失。这种辐射强度还会随有机机体的衰老有规律地减退。

普罗斯基发现，这个发光女人的特点是血液的有丝分裂射线格外强。因此可以认为，人体发光是体内某种物质在有丝分裂射线的激发下，发出荧光的缘故。

这种发光现象在一些有机体上常可看到，但在人体上则很罕见。有些所谓圣人在神经系统高度兴奋、陷入宗教迷信的迷离状态时，他的皮肤也会出现发光现象，道理也是一样的，根本不是超自然现象。

山东省气功师黄仲林练气发功时，两手手掌的虎口处有浅黄色辉光光环出现。这时给病人按摩时，病人便有触电似的麻木感。光环的大小、色彩随发功的强弱而变化。这种现象在前苏联人何克谢的手掌上也发现过。前苏联科学家谢留夫妇已经用高频电场照相术将它拍摄下来。光环正中为一个橙黄色光斑，闪闪发光，四周以浅蓝色环向外扩散。

科学家们认为，人体的热辐射是一种电磁微波辐射，在一定条件下也可以转变成彩色辉光。在人体周围笼罩着一层约 10 毫米厚的辉光层，平常呈浅蓝色；发怒时呈红橙色；酒醉时呈苍白色；恐惧时为橘红色。在有穴位的地方特别明亮，人体 740 个穴位都有明亮的辉光圈，或称光晕，说明人体穴位是电磁波集中进出口。不过一般情况下，这样的发光人们用肉眼无法觉察罢了。

40. 圣痕现象——人体不碰自伤之谜

如果在既不施加外力，又不进行化妆处理的前提下，要求演员身体某个部位出现自发性的伤痕并淌血，即所谓不碰自伤，这可能吗？

前苏联大文豪高尔基的妻子安德烈耶娃，曾谈起过作家生平一件鲜为人知的怪事。当时高尔基在长普里岛上创作一部小说。有一天，在隔壁的安德烈耶娃突然听到高尔基办公室里发出沉重的物体倒地声，她急忙奔过去，见高尔基倒在写字台旁边的地上，两手张开。安德烈耶娃俯身将耳朵贴在他胸脯上，发现高尔基的呼吸和心搏音极其微弱，她赶紧解开丈夫的内衣，将一块布敷在他心口上，忽然发现在他的右胸下方有一条粉红色的窄痕，颇像刀伤口，并且正变得越来越红，最后成了深红色……一会儿，高尔基终于恢复了常态，看到妻子惊惧的神色，他宽慰地解释道："自己刚才写到小说中的主人公坐在桌子边品茶，而主妇则脉脉含情微笑地望着丈夫。突然间，丈夫抓起桌子上的小刀，发疯般地猛扎妻子的肝脏。于是血如涌泉般地从伤口里喷溅到桌布上……多么残忍而可怖的行为！"此后，高尔基右上腹部的红斑痕一直持续了好几天才慢慢褪色，最后完全消失。

德国康纳兹列依塔村也发生了类似的怪事：1956 年春，农妇吉·涅依蔓的住屋前聚集了几千人。这些人中有许多是从几十公里乃至几百公里外远道前来，为的是看看女主人身上的"圣痕"，酷似钉在十字架上耶稣身上的伤痕。

事情还得追溯到 1926 年，当吉·涅依蔓 28 岁时，她的左胸心口处忽然出现了一条长约 4 厘米的伤痕，汩汩流血。以后伤痕又相继出现在额上、手关节和脚掌上。有一天，女病人忽然感到伤口剧痛之后，伤口又自行不痛了：伤口处先是滋生了一层透明的薄膜，后又渐渐地长出了新肉，而且伤口长好后毫无瘢疤。初发病时，曾从城里请来医生，在患处涂抹了药膏；治愈后，又再次请来原先的医生，诊断意见如下："这是非同寻常的怪病，伤口既不化脓溃烂，也不发炎，然而这确确实实是伤口。"从此以后，每年自复活节前夕开始，吉·涅依蔓的手、脚、前额和胁部的相应部位就出现这样的开放性伤痕，流血不止。这种状况大致要延续到复活节后的一周，伤口才又重新长好封口。

类似于涅依蔓的"圣痕"传闻，全世界不下 300 起。而被发现的第一个"圣痕"患者是一个叫叶捷琳娜·茜恩丝的女尼姑，她死后被教会宣布为圣徒。据 1914 年的记载，有名可查的"圣痕"患者就有 49 个人，其中 41 个为妇女，8 个是男子。值得注意的是，大多数"圣痕"患者都是虔诚的教徒。

据调查，患"圣痕"者一般都神经脆弱，易受刺激，心理上呈现某种病态。生理学家指出，病态多疑的人会导致自我得病，而经常性的病态情绪，会强烈地联想到各种病症。譬如肺病患者在喉咙咯血阶段，身上会出现相应的溃疡，同时并发各种皮肤病。"圣痕"患者身上出现的伤痕，通常与他们狂热的笃信有关。当复活节前一周，教堂里诵读到耶稣上十字架的情景时，病态人就会过敏，产生强烈的受迫害心理，感到痛苦万分，好像在亲身经历耶稣走向十字架时的磨难。继之，他们眼前就会出现幻觉，仿佛在目睹耶稣被处极刑的活生生场面，使本来就见病态的神经系统受到震撼，结果身上出现"圣痕"，汩汩淌血不止。

高尔基的不碰自伤又该如何解释呢？他并不存在心理上的病态，而是属于一种自我体验的反映，就像演员进入角色一样，作家也与笔下的主人公同呼吸、共命运了。这种自我体验几乎是所有大作家的固有素质。有一位著名作家就说过："当我写到小说中主人公中毒时，感到自己嘴里有一股砒霜的味道，一再恶心，并有如临绝境之感。"

高尔基正是从心灵深处怜悯被害的善良主妇，以至在他的上腹部竟也出现了类似"圣痕"的"刀伤疤"。因此，当高尔基妻子受惊请来医生时，这位深谙心理学的专家冷静地说："不必惊慌，这种情况常会发生在特别敏感的人身上。"就是心理状态健康的人，有时也会因暗示而偶然出现"圣痕"；有个青年从乡村澡堂的热池中爬出来，一眼看到池边有一只他平生最厌恶的蝾螈，他好奇地用右手指拣起昆虫想仔细瞧瞧，不料蝾螈曲起躯体想钳他的手指。青年吓得大叫一声，本能地迅即抽回手，使虫子还没来得及钳到他手指就已被抖落坠地。可是不一会儿，青年抓过虫的手指却出现了清晰可见的深红色斑点，既擦不掉，但也没有灼痛感。前苏联心理学家华西里耶夫认为这是由于极度惊恐和自我暗示而引起局部皮肤血管膨胀的缘故。

前苏联著名学者别赫捷夫认为，暗示性是人类精神方面的正常特性，是每个人所固有的。为什么不碰自伤仅发生在少数人身上呢？这一问题有待于心理学家和生理学家去探索和研究。

41. 不明不白——人体经络之谜

中医的经络学说已同空中不明飞行物飞碟以及百慕大现象，一同被世人列为当今世界的科学之谜。中医是如何认识经络的？经络有哪些功用？经络的实质是什么？国内外对经络研究的近况如何？这些问题无疑是人们关心的焦点。

经络学说的产生有着悠久的历史，并在医疗实践中逐步形成且不断得到充实和发展。早在 2000 多年前的医学著作《黄帝内经》中就有了系统的记载，《内经》以外的一些非医学著作中也有零星的记载。

中医认为，经络是人体气血运行的通路，内属于脏腑，外布于全身，将各部组织、器官联结成为一个有机的整体。经，指经脉，犹如直通的路径，是经络系统中的主干；络，指络脉，犹如网络，是经脉的细小分支。经络，是经脉和络脉的总称。经络理论是古人在长期临床实践的基础上总结出来的。一般认为，其形成与疾病的症候、针感的传导、按摩和导引的应用以及古代解剖知识的结合等有关。这一理论与脏腑、气血等基础理论一起，对中医各科特别是对针灸的临床辩证和治疗，有着极为重要的指导意义。

经络系统密切联系周身的组织和脏器，在生理、病理和防治疾病方面都起着重要的作用。《黄帝内经》中曾指出："经脉者，所以决死生，处百病，调虚实，不可不通。"这里概括说明了经络系统的重要性，可理解为经络系统有三方面的功能：在生理方面，有运行气血、协调阴阳的功能；在病理方面，有抗御病邪、反映症候的功能；在防治疾病方面，有传导感应、调整虚实的功能。

经络在生理、病理、诊断、治疗及防疫等方面也起着举足轻重的作用。这种整体的医学理论是中国古代医学家自觉地应用当时的科学，即五行（金、木、水、火、土）学与天文地理中的天、地、日、月、星、辰、山川、地脉及天人合一思想等取得的丰硕成果。

古代医学家认为，生命是自然界的一部分，人也不例外，其运行规律应与天地万物完全统一。这种一元论的观点指导着中国古代的医学，使之与当时的物理、天文、地理和哲学等学科紧密结合起来，形成了以经络藏像学说为核心的一整套医学理论。

令人惊诧的是，用以创建现代医学（西医）的解剖方法，似乎对认识经络根本无能为力。不仅手术刀不能帮助人观察到经络及运行于其中的"气"，而且无论哪一种现代的精密仪器似乎都无助于观察。于是，不少人对经络与气的存在表示怀疑。

其实，经络（及运行于中的气）人皆有之，它们虽看不见，摸不着，但在一定条件下能感觉得到。我国科学家发现，对经络敏感的人约占（全人类）1%，另外99%的人虽不敏感，但有所谓隐性经络感传现象。在手指和脚趾的12经末端通上微弱电流，再用力在体表轻轻叩击就能在体表找到12条与其他部位不同、具有特殊感觉的线，这就是隐性经络感传线，同理还可找到另两条隐性经络感传线。实践表明，人人均有14条隐性经络感传线，而且几乎人人的位置都相同，并且常年不变。令人惊奇的是，这14条隐性经络感传线几乎与古人标示的经络完全重合！

我国科学家用现代科学实验检验了经络存在的客观性。中国科学院一位科学家设计了一套能测得几个光子的高度敏感仪器，发现隐性经络线是一些善于发光的线，它们发出的光子是非经络线的2.5倍。隐性经络是一些低电阻线，其电阻比两侧的皮肤低；隐性经络线具有特殊的导音和发音性能，振动后能像琴弦那样发生高亢洪亮的声音；隐性经络线皮肤表面的温度有时与非经络线有很大的差别；注射示踪元素到皮下的经络线上，示踪元素将在经络线上沿经扩散。

我国著名皮肤科学家、经络学者李定忠教授观察了305例循经皮肤病，发现皮肤的理论性病变沿经络循行路线产生。这一发现在国际医学界引起巨大震动，日本还专门为李教授出版了专著《经络现象》（上、下册）。

经络研究目前还处于唯象学的阶段，远未达到将经络、穴位和气是什么清楚地呈现在每个人眼前的水平，即远未达到能揭示经络谜底的水平。还须应用多种学科的知识和研究手法，对经络、穴位和气的物理特性作深入的研究，积累材料，才有可能揭示其实质。

经络在人体上具体的解剖结构迄今还没有找到。经络的实质究竟是什么，目前仍是个谜。国内外的学者从不同角度对经络的实质进行了探索，并提出了许多假说。

经络与神经体液相关说认为前人所理解的经络，主要是指机体的功能联系，其物质基础乃是神经和神经体液。实验证明，穴位与经脉，在形态上均与神经有密切关系，针感和针刺效应也有赖于神经系统结构与功能的完整。因此，这一假说也叫神经论。按神经论观点，各种经络现象均可用神经反射活动加以解释。

除经络神经体液相关说外，第三平衡论、生物电场论和经络控制论也是几种引人注目的假说。虽然它们远不及前者被广泛地加以研究，但其观点立意新颖。一旦经络之谜被解开，一场新的科学革命将不可避免。

42. 变形合并——人体内脏易位之谜

湖北省人民医院在不久前发现一名内脏左右易位患者，他那应长在胸腹腔左侧的心、脾、胃等器官全长到了右侧，而肝、胆、胰等脏器又长到了左侧。

内脏易位属于先天性内脏畸形的一种。人类胚胎学的研究表明，所以会出现内脏易位现象，与胚胎在发育过程中原始器官（胚基）位置移动差错有关。原来，内脏各器官在刚具雏形时的位置与发育成熟以后的位置并不相同，其间必须经过一个迁移、变形和合并的过程，才最后固定下来。很明显，如果胚胎在发育过程中，由于某种原因使这一迁移、变形、合并的过程发生差错，胚基将继续停留在非正常的位置上。又由于发育过程一环紧扣一环，一个早期的关键部位位置反常，以后一系列部位都会将错就错地发展下去。

内脏易位现象相当罕见。据统计，出现率约为万分之一。科学家一直想寻找产生原因而没有结果。最近，美国休斯敦贝勒医院以布雷特·凯西为首的研究小组在《自然遗传学》杂志发表论文指出 ZIC3 基因突变是导致胚胎发育过程中胚基移动发生障碍的主要原因之一。ZIC3 基因的几种不同形式的突变，决定着内脏易位的不同类型，如部分易位、完全易位、随机分布易位等。ZIC3 基因突变具有一定的家族遗传性，这就为更有根据地向有关家族提供医疗建议打下了基础。不过，康涅狄格州耶鲁医学院的马丁娜·布吕克纳说，她通过实验鼠研究，发现一种名叫动力蛋白的重要蛋白，也与此类畸形有关。

可见，引起内脏易位的原因或许不止一个。相信在科学家的努力下，最终一定会真相大白的。

43. 再创纪录——人体耐寒试验

1998年3月22日，陕西咸阳市人体科学研究会再次组织《健美操》学员30人，在三原县宴友思公司冷库内进行了长达5小时16分的－23℃耐寒试验，受试者无一人冻伤或异常。比吉尼斯纪录保持者徐卫江、钱锡成等人创下的在－18.58℃－－18.8℃环境中待2小时30分的成绩还长。

此次试验是在1998年3月8日，25人群体在－21℃－－21.5℃条件下的冷库环境3小时耐寒试验基础上做的。咸阳市公证处对这次人体耐寒试验进行了现场公证。

受试的33人中，男性20名，女性13名，年龄最大者59岁，最小者21岁，其中还有1名46岁的乳腺癌患者。受试者均为本地的大专院校在校生、干部、工人、农民。他们分别参加一期（6天）至多期《健美操》锻炼。

受试人进入冷库前，主持人请专家教授、各位领导及公证员到现场验证，实际温度确定为－23℃后，受试人身着单衣、单裤进库或坐在椅凳上或无运动自然站立。于上午9点零7分，宣布耐寒试验正式开始。为突出效果还同时带入一盆鲜鸡蛋、一个盛满水及两条鲤鱼的塑料盆，一些新鲜菠菜和大葱。整个试验过程中，每隔半小时，公证员及有关专家便进库观察受试者状况并详细记录各测试点的温度数值。

14点10分，主持人请全体专家教授及领导进入冷库核查，并进行交谈采访。此时塑料盆中的鱼和水已冻成一块冰疙瘩，鸡蛋全变成坚硬的冰球，摔到地上一蹦老高，菠菜叶一碰便成粉末掉在地上，大葱冻脆一敲即断。而受试们一个个神志清醒，精神焕发，肢体灵活，思维敏捷，语言流畅，无任何冻伤现象，与专家们谈笑风生。有的专家问受试者："冻了5个多小时感不感到冷？冻坏没有？"受试者普遍认为，"冷是客观存在的，但我们能忍受，绝对不会冻伤。"那个只有21岁的参试女孩甚至伸出胳膊和手给人看，俏皮地拧着冻得红红的脸蛋说："你们看我像冻伤的样子吗？"到全体受试人员撤出冷库已是14点23分。也就是说，受试者们穿着单衣单裤，在冷库内非运动坐姿或自由站姿在－23℃中整整待了5小时零16分，无一冻伤和意外。

试验结束后，云从义老师作了简单介绍：《健美操》不加意念，不守丹田,人人都可以练,是一种体育运动式的锻炼方法。其特点是动作简单,易学易练,只有 18 个特殊的肌体动作,锻炼不受地点限制,不受天气影响。《健美操》的每套动作的主要作用为耐寒御热、提高抗病能力、增强记忆力、开发智力,即学即会。至于《健美操》的机理机制,云从义老师谦虚地笑笑说,如像经络、微循环学、生物生理学方面的问题,还是让专家们帮我们研究吧!

在几次试验后,专家教授们对《健美操》的耐寒作用给予了充分的肯定。西安第四军医大学耐低温试验专家副教授陈景元博士对人体耐寒试验应用前景表示乐观。他说,这项研究对高寒区的官兵的身体健康、提高战斗力意义很大,希望能够联合研究,并做到指标量化。西安交通大学刘四虎博士以极高的热情参与组织并促成几次耐寒试验,他还建议学校设立"低温生物学"方面的博士课程。西安电子科技大学赵希明教授指出:这几次人体耐寒试验的成功在航天医学工程方面、在低温医学方面也有重要价值。

陕西省科协副主席徐任两次观看了试验的全过程后,他说人体耐寒试验真实可信,这是一个奇迹。可以考虑申请世界吉尼斯纪录,《健美操》具有巨大的社会价值,可广泛应用于医疗、国防,并强调应进一步深入研究,为人体科学事业作出应有的贡献。

44. 神乎其神——人体起空之谜

最近俄国《真理报》撰文探讨人体起空之谜。在西方古代传奇中,曾经有关于人在没有其他辅助设施的情况下起空飞离地面达 90 公分的记录。其实,关于人体起空的历史记载远不止这些。东方神话中的神仙都有起空的神技,而一般人其实也可以掌握这项技能,比如说印度的瑜伽师、隐士与行者中,都不乏有能够起空漂浮的特异功能者。

据说古印度修行经典中就有一章是谈起空的,指导人如何达到离开地面的状态。遗憾的是,许多印度古文与思想观念已经在漫长的岁月中流失,无法复原,从而使得一些无价的篇章未能被翻译成现代语言。有资料说古代的起空者并不是要向世人展现这项绝技,而只是在最适当的地方和时间进行,作为宗教修行和仪式的一部分。

起空技能至今还保留在印度与西藏。许多从事东方研究的学者都曾提到"飞行喇嘛"的现象。如英国探险家大卫尼尔就曾见过和尚飞行。他描述说这个僧人像网球一样地在地上一次又一次地弹起,一次可以飞行数十公尺。他还描述说这位高人有遥视能力,在大白天也能看到远方的星辰,并以此作为旅行向导。

欧洲人也在很早就知道起空。在中世纪,东西方的起空者有一个大不同那就是欧洲僧侣不像瑜伽与喇嘛那样是经过专门的修行(原文称训练),而是在达到一种终极的宗教精神状态后飞升到半空中的。

例如,卡尔默莱特的修女圣泰瑞莎是中世纪记载中的第一个起空者。她曾在230位天主教教士面前起空。在1565年的自传中,圣泰瑞莎谈到了她的这项天赋。值得注意的是,她自己并不想要飞。她曾经独自祈祷了很长时间,为的是上帝能解除对她恩典的特异功能。一天晚上,上帝终于听到了她的心声,自那晚起,她就没有再起空过。

乔瑟夫·戴沙曾是最负盛名的飞人。他出生在南意大利一个有虔诚信仰的家庭。孩童时的乔瑟夫就有通过苦行达到入神状态的倾向,后来甚至会因为欣喜而起空。其中的一次是这样的,乔瑟夫来到罗马,教皇乌尔班八世特许他谒见,他便喜不自胜地起空了。乔瑟夫起空的记录前后至少有上百次,这在官方记录中有记载。但是,教徒们却对乔瑟夫起空能力感到有些难堪。乔瑟夫不断地被从一处修道院遣送到另一处,因为不管他去哪里,有关这个神奇人物的传说就会不胫而走,人们从邻近城镇、村落赶来就站在修道院外等着观看奇迹。最后乔瑟夫被送到奥斯摩的修道院,于1663年秋天去世,后来他被教皇正式封为圣者。

45. 自然规律——人体衰老之谜

人类的平均寿命由两千多年前的45岁提高到了74岁。迄今为止,人类寿命最高者是英国人弗姆·卡恩,活了209岁。科学家指出,人类的自然寿命应该是100岁—150岁。

人类为什么会衰老?能否抑制衰老?

许多科学家认为,人类由于受到各种射线的照射、服用化学药剂,以及食物中含铁量过多等因素,体内会积累有害的自由基。这种自由基是导致人体衰老的罪魁祸首。

有些科学家认为,细胞老化是由于细胞中产生了一些导致老化的物质。美国洛克菲勒大学的细胞生物学家尤金尼亚从人体结构组织细胞中,分离出一种特殊的蛋白质，这种蛋白质只是在老化的、停止分裂的细胞中才有，而年轻的细胞中是不存在的。她认为，这种蛋白质就是细胞老化的产物。也许正是这些老化的物质最终杀死了细胞，如能找到清除老化物质的方法，人类就能大大推迟衰老的进程。

有的科学家认为线粒体遗传基因变异的积累是人体衰老的原因之一。日本名古屋大学教授小泽高将与澳大利亚蒙纳修大学教授安索尼·利内因等人合作研究查明，存在于细胞内部为细胞提供能量的线粒体，其遗传基因很容易发生突变，变异的积累很可能是人体老化的原因之一。研究小组在研究酵母时发现，细胞核内遗传基因的突然变异率为每 1000 万—1 亿个细胞当中有一个；而线粒体遗传基因的突然变异率竟高达每 10 个—1000 个细胞就有一个。研究小组还发现，原因不明的肥大型心肌病、肌肉萎缩症，有些很可能是由于线粒体遗传基因的突然变异所导致。

有些科学家认为人体老化的关键步骤发生在大脑之中，前苏联科学院动物进化形态和生态研究所通过用小白鼠进行试验，证实了大脑对身体的生理过程产生直接影响的理论。此外，在实验中还发现，移植的神经细胞得到恢复，即可加速细胞的生长。以上实验说明，免疫系统的功能是直接依靠大脑的。据推测，人有可能学会有目的地支配自己的健康甚至加强意志。为此，该研究所指出：如果从遗传角度说人可活到大约 200 岁的话，只要对人脑做一次不太复杂的手术，这个年龄极限还可以往后最少推迟 100 年，即可活到 300 岁。

有的科学家认为细胞分裂有一定的极限，达到这个极限即会衰老死亡。美国科学家研究发现，人体细胞从胚胎开始分裂，连续分裂 50 代便全部衰老死亡，人的生命也就此了结；而癌细胞分裂了上千次，仍然生机勃勃。这是因为正常细胞与细胞之间连接紧密，基本上不与外界进行信息交换，而癌细胞则不受什么约束，它能与病毒或其他物质之间发生遗传结果交换，从而使癌细胞生生不息。

有位科学家将哺乳动物的神经细胞核移植到去掉核的金鱼卵中，发现神经细胞核经过 100 次分裂也没有衰老的征兆。这如果在人身上得以实现，推迟衰老便可成为现实。

有的科学家发现，决定生物寿命的是一种蛋白质。最近，日本东京医科牙科大学的米村勇和信川大学医学部附属心血管病研究机构的冈野照组成的研究小组，从果蝇体内发现了决定生物寿命的蛋白质。该小组培育出了长命系（寿命 52 天）和短命系（最长寿命 35 天）两个系列的纯系果蝇，找出它们的差别。结果发现，有一种长寿蛋白质在长命系的果蝇中大量存在，而在短命系果蝇中极少。这种蛋白质的分子量为 76600。试验表明，如果将少量的蛋白质掺入果蝇的食料中让其进食，短命系的寿命能延长到 41 天，而长命系的寿命能延长至 61 天，而且，即使死亡前喂食这种蛋白质，也能达到延长寿命的效果。同时，该小组还研制出一种对抗长寿蛋白质的抗体。结果确认，老鼠和人的胎儿中，早期也有与抗体起反应的蛋白质。专家认为：这种蛋白质只在发生过程的细胞分化时与身体形成有关，从而决定生物的寿命。将来，如果能弄清这种蛋白质的机制，研究长生不老药的梦想有可能变成现实。

有的科学家发现人体衰老的主要诱因是线粒体脱氧核糖核酸基因受损。美国南加利福尼亚大学洛杉矶分校和佐治亚州埃默里大学科学家的研究显示，人体大脑中的 DNA，受损的程度随年龄的增长而增加。研究发现，年龄介于63 岁—77 岁之间者 DNA 受损伤的程度，比年龄为 24 岁者高出 14 倍；而年龄为 80 岁者的受损伤程度比年龄介于 63 岁—77 岁者高出 4 倍。研究人员认为，虽然有关衰老问题还需作进一步研究，但 DNA 受损伤可能是人体衰老的重要诱因之一。

有的科学家认为，植入新基因，果蝇寿命大增，人类防衰老研究取得了进展。衰老理论认为，一组被称为自由基的不稳定破坏性分子不断摧毁细胞，从而引起细胞逐渐消耗。最后，这些细胞的大量损耗造成细胞功能失常、器官系统衰退，癌症或心脏病等疾病相继出现，如白内障引起双目失明，最终导致机体死亡。维生素 C、维生素 E 和 β—胡萝卜素有助于消灭自由基，因此相信这一理论的人常把它们当作饮食滋补品服用。

此外，我国名中医颜德馨教授得出一个颇具新意的结论：人体衰老的原因是气虚血瘀、气血失去平衡，用益气化瘀药物可以达到抗衰老的目的。这个结论打破了脾肾两虚的传统观念，是国内抗衰老学说的一个突破。

46. 未老先衰——人体早衰之谜

越来越多的人经常觉得身体不舒服，去看医生却诊断不出明确的疾病来，但又确实觉得身体不适、睡眠较浅、半夜容易惊醒、身体倦怠、容易疲劳、心情郁闷、缺乏食欲、头痛、气色不好，总觉得身体状况不正常。现代社会的压力，会导致更为严重的健康问题。医学家们统计发现：近 10 年来，出现上述各种不适症状的人有明显增加的趋势。

上述种种状况，传统的医学称之为"亚健康"，而医学界最新的研究成果认为这是一种新型疾病——早衰病，即人体因为内外的原因而导致过早地衰老。

如何判断自己的衰老程度

科学家发现：人体衰老病变呈现"衰老—病变—死亡"的规律：

衰老、病变、死亡三部曲：

第一步　轻度。

早衰精力不旺，体力透支，萎靡不振，易疲劳，头昏头涨头痛、精力不集中、记忆力下降，易感冒，睡眠不好，浅眠多梦，食欲差，皮肤黯然无光、无弹性，头发干枯，产生斑痘，懒言少动，情绪低落，免疫力下降。

第二步　中度。

早衰抵抗力低下，反复患感冒，畏寒怕冷，性欲减退，肾虚肾亏，体力衰退，精力减退，背痛，记忆力衰退，失眠厌食，尿频尿急尿胀，肌肤皱纹增多，斑痘频生，肠胃消化不良，衰老加快，烦躁易怒，机体耐力和爆发力下降。

第三步　严重。

早衰生物钟紊乱，新陈代谢改变，内分泌失调，肌肤全面老化，神经系统不协调，免疫功能低下，机体功能全面衰退，体质全面下降，人体快速衰老，出现众多可怕的疾病，甚至加速死亡。

可怕的早衰——早衰让人少活 11.6 岁

在现实的生活中，人们通常可以发现这样的情况：有的人是"40 岁的人，60 岁的容颜"，也就是"未老先衰"；而有的人是"60 岁的人，40 岁的容颜"，用通俗的话来说即"青春常驻"。随着现代医学科技的发展，科学界已经证实：从理论上讲，每个人都可以做到"60 岁的人，40 岁的容颜"，而出现"40 岁的人，60 岁的容颜"这种状况，是因为人体过早地衰老了。

1998 年对全球的生命学家来说，是非同寻常的一年。这一年，科学家研究证实：人体如果长期处于衰老状态，其患病的几率是正常人的 17.4 倍，其平均寿命比正常人短 11.6 岁。

衰老是如此的可怕，有没有科学手段可以延缓或者遏制人体的衰老呢？

现代科学认为：衰老是不可抗拒的自然规律，人的衰老和死亡是绝对的。但是，通过科学方法，完全可以延缓人的衰老，甚至有限停止人体的衰老。

为什么会早衰

科学家通过长期的研究发现，导致人体早衰主要有两大根本性原因：一个是外因，另一个是内因。科学家们进一步研究证实：衰老是不可抗拒的自然规律，找到导致人体早衰的原因，针对性地采取医疗、保健、美容等科学手段，是完全可以延缓、遏制和治疗早衰的。

（1）外因。

在现实生活中，现代人生活在一个高度紧张的"高压"世界里。

①环境污染严重；

②普遍缺乏锻炼；

③饮食无规律，膳食结构不合理，营养补充不全面，导致"病从口入"；

④超负荷工作，压力大，加夜班多，熬夜频繁；

⑤各种化学物质滥用，抽烟、喝酒过多；

⑥睡眠不足，房事无节制；

⑦脂肪过度，以及生活规律极不科学等。

这些外因影响是可以通过人的主观努力去改变的。从科学的角度看，外因也只有通过自身的调控才可以改变。外因不但直接引发人体早衰，还会间接影响人体内因。当外因发展到一定程度时，就会引发人体内在生理机制的病变，从而导致人体内因性早衰。

（2）内因。

人类自古以来就在梦想着寻找青春永驻、红颜不老的奥秘。现代的生命科学工作者在长期的研究人体自身性（内因性）衰老过程中，提出了许许多多的"衰老理论"和"衰老模型学说"。其中，有五种"衰老学说"得到全球大多数科学家的认可和接受，当今世界几乎所有的抗衰老产品均是基于这五种理论研制生产出来的。这五种学说是：

①基因调控学说；

②自由基学说；

③内分泌学说；

④免疫学说；

⑤新生命营养学说。

人体患上早衰疾病，就会引发人体新陈代谢改变、神经内分泌失调、免疫功能降低、体质全面下降，进而产生衰老现象和各种各样的疾病。外观容貌上通常表现为：

皱纹增多，皮肤老化干燥，容颜衰老，脸色黯然无光，衰老加快，体态变形，产生斑痘，体力衰退。

47. 危言耸听——人体自燃之谜解说

人体自燃是一个人的身体未与外界火种接触而自动着火燃烧，这种现象有丰富的历史记载。有些受害人只是轻微灼伤，另一些则化为灰烬。最奇怪的是，受害人所坐的椅子、所睡的床，甚至所穿的衣服，有时竟然没有烧毁。尤有甚者，有些人虽然全身烧焦，但其中的一只脚、一条腿或一些指头依然完好无损。

人体自燃的事例早见于17世纪的医学报告，到了20世纪，有关文献更有详尽的记载，其间发生的事例多达200余宗。

初时一般认为，这种厄运大多降临那些酗酒、肥胖和独居的妇女身上。他们几乎全在冬天晚上自燃，尸体在燃烧的火炉旁边。不用说，出事时并无证人在场。据当时的见解，这是上帝的惩罚。

现代科学界和医学界都否定人体自燃的说法。虽然有人曾经提出一些理论，但目前还没有合理的生理学论据，足以说明人体如何自燃甚至化为灰烬，因为要把人体的组织和骨骼全部烧毁，只有在温度超过华氏3000度的高压火葬场才有可能。至于烧焦了的尸体上有未损坏的衣物或皮肉完整的残肢，那就更神秘莫测了。

最早有充分证据的人体自燃事件之一，是巴托林于1673年所记录的，巴黎一个贫苦妇人神秘地被火烧死。那妇人嗜饮烈酒，酒瘾之深，达到三年不吃任何食物的程度。有一天晚上，她上床睡觉后，夜里即自燃而死。次日早上，只有她的头和手指头遗留下来，身体其余部分均烧成灰烬。报道此事的是法国人雷尔，他发表了第一篇关于人体自燃的论文。

关于人体离奇自燃的一项异常生动详细的报道，是由一名叫李加特的人提供的。李加特是法国莱姆斯区一名实习医生，事发时住在当地一家小旅馆里。旅馆主人米勒有一个絮聒不休的太太，每天都喝得酩酊大醉。1725年2月19日晚上，由于很多人前来参加次日的盛大交易会，旅馆全部客满。米勒和妻子很早便上床休息。米勒太太不能入睡，便独自下楼。她平时常到厨房点燃的火炉前喝到烂醉。这时米勒已进入梦乡，但到凌晨两点钟左右，突然惊醒，他嗅到烟熏的气味，连忙跑到楼下，沿途拍门把客人叫醒。张皇失措的住客走到大厨房时，看到着火焚烧的并非厨房，而是米勒太太。她躺在火炉附近，全身几乎烧光，只余下部分头颅、四肢末段和几根脊骨，除了尸体下面的地板和她所坐的椅子略有烧痕外，厨房里其余物品丝毫未损。

这时一名警官和两名宪兵恰好在附近巡逻，听见旅馆中人声嘈杂，于是入内询问，他们看见米勒太太冒烟的尸体后，立即把米勒逮捕，怀疑他是凶手。镇上的人早已知道米勒太太不但是个酒鬼，而且是个泼妇，因此怀疑备受困扰的米勒蓄意把妻子杀死，以便和旅馆一名女仆人双宿双飞。控方指米勒在妻子喝醉后把酒瓶里余下的烈酒倒在她身上，然后放火烧她，事后设法布局，使人相信这是一宗意外。

话说那位青年医生李加特在事发时也跑到楼下，亲眼看到米勒太太烧焦的尸体。在审讯过程中李加特为米勒作证，说受害人的身体全部烧光，却留下头颅和四肢末段，而附近物件也丝毫没有波及，这显然并非人为因素造成。法庭上的辩论非常激烈，控方坚持称米勒是杀人凶手。米勒被裁定罪名成立，判处死刑。然而，李加特仍不断陈辞，指出这件事绝不可能是普通的纵火杀人案，而是上帝的惩罚。最终，法庭撤销判决，宣布米勒无罪释放。如果没有李加特的坚持，可怜的米勒会就此断送一生。米勒经过那次打击后，精神极度颓丧，从此在医院中度过余生。

意大利教士贝多利祈祷时，身体突然着火焚烧，他是遭遇身体自燃后尚能生存数天的少数受害人之一。报道这件事的是曾替他治疗的巴塔利亚医生，见于1776年10月佛罗伦萨一份学报。

事发期间，贝多利正在全国各地旅行，有天晚上抵达姐夫家里，由姐夫带领到暂时歇宿的房间。由于贝多利穿的衬衫是用马毛做的，把肩膀刮得很不舒服，他一进房就要了一条手巾，把衬衫和肩膀隔开，接着，他独自留在房中祈祷。

过了几分钟，房中传出贝多利痛苦的呼叫声，全家人立刻冲进他的房间。他们看见贝多利躺在地上，全身被一团小火焰包围，但上前察看时，火焰便逐渐消退，最后熄灭了。次日早上，贝多利接受巴塔利亚医生检查，他发现伤者右臂的皮肤几乎完全脱离肌肉，吊在骨头上，从肩膀直至大腿，皮肤也受到同样损伤，烧得最严重的部分是右手，已开始腐烂。巴塔利亚医生虽然立即进行治疗，但伤者的情况不断恶化，老是说口渴想喝水，而且全身抽搐得令人吃惊。据说，贝多利坐过的那张椅子满布"腐烂和使人恶心的物质"。贝多利一直发热，陷于谵安状态，又不断呕吐，第四天在昏迷中死亡。

巴塔利亚医生无法在贝多利身上找出染病迹象。最可怖的是，在死亡之前，贝多利的身体已发出腐肉般的恶臭。巴塔利亚医生还说，看见有虫子从贝多利身上爬到床上，他的指甲也脱落了。

巴塔利亚医生记得贝多利最初被送到他那里时，右手好像给人用棍棒打过似的，衬衫上还有摇曳的火焰，很快便把衬衫烧成灰烬，口袋却完整无缺。奇怪的是，放在衬衫与肩膀之间的手巾竟未烧着，裤子也完好无损。虽然他的头发一根也没有烧焦，帽子却完全焚毁，房间里并没有起火的迹象，可是本来盛满油的一盏油灯已完全枯竭，灯芯也烧成了灰烬。

奥弗顿医生在《田纳西州医学会学报》发表一篇文章，记述该州那士维尔大学数学教授汉密尔顿因局部自燃受伤的情形。1835 年 1 月 5 日，汉密尔顿教授从大学返家，那天天气很冷，温度表录得的气温只有华氏 8 度。突然间，他觉得左腿灼热疼痛，就像给黄蜂叮了一口似的，他朝下一看，腿上竟有一团几寸高的火焰，直径如一个银币大小，顶部则呈扁平形状。他立即用手拍打，但无法把火焰拍熄。幸好汉密尔顿教授保持冷静，想起如果火焰没有氧供应就会自动熄灭，于是两手拱成杯状盖在燃烧之处，火果然熄灭。可是，他仍然感到剧痛，进屋之后，便立即脱下长裤和内裤，检查伤口。他看见伤口约宽 1 寸，长 3 寸，干爽，呈青黑色，在左腿下方。他又检查了内裤，发现正对伤口之处已经烧穿，但洞口周围丝毫没有烧焦的痕迹。奇怪的是，长裤竟然完好无损，只有靠近内裤烧穿的地方有许多暗黄色的绒毛，用小刀便可以刮去。

伤口虽然有些地方与普通伤口不同，但为汉密尔顿诊断的医生经过检查后，仍然当做普通烧伤一样医治。伤口很深，过了整整 32 天才愈合。治愈之后，伤口周围的肌肉依然在一段很长的时间不断隐隐作痛，而且疤痕呈现一种很不寻常的青黑色。

英国南安普敦附近一个乡村发生的一场怪火，夺去了基利夫妇的性命。1905 年 2 月 26 日早晨，邻居听见基利家中传出尖叫声，进去时即发现屋内已经着火。基利先生躺在地上，已经完全化为灰烬；基利太太则坐在安乐椅上，虽已烧成黑炭，但仍可辨认。警方发现屋内有张桌子翻倒，油灯也掉在地上，但他们不明白一盏油灯怎能造成这场灾害。奇怪的是，基利太太所坐的安乐椅竟然没有被烧坏。

1907 年，印度狄纳波附近曼那村的两名巡警发现一具烧焦的妇人尸体，他们把这具衣服无损但仍然在冒烟的尸体送到地方法官那里。据巡警说，发现尸体时房间里并无失火迹象。

英国布莱斯附近的怀特利湾有一对姓迪尤尔的姐妹，是学校退休教员，姐姐名叫玛格丽特，妹妹名叫威廉明娜。1908年3月22日晚上，玛格丽特跑到邻居家中，慌张地诉说妹妹已经烧死。邻居进入她家里查看威廉明娜烧焦的尸体躺在床上，床和被褥并无火烧的痕迹，屋内各处也没有失火迹象。

在死因侦讯中，玛格丽特一再说明发现妹妹尸体躺在床上的情形，正如邻居所见一样。但验尸官认为睡床安然无损，而躺在其上的人竟烧成灰烬，简直荒谬绝伦！他斥责玛格丽特撒谎，声言要起诉她，并在死因侦讯间暂时押候。

邻居和舆论都不相信玛格丽特的供词，玛格丽特备受压力，在重新开庭侦讯时承认她作了伪证。她说实际上是在家里楼下看见威廉明娜身体着火，但仍然生存，她马上把火扑熄后，便扶妹妹上楼，安置在床上，但不久妹妹便死去了。

虽然楼下也没有起火迹象，可是验尸官认为这个说法比玛格丽特原来的口供合理一些。验尸官宣布裁定威廉明娜的死因是意外烧死。不过，事后他说，这宗案件是他历来侦查的最奇特案件之一。

1953年3月1日，南加罗业纳州缘镇的伍德先生被人发现在他紧闭门窗的汽车前座上烧成黑炭。当时他的汽车停在291号公路旁边，油箱里还有半箱汽油。除了挡风玻璃因受热而起泡及向内凹陷外，全车并无损坏。

78岁残废老人杨锡金住在檀香山冒纳基亚街1130号，1956年12月，邻居发现他遭蓝色火焰包围。15分钟后，消防员到来时，他的躯体和椅子已烧成灰烬。可是，搁在对面轮椅上的双脚完整无损，连周围的家具和窗帘也没有损坏。

人体自燃的遇难者很少是儿童，伊利诺伊州洛克福镇的普鲁伊特却是一个例外。这名四个月大的婴孩于1959年春因严重烧伤致死，可是他的衣服并没有烧焦的痕迹，床上的被褥也没有损坏。

1950年10月的一个晚上，年方19岁的安德鲁斯小姐和男朋友克里福德在伦敦一家夜总会跳舞。突然，她胸前和背部起火，瞬即烧及头发。克里福德和其他客人均设法把火扑灭，但始终无法救回她的性命。克里福德在法庭上作证说：

舞池中没有人吸烟，桌子上没有蜡烛，我也未看见她的衣服给任何东西烧着。我知道说来令人难以置信，但事实上我觉得火焰是从她的身体内发出来的。其他证人也同意他所说的话。结果，法庭裁定安德鲁斯小姐是死于原因不明的一场火。

1959年，密西根州旁提亚克市有一位30岁的汽车工人彼得森，由于健康欠佳，几个月来一直心情沮丧。1959年12月13日下午7时45分，有人发现他死在自己的汽车里，看来是自杀。当时驾驶座侧边的座位仍在冒烟，排气管已经扭曲，伸进关闭了六窗的车厢里。医生检验过他的尸体后，宣布他是一氧化碳致死，这与自杀的推测正好吻合。可是，他们无法解释彼得森的背部、大腿和手臂为什么会三度烧伤，以及他的鼻子、喉咙和肺部为什么会灼伤。奇怪的是，他的衣服甚至内衣裤丝毫没有损坏，烧焦的皮肉还竖起没有烧毁的体毛。调查人员起初认为汽车的排烟可能带有热力，后来又怀疑有谋杀成分，但都不能解释彼得森死时的情况。

在一宗人体自燃事件中，受害者不止一人，而有六人。1976年12月27日，《奈及利亚先驱报》有关该事件的报道：拉歌斯市一户七口之家，有六个成员烧死……目前已成为最难解答的谜团。

据现场调查显示，该木房子中一切物件完好无损，甚至两张棉褥也仍然整齐地铺在两张铁架床上……这场烧死六个人的大火对整个房间似乎无损……但从死者被焚的严重情况看来，房中物件，包括木墙和屋顶的铁皮，本应荡然无存。

虽然较早时传说，有人乘那家人睡熟时，从窗口泼进汽油，然后点火焚烧，但随后的调查已证明此说法不确切。

人体自燃的现象，并不为20世纪科学界所承认，既未被列入世界卫生组织编订的国际疾病分类法中，也不是美国或国立医学图书馆生物学与医学图书索引的一个条目。尽管警察、消防员、纵火案专家、验尸官和病理学家提出不少证据，但大多数医生和科学家仍然认为那些看来不容争辩的事例未经彻底调查。不过，并非历代的人都持这种怀疑态度。17世纪和18世纪时，人体自燃现象，特别是发生于酒徒身上的事例，一般视作上帝的惩罚。到了19世纪，由于生物学与化学的进步，研究人员得以从非宗教的角度找寻这些难明火灾的成因，他们提出了更多可能性，包括以下列举的一种或多种的结合：

①肠内的气体容易燃烧。

②尸体产生易燃气体。

③干草堆及肥料堆产生的热力，足以引起自燃。

④某些元素或混合物一旦暴露于空气中就会自动着火，如人体元素之一

的磷。

⑤有些化学品本身并不活跃，但与其他物品混合时会引起爆炸。

⑥某些昆虫和鱼类发光表示可能有内火。

⑦人体内所含的大量脂肪是极佳的燃料。

⑧静电产生火花，在某种情况下可能引起人体着火。

然而，越来越多的事实证明上述各种假设都不是人体自燃的真正成因。1815 年，一位德国化学家已经指出，喝了大量白兰地酒的人即使接近火也不会着火。其后在 19 世纪末期，几位医生曾声称不明白水分含量多而脂肪含量相当少的人体为什么会着火。1905 年 4 月 22 日，《美国医学》杂志对相信人体自燃的人予以迎头痛击，指出"在全部发表过的人体自燃事件中，几乎半数来自法国这个神经过敏的国家"。

为了验证酒精可使人体变成高度易燃的说法，科学家先把老鼠放在酒精中浸一年，然后点火焚烧。结果，老鼠的外皮腾起烈火，皮下外层肌肉也烧焦，但内部组织及器官则依然无损。后来他们又用在酒精中浸了更长时间的博物馆标本做试验，结果也是一样。

消化系统产生的易燃气体的确可能在人体聚积，造成危险。因此英国有位牧师便受到警告，不可吹熄圣坛的蜡烛，以免呼出的气体着火。

静电也可能是一个原因。据美国防火协会的防火手册说，人体聚积的静电负荷达数千伏电压可通过头发放出，一般不会造成伤害，但在某些特殊情形下，例如在制造易燃物品的工厂或使用气体麻醉剂的医院手术室中，这种人就可能引起爆炸，但从没有人烧成灰烬而设备无损的先例。

第三节　趣味人生——用什么对抗衰老

主流衰老理论深深地影响了人类。但是，几乎所有的科学家都沮丧地发现："五大主流学说"都是从单一、狭隘的角度研究、破译人体的衰老，而人体衰老的病因非常错综复杂，这样的结果是没有一种学说能系统地、整体地根本解决人体早衰的疾病。科学界普遍认为：人类抗衰老真正的希望在于同时系统解决五大衰老病因。那么，有没有这样一种能同时消除五大衰老病因的技术或者物质呢？

科学家研究发现，如果要人工合成这种东西，从外界至少 130 多种不同的物质中同时提取核心成分再科学配比组方，而这在技术上很难很难，几乎是不可能的。这样一种东西到底有没有呢？

1. 各有所长——左撇子和右撇子的智能区别

作为万物之灵的人类，有一双任何其他生物无法比拟的灵巧双手，但每人对两只手的使用概率并不相同。大多数人习惯于用右手，只有少数人对左手使用有所偏爱。为此，在 20 世纪 70 年代科学家进行了一次广泛的调查，发现人类中有 10% 是左撇子，而且这种有趣的生理现象仅限于人类之中，在动物身上不存在；即使在与人类亲缘关系最接近的灵长类动物中，使用左前肢和右前肢的概率几乎相等。那么，究竟是左撇子还是右撇子对人类生存适应更有利？究竟谁更聪明一些呢？长期以来，这个不解之谜一直使科学家们感到困惑。

早在一个多世纪前，人们认为左撇子是一种不正常的生理现象，甚至把它看成是一种疾病，以为这是由于产妇遇到难产时，婴儿的左侧大脑（具有控制右手以及文字和语言功能）受到了损害，使婴儿在以后的生长过程中经常地使用左手。因此，凡是左撇子者往往伴随有口吃和智力迟钝的现象。

但事实证明情况并不完全如此，我们周围的许多左撇子，不仅没有口吃和智力迟钝，而且他们的才智聪敏过人，特别是在一些需要想象力和空间距离感的职业中，左撇子者很多都是最优秀的人才。为此，一组美国生理学家对美国一所建筑学院进行了调查研究，调查结果发现：整个学院的教授有 29% 是左撇子，而且在准备应考博士或硕士学位的优秀学生中，左撇子者占23%。除此以外，几位从事神经生理学研究的法国专家对优秀运动员进行了类似的调查，他们发现世界上 4 名最佳网球选手中有 3 名是左撇子，法国击剑队的 15 名男女队员中有 8 名是左手选手。

为什么左撇子具有天生的敏捷呢？要解答这个令人感兴趣的问题，只有从神经生理机制方面进行探讨。现代解剖学已经告诉我们，人的大脑有左右两个半球，它们的功能有所分工，大脑左半球对一切象征性的功能占主要地位，它负责推理、逻辑和语言，工作的方法是分析性的，犹如电子计算中心那样对信息进行处理。而大脑右半球则专注于几何形状的感觉，负责感情、想象力和空间距离，它具有直接对视觉信号进行判断的功能。因此，从"看东西"的大脑到进行动作，左撇子和右撇子的神经反应通路有所不同。右撇子者必须走"大脑右半球→大脑左半球→右手"这条路线。而左撇子老是走

"大脑右半球→左手"的路线。显然在从"看"到"动"的过程中，左撇子者要少绕一个弯，根据这样的解释，左撇子比右撇子在动作敏捷性方面占优势似乎十分的合情合理。

自从科学家提出了左撇子者比右撇子者更聪明的论述以来，许多实验使人们相信，左撇子者中枢神经系统的活动敏感性确实要比右撇子者强得多。可令人感到迷惑不解的是，既然左撇子具有这种显而易见的优越性，那么在我们的人类世界中，为什么绝大多数人（占人口数的90％）都是右撇子呢？

在20世纪80年代初，一位美国纽约州立大学的科学家彼得·欧文博士，对这种现象提出了一个独创性的见解。他认为，在自然的进化历程中，如果把左撇子者和右撇子者相比较，左撇子者对适应环境的能力显然要差一些。

彼得·欧文博士在研究病理学现象时发现，左撇子者极容易得某些免疫疾病。这个不寻常的现象引起了欧文的注意，他决定用脑电扫描技术作进一步研究，他在大脑的左右半球上施用一定数量的药物，这些药物通常是应用于精神病患者的镇静剂。欧文比较了用药前后的脑电图，然后根据脑电图的电信号强度进行分析，发现某些药物对一个半球有效而对另一个半球无效。

接着，他挑选了88名实验对象，其中12名是左撇子。当欧文对他们用了神经镇静药物之后，在脑电图上看到，左撇子者大脑的反应变化和右撇子有极大的不同。最后，欧文所得到的结果是：几乎所有的左撇子者都表现出极强烈的大脑反应，有的在施用了药物之后，甚至看上去像正在发作的癫痫病患者，并出现了精神迟滞和学习功能紊乱的症状。根据以上的实验结果，欧文在解释现代人为什么绝大多数都是右撇子这个问题时，作出了一个十分新奇的假设。他说，很早以前，我们的祖先尚处在以草料为食的时代，在食物中常常混入一些有毒植物，这里所谓的毒，就是植物内含有与神经镇静剂相类似的化学物质。由于右撇子对有毒物质的忍受力要比左撇子强得多，所以，右撇子在自然界中也就理所当然地具有更强的生存能力。

到今天为止，从所有已知的研究结果来看，左撇子和右撇子似乎各有所长，但是，两者相比，究竟谁是强者呢？看来，目前还缺乏全面的比较和分析。

2. 一片空白——流眼泪的原因初探

常言道：喜怒哀乐，人之常情。即便是一个性格刚强的人，也难免会有痛哭流涕，或者黯然泪下的时候。而且，人们不仅悲哀时会流泪，高兴时、激动时也会流泪。要探究流泪的具体原因，或者是"英雄有泪不轻弹"，或者是"花前泪下，月下伤情"，人与人之间的差异是极大的。

人类学家发现，在种类众多的灵长类动物中，人类是唯一会哭泣流泪的成员。流泪是人们与生俱来的简单行为，无需学习，人人都会，就像心脏搏动、肾脏排泄一样本能，像叹息、打喷嚏一样自发。那么，人为什么要流眼泪？流泪对于人体有什么作用？有什么意义？这个问题看似简单，却是长期以来使研究者们深感困惑的一个难题。进化论的创始人查理·达尔文曾经这样推测：流泪是某种进化的"遗迹"，与进化过程中的生存竞争没有关系。哭泣时，眼睛周围的微血管会充血，同时小肌肉为保护眼睛而收缩，于是导致泪腺分泌眼泪。达尔文认为：对于人体来说，眼泪本身是没有意义的"副产品"。

美国人类学家阿希莱·蒙塔戈的观点与达尔文截然相反，他认为，流眼泪对人体具有益处，这种益处在进化中有一定影响，因而能通过自然选择被一代一代地保存下来，人类会流泪正是适者生存的结果。他举例说：眼泪中含有溶菌酶，这是人体一种自卫物质，它能保护鼻咽黏膜不被细菌感染。观察表明，没有眼泪的干哭很容易使鼻咽黏膜干燥而受感染。

今天，越来越多的学者赞同蒙塔戈的观点，相信流泪行为对人体可能具有某些益处，美国明尼苏达大学心理学家威廉·佛莱从心理学和生物化学的角度对流泪行为进行了比较全面的研究，他把流泪分成反射性流泪（如受到洋葱刺激）和情感性流泪。在5年时间里，威廉·佛莱研究了数以千计的流泪志愿受试者，他的统计表明，在一个月时间内，男人哭泣流泪的次数很少超过7次，而女人则在30次以上。绝大多数受试者每次哭泣流泪时间为1分钟—2分钟，偶然有持续哭泣达1小时40分钟的纪录。晚上7点—10点，同家人亲朋相聚，或者在看电视时，是情感性流泪发生频率最高的时间。根据自诉，大约有45%的男人经常在一个月之内没有哭过一次，而女人中只有6%的人可能在一个月中一次不哭。女人40%的哭泣是由于争论、婚姻、爱情和其他人际关系，男子因为人际关系哭泣的只占36%，而为电影、电视、书本内容和不明原因的忧郁流泪的比例明显高于女子。佛莱用特制的小试管收集受试者的眼泪，对眼泪样品进行分析测试，他发现，情感性流泪的泪水中含蛋白质较多，而反射性流泪的泪水中含蛋白质较少。在这些结构复杂的蛋白质中，有一种可能是类似止痛剂的化学物质。根据这一结果佛莱推测，流泪可能是一种排泄行为，能排除人体由于感情压力所造成和积累起来的生化毒素，这些毒素如果不通过流泪排出，留在体内，将对健康不利。情感性流泪能排泄毒素，使流泪者恢复心理和生理上的平衡，因而对健康有益。然而，通过眼泪排出的究竟是什么成分的毒素？眼泪中所含的又有哪些功能不同的蛋白质？它们是如何产生、怎样代谢的？这些连佛莱本人也不清楚。搞清楚这些问题，将能帮助人们判断佛莱的学说是否正确。

那么，为什么灵长类动物中唯独人类会流泪呢？对于这一点，研究者们长期以来似乎一直找不到比较合理的解释。1960年，英国人类学家爱利斯特·哈代教授提出轰动一时的海猿假说。以往的人类起源理论都认为，人类诞生的舞台是森林草原，而哈代提出，在人类进化历史中，存在着一段几百万年的水生海猿阶段。这一特殊的阶段在人类身上至今留有深刻的印记，留有解剖生理方面的痕迹。这些特征，在别的陆生灵长类动物身上都是没有的，而在海豹、海狮等海洋兽类、海鸟身上却同样存在。例如，人类的泪腺会分泌泪液，泪水中含有约0.9%的盐分，这一特殊的生理现象也是海兽的特征，是古老的海猿阶段留在人体上的痕迹。在缺少盐分的陆上进化发展的动物，是不可能产生这种浪费盐分的生理特征的。哈代教授的海猿假说在刚提出时曾被视为异想天开。然而，随着时间的推移，这一假说并没有被驳倒，相反，相信这一假说的研究者越来越多。1983年，澳大利亚墨尔本大学生物学家彼立克·丹通教授研究比较了人类和其他哺乳动物控制体内盐平衡的生理机制，他的研究也提示：人类的流泪可能起源来自海兽泪腺的泌盐机制。海猿学说也许是目前唯一能解释人类流泪起源的学说，然而，由于这一学说目前还缺乏可靠的化石依据，尚未被多数人类学家所接受。作为一种人类起源进化的假说，海猿学说有待进一步完善。

人类流泪是怎样起源的？人为什么流眼泪？尽管研究者从不同的角度对此作了探索，然而这些问题仍是科学上的谜。可以说，对流泪行为进行认真的研究，现在还只是刚刚开始，要解开流泪的秘密，有待于各方面研究者的共同努力。

3. 感知意识——人的记忆力之谜

古希腊的神话故事说，记忆是神起的作用。有个叫尼库妮西的女神，专管生灵的记忆，"记忆"一词就来自她的名字。

其实，记忆是脑的功能。如果脑子睡着了，或麻醉后暂时失去意识，外界的一切事物也就无论感知、无法记忆了。

有人估计，人脑的记忆容量等于全世界藏书总量中所有的信息。这么多的信息是贮存在哪里的呢？1951 年，在加拿大蒙特利尔麦吉尔大学神经学研究所工作的著名神经外科医生彭菲尔特，在给一个癫痫病人做手术时，偶然刺激到病人右侧大脑半球的颞上叶，病人突然回忆起以往曾经听到过的一个管弦乐队演奏的情景，当他重复刺激时，病人又听到了同样的音乐。后来，他给一个 11 岁的病人做手术时，刺激了左侧颞叶，这个孩子也突然回忆起过去跟孩子们玩耍的情景。这些事实表明，大脑颞叶是重要的记忆中枢。此后，科学家相继发现，大脑边缘系统的许多区域，也与记忆有关。

然而，美国心理学家拉什利却认为，脑中不存在特殊的记忆仓库。他在各种动物身上做了很多实验，发现动物的学习成绩与大脑特定部位的切除关系不大，而与切除面积有关，切除面积越大，对学习成绩的影响也越大。拉什利及其支持者提出，神经细胞之间形成复杂的神经网络系统，没有一个神经细胞能脱离细胞群独自贮存记忆信息。在人脑中有没有特殊的记忆仓库呢？到目前为止，这仍是一个没有定论的问题。

记忆究竟以什么形式存在于头脑之中呢？这是科学家们十分关注的又一个记忆之谜，自 20 世纪 60 年代，人们就设想人脑细胞中可能有无数的记忆分子。最初提出这一见解的是美国密执安大学的心理学教授麦戈尼尔。1962年，他用涡虫做实验，在开灯的同时给予电击，多次重复后涡虫一见灯光便蜷缩起来；未经训练的涡虫仍有趋光性，不会对灯光产生逃避反应。麦戈尼尔把训练过的涡虫磨碎，给未经训练的涡虫做饲料，结果这些涡虫也产生对光的逃避反应。由此看来，带有这一信息的记忆分子，已被输入未经训练的涡虫体内。

1965 年，匈牙利出生的神经化学家安加用大白鼠做实验，他把大白鼠放在由暗室和亮室组成的间隔箱内，通常大白鼠都从亮室跑到暗室。可是，当暗室的电击装置使它们经受电击恐怖训练之后，大白鼠便不再到暗室去了。安加抽取大白鼠脑室内含有核糖核酸和蛋白质的脑脊液，注射到未经训练的大白鼠脑室内，后者也同受过训练的大白鼠一样"弃暗投明"了。后来，美国得克萨斯州贝勒大学医学院的科学家，从 4000 只经过上述训练的大白鼠脑内分离到一种多肽物质，这是由 14 个氨基酸组成的单链，称之为恐暗素。把这种恐暗素注射到未经训练的 3000 只小白鼠的脑内，结果大多数小白鼠产生了逃避黑暗的反应。据此他们认为,恐暗素把大白鼠害怕黑暗的信息带给了小白鼠。

蛋白质的合成是由细胞内的核糖核酸控制的,因而更多的人把探索的目光投向了核糖核酸。瑞典哥德堡大学的神经学家海登创造了一种能从脑中分离出单个神经元的技术,可以用来测定单个神经元的核糖核酸的含量。海登训练大白鼠学习平衡身体爬越绳索以取得食物,结果发现,学习后大白鼠脑细胞中核糖核酸的结构(碱基的比例)有明显变化,由此推测核糖核酸可能是贮存记忆信息的大分子。

与记忆有关的究竟是蛋白质还是核糖核酸呢?美国宾夕法尼亚大学的弗来克司纳夫妇巧妙地设计了一个实验:在训练小白鼠学习走迷宫之前,运用了一种注射后立即完全阻止蛋白质合成的药物,结果小白鼠没有忘记刚学会的走迷宫技巧,却忘记了过去已学会的技能。看来,长时间的记忆是与脑内蛋白质的合成密切相关的。不过,这个实验仍是间接的,核糖核酸和蛋白质是怎么在记忆中起作用的,仍是一个未解之谜。

应该说,记忆迷宫的大门至今仍未打开,现今人们对于记忆生理机制的了解还只是一鳞半爪。但是,在国内外许多心理学家、神经生理学家和生物化学家的共同努力下,记忆之谜必将彻底揭开,到那时,人类对自身的认识将进入一个崭新的阶段。

4. 困难重重——人的睡眠之谜

人的一生中,将近三分之一的时间是用于睡觉的。刚出生的婴儿几乎每天要睡 20 个小时;即使成年后,每天至少要睡 6 小时—7 小时。

不久前,英国皇家学会会报公布了一则历史记录,记叙了 17 世纪末叶一个特别会睡觉的人,名叫塞谬尔·希尔顿。希尔顿身体结实健壮,并不肥胖。1694 年 5 月 13 日希尔顿一觉睡了 1 个星期,周围的人无论用什么方法都不能唤醒他。1695 年 4 月 9 日,希尔顿又大睡起来。人们请来医生给他放血,用火熏烫,施以各种刺激,可是全然无用。希尔顿这一次睡了 17 个星期,到 8 月 7 日才醒来。

与此相反的是,有些人的睡眠时间却少得出奇。美国《科学文摘》杂志载文介绍了一个每天只睡两小时的人,他名叫列奥波德·波林。每天只睡两小时的波林并不是在床上辗转反侧,难以入睡,他像一般人一样安然地入睡。

而且波林白天要连续工作 10 小时，从不感觉疲劳或头昏眼花。据波林自己回忆，在他五六岁时，每晚只睡 6 小时，而其他孩子在这样的年龄至少要睡 10 小时。

不管睡眠时间长短如何，睡觉看来是人必不可少的行为，这一点似乎已为众多的研究人员所接受。但是，科学家们至今还不能确切地回答人为什么要睡觉的问题。睡觉的功能成了脑科学中一个引人入胜的谜，许多研究人员从不同的角度提出了自己的见解。

最普遍的观点认为睡觉是为了消除体力的疲劳，弥补一天劳累的耗损。"体力恢复"观点的证据是：在睡眠的最初数小时内，大脑基底部的脑垂体会释放出大量的生长激素，这种生长激素能促进体内蛋白质的代谢，从而促进体内组织的生长和修复。伦敦临床营养与代谢研究组织的彼得·加里克博士对此持否定态度，他认为：对体内蛋白质代谢影响最大的是饮食。

进食时组织蛋白质就增加，而禁食时则下降。蛋白质代谢在夜间变化的主要原因并非是睡眠本身，而是人们在夜间不进食。

加里克认为，一个人不管从事何种体力或脑力劳动，不管疲劳程度如何，即便一连 8 天—11 天不睡觉，身体功能仍无损害。

研究人员在一项睡眠实验中检查了 3 天—5 天不睡觉的人的尿液，发现这些人的尿液中氮的含量变化不足百分之一。氮是体内蛋白质代谢的天然指标，由此可以判断，这些受试者的生理功能并未下降。此外，那些自愿减少睡眠达两个半小时的人，在一年以后并无任何病态表现，也没有因睡眠减少而在白天疲惫不堪。

最有说服力的观点要数美国波士顿精神健康中心睡眠实验室主任哈特曼教授。他认为，睡觉有两个功能：第一是消除体力疲劳；第二是消除精神疲劳。而消除体力疲劳在他看来是毋庸置疑的，而消除精神疲劳的功能则是近年来他在研究短睡眠者中发现的。哈特曼曾将每晚只睡 4 小时的短睡眠者与每晚要睡 8 小时—9 小时的长睡眠者作一比较，他发现短睡眠者和长睡眠者在生理上没有什么差异，他们的身高、体重，甚至智力都是相同的。而他们各自的心理状态却有很大区别：长睡眠者总是忧心忡忡，而短睡眠者却极为乐观。哈特曼认为，消除体力疲劳主要发生在睡眠初期的所谓慢波睡眠中，即从瞌睡、浅睡到深睡这段时间内以及深睡以后的慢波睡眠中。短睡眠者和长睡眠者几乎以同等的比例经历了慢波睡眠，而恢复精神疲劳主要发生在深睡以后的快动眼睡眠期。由于长睡眠者比短睡眠者有过多的忧虑，他们需要恢复精神疲劳的时间比短睡眠者长，而短睡眠者则恰恰相反。哈特曼认为：这正是每天只睡两小时的波林的睡眠中未出现快动眼睡眠的原因所在。

另有一种观点认为，睡眠的主要功能是恢复大脑的疲劳，他们列举了海豚的睡眠事实。有一种海豚可以在清醒状态下使身体休息，但是它们仍需睡眠，而且睡眠的方式很奇特，在一小时内轮流使一半脑子睡眠，另一半脑子保持清醒状态。据测定，这一半睡觉的脑子是以深睡眠为主要睡眠方式的。由此看来，海豚的睡眠主要是恢复大脑的疲劳，而与体力恢复无关。海豚在睡眠时，身体依然在水里游弋。

英国剑桥大学实用心理学专家威尔金森博士对海豚的例子不屑一顾，他认为，动物的睡眠模式不能说明人的睡眠，动物和人的进化环境不同，各自的睡眠机理当然不能相提并论。威尔金森等人发现，在禁止睡眠的实验初期，不眠者仍能随着旭日东升而精神振奋，在许多方面与平时并无差异。据统计，75％的人在一夜不眠之后，用脑电图测试反应正常。即使在长期的禁止睡眠的实验中，受试者的中枢神经系统的机能也未见失调迹象。

有一种观点走得更远，认为人的睡眠根本没有恢复体力的作用，仅仅是人们打发黑夜的多余的本能行为。

以上数种观点究竟孰是孰非，目前还难以定论。由于脑内控制睡眠的神经环路极为复杂，这就给揭示睡眠的秘密带来了很大的困难。

5. 自然谜团——人越长越高之谜

现在，无论是在农村，还是在城市；无论是在大街上，还是在家中，只要你稍加留意，就可发现一个饶有趣味的现象：20岁左右青年人的身高大于中年人，而中年人的身高大于老年人。

据有关专家调查，这种一代高于一代的情况，在世界各地普遍存在。以瑞典为例，该国新征同年龄的士兵从1851年—1931年的80年间，身高由166.6厘米增加到174.1厘米，平均增长7.5厘米。目前，美国18岁的男性平均身高为177.8厘米；前苏联17岁的男性平均身高为176.5厘米；挪威17岁的男性平均身高是178.2厘米。在近二三十年中，我国18岁—25岁城市男女青年平均每10年分别增高2.3厘米和2.15厘米。

人类学家所公布的资料表明，近一百多年来，人类的身高有了显著的增长（这种人体身高增长的现象最先发现于瑞典），而且这种趋势仍在继续。那么，人为什么会越长越高呢？

早在 1935 年，德国学者科赫提出了一种理论，认为太阳光的辐射对人体的生长发育有着巨大的影响，人变得越来越高大是因为受日光照射的时间增长的缘故。然而，科赫的理论存在着明显的破绽，比如，为什么在温带地区，甚至在极地附近的居民的身高增长速度并不比热带地区慢呢？一般说来，农村地区的孩子在日光下晒的时间比较长，可是他们为什么比城市孩子长得慢呢？

20 世纪 40 年代初，美国科学家迈尔斯通过动物试验得出结论：人的加速生长是由于气候变化，即地球上普遍变冷和空气湿度降低引起的。迈尔斯推算，加速度增长的过程将在 20 世纪 50 年代结束。然而，他的预言并没有实现，迈尔斯的理论也就不攻自破了。

20 世纪 20 年代初，前苏联人类学家布诺克曾经提出过一个新奇的观点，认为人体不断增高的主要原因是"异地婚姻"的不断增多，也就是说，那些彼此相距较远的人结成夫妇的情况越来越多了。布诺克明确指出，父母出生地点之间的距离越远，孩子的生长越快。布诺克的理论部分地解释了一个常见的现象：在农村生活的人们能享受充足的阳光和清新的空气，然而他们总是没有城里人长得高，这是因为在农村总是相距较近的男女结成夫妇的缘故。

除了布诺克的观点，还有不少科学家先后提出了种种假说。有人认为，加速生长是因为小孩和孕妇维生素摄入量的增多，营养情况的普遍改善，尤其是高蛋白食品、奶制品、糖和动物脂肪的增加。可是，维生素的人工合成大约在 20 世纪以前，而人体加速生长过程的开始却早得多。

有人以为，这是由于人受到无线电站、电视发射机、雷达和 β 射线装置等的电磁辐射所造成的；也有人提出，大气层中二氧化碳含量的增加，生命节律的加快，是导致人体增高的重要原因。可是，这些假说都没有提出令人信服的证据。

人越长越高的根本原因何在？在这个问题上，至今还没有一致的看法和明确的答案。日本京都大学川烟博士认为，在影响人体身高增长的因素中，后天性因素占 80%，先天性因素（即遗传因素）仅占 20%，后天性因素包括运动、情绪、营养、生活方式和医疗条件等。不过，这也不过是一家之说，人为什么越长越高，仍是 20 世纪的自然之谜。

6. 智慧大成——人有多种智能之谜

人类究竟有多少种智能？一部分学者认为智能是不可分割的统一体，人只有一种智能。美国哥伦比亚大学神经生物学家拉夫·赫路威就明白提出："总的说来，智能就是指处理信息的能力。"也有的学者认为，智能是学习能力、顺应环境的能力、适应新情况的能力或掌握运用知识的能力。有的学者索性认为，智能是一个人已经学到的知识总和。

另外一部分学者则认为，智能是由若干种不同属性、能量或心理素质组合而成的综合体，智能可以分解成若干种相互独立的因素，人有多种智能。美国哈佛大学心理学家哈华德·加德纳提出，人有六种智能，它们分别是：语言能力、逻辑数学能力、音乐能力、空间能力、身体运动能力和个人自处能力。1983年，加德纳在他的著作《头脑的结构——复合智能理论》中，详尽阐述这六种智能的定义和互相联系。在每个人身上，这六种智能的发展都是不平衡的，也不是一成不变的。加德纳的六种智能学说为不少心理学家赞同，在当前智能心理学界有一定影响。相信这一学说的神经生理学家还试图在大脑皮层上找出与这六种智能相对应的区域，如能做到这一点，那将是对该学说最有力的支持。然而大脑皮层的功能定位，却远比人们想象的复杂。

也有学者认为，人的智能不止六种。一位美国心理学家提出，人的智能可以假设成三个变项，第一项包括人的认识、记忆、分散思维、复合思维和评价；第二项包括形象、符号、语义和行为；第三项包括单元、类别、系统关系、转换和含蓄。将这三个变项随机组合，可变换出不下于120种不同的智能因素。这样，人的智能至少是120种。

中国科学院心理研究所的研究人员王极盛认为，人主要有五大基本智能，即观察能力、记忆能力、思维能力、想象能力、实践能力。这五种智能相互联系，相互制约：观察能力是智能结构的眼睛，记忆能力是智能结构的储存器，思维能力是智能结构的中枢，想象能力是智能结构的翅膀，实践能力是智能结构转化为物质力量的转换器，五种智能各占一定的地位。这一提法较为简单明了，在我国学术界有一定影响。

1985年，美国耶鲁大学心理学家罗伯特·斯登伯格教授出版了《超越智商：人类智能的三元理论》一书。在这本书中，斯登伯格从新的角度探讨智能有多少种的问题，试图对两大派观点进行综合。他认为，人的智能既是统一的，又是可分的。从统一的角度看，每个人的智能都是其遗传天赋和所处环境的具体产物；从可分的角度看，在具体的智能执行程序中，每个人的智能可分成具有不同特征的三个方面：外部智能、经验智能和内在智能。外部智能又叫环境智能，强调智能发生作用的环境，即人们怎样运用智能去适应、改造环境。经验智能强调人们在应付新情况、新问题时的灵感、直觉和经验。内在智能指人们内在的精神世界，即对客观世界的总的认识。斯登伯格把人的智能归结为三种，他的三元智能学说在学术界引起很大反响。他强调经验在智能中的重要地位，认为人们可以通过实践发展自己的三种智能，这一点易于为大多数人所接受。然而，他的学说并不能使持有"一种智能"或"多种智能"观点的学者放弃自己的学说。

看来，在对人类智能这一异常复杂的现象获得一致公认的明确定义之前，要回答人有多少种智能的问题还为时过早。

7. 未卜先知——人能够预见死亡之谜

2000 年，俄罗斯"库尔斯克号"核潜艇沉没，遇难的海军军官科列斯尼科夫的妻子在一次接受采访时泪流满面地说："不知为什么，我的丈夫似乎预感到了死亡。就在他踏上死亡之航前不久，他悄悄地给我写了一首凄凉的诀别诗，其中最不祥的几句是这样写的：虽然我真的不愿意想到死亡，可当死亡的时刻即将来临的时候，我真想悄悄地对你说：'亲爱的，爱你到永远！'就像他悄悄写这首诗一样，他悄悄地把这首诗留在了家里，是他出事后我才发现的！我真的不知道他为什么会有这种感觉，也许在冥冥中确实预感到了什么！"

美国医生威廉姆·格林、史蒂夫·戈尔斯坦因和亚历克斯·莫斯一直在研究死亡的现象，他们对数千名突然死亡的病人背后的故事进行了研究。结果表明，多数人预见到了自己的死亡，而且他们表现出来的死亡前兆不是预言式的话，也不是为自己的后事做准备，而是一种特别的心理状态，通常是希望自己的所有事情都能够井然有序。许多人在死亡前会陷入一种消沉的状态，持续的时间从一个星期到半年不等。医生们认为，这种出现的非常奇怪的忧郁是由本人体内的荷尔蒙变化引起的。这种莫名的沮丧，其心理特征是为无法逃脱的死亡准备中央神经系统。

瑞士著名的心理学家荣格在他的著作中提到，一个朋友一次讲起自己的梦，在梦中这个朋友登山时遇到雪崩而摔死。荣格听后当即提醒他说，近期不要做冒险的事情。对方很不以为然，不久后这个朋友就在一次登山活动中，由于固定身体的锁扣滑脱而坠崖身亡。

中国专业意象对话心理咨询师何明华，从精神分析学的角度解释，这种预感死亡的现象和人的潜意识有着很大程度的联系，是人的心理情结在起作用，特别是这些预感多发生在突发的死亡事件之前。人的潜意识是人类几千年积淀下来的智慧，潜意识中包含的信息量远远大于人的意识层，每个人潜意识里都有死亡的冲动，心理学上称之为"死本能"。

弗洛伊德在 1920 年的《超越唯乐原则》一书中提出了"生本能"和"死本能"这一组相对的概念：当人在生活中没有得到足够的快乐，或者精神上的压力使其感到生是一种痛苦时，人对生的欲望就不是很强烈，这时死本能在潜意识中占的分量就比较大；而当潜意识中这种死亡的动机强烈到一定程度的时候，现实中就会发生与之对应的事件。何明华称，人对死亡的预感，可以说是这种死本能激发、扩大的表现。因此，很多人对死亡的预见会表现为一种消沉的心理状态，这说明他们当时潜意识里"死本能"很活跃，而生本能相对压抑。

何明华说，生本能和死本能的能量总量是一定的，因此两者是此消彼长的关系。如果人们在预感到自己死亡的时候，及时接受心理治疗，正视其潜意识反映的心理状态，通过唤起其对生的渴望，扩大求生欲，使生本能更加活跃，而抑制死本能的作用，是可以避免死亡事件发生的。

8. 毁誉参半——人体正常菌群的功过

人降生到世界上，就与细菌结下了不解之缘。细菌不仅生活在我们周围环境中，还在我们体内蛰居、繁殖。在正常情况下，人体除了器官内部以及血管和淋巴系统，其余部位如皮肤、呼吸道、胃肠道和生殖泌尿道等对外"开放系统"，都有细菌存在。那些在一般情况下不会引起疾病的细菌，叫做正常菌群。如何评价正常菌群对人体的作用呢？是功大于过，还是过大于功？长期以来，人们对此褒贬不一，毁誉参半。

主张过大于功的人认为：正常菌群与致病菌没有本质区别，它只不过冠以正常的招牌，其实却在隐藏地、慢性地侵蚀人体。比如，50% 的人都有蛀牙，而引起蛀牙的重要因素却是口腔中的正常菌群变异链球菌、乳酸杆菌和蛋白溶解菌。这些细菌成群结队在不清洁的牙缝中繁殖，与糖、酶等物质积聚形成黄褐色的坚硬牙菌斑，牢固地粘在牙齿表面。变异链球菌对牙体硬组织有特殊亲和力，它与乳酸杆菌一起酵解糖原产酸，腐蚀牙体硬组织；蛋白溶解菌则产生溶解蛋白的酶，破坏牙齿有机质。光泽洁白的牙齿在它们的共同作用下，逐渐崩解，出现了蛀牙。又如，覆盖人体表面的器官皮肤表面，每天接待数以万计的暂居菌，其中，无害的粉刺棒状杆菌、白色葡萄球菌暂居在皮脂腺分泌较活跃的皮肤上，给步入青春期的男女面部和胸背部留下痤疮；另一些菌群则寄宿在温暖潮湿的腋窝、乳晕、阴部等处，分解这些部位大汗腺分泌的浓稠无味的分泌物，产生令人讨厌的狐臭味；此外，随呼吸进入人体的金黄色葡萄球菌、肺炎链球菌、白喉棒状杆菌等菌群，潜伏在人的鼻咽部，随时可能兴风作浪，有碍健康。还有证据表明，正常菌群与癌症有关，例如，习惯于高脂肪饮食的人，胆汁分泌过多，胆汁中的胆盐与脂肪酸经过肠内厌氧细菌的作用，产生致癌物质。由此看来，人体正常菌群是人类的凶顽，是人体健康的潜在威胁。

力主功大于过的人则坚持，正常菌群对人体虽然有一定的有害作用，但是，它们的益处却比害处大得多。他们列举支持这个论断的许多证据，譬如，肠道菌群不断由粪便污染带到皮肤表面，皮肤却很少受感染。原来，皮肤上的正常菌群能抑制这些致病菌生长，成人阴道中的正常菌群乳酸杆菌则通过发酵糖原产酸，使阴道液维持酸性，间接地阻止酵母菌等致病微生物繁殖。一旦乳酸杆菌受到抑制，致病菌就会大量增殖，引起阴道炎症。人类利用正常菌群抵抗病原微生物的这种特性，有意识地让非致病菌有选择地在人体上繁殖，从而有效地防止致病菌的侵扰。又比如，随胆汁排至肠道的肠道菌群水解还原结合胆红素，使它成为无色的胆素。后者随尿或粪便排出后，在空气中氧化成黄色的胆素，使粪便颜色加深。正常人每天需排除大约400毫升—650毫升气体，其中约40%是二氧化碳、少量甲烷和氢气，这些气体都来自胃肠道正常菌群的发酵。显然，人体的代谢离不开正常菌群。此外，正常菌群还为人体提供包括维生素 B 和维生素 K 在内的多种营养，特别是维生素K，几乎全部来源于肠道菌群的合成。新生儿由于缺乏肠道菌群，体内维生素K 含量很少，影响肝内凝血酶原的合成，所以，很容易发生出血现象。人工喂养婴儿的患病率高于母乳喂养婴儿，部分由于前者肠道中缺乏双歧杆菌，因为双歧杆菌菌体内含有多种维生素，能促进人体的生长发育。有趣的是，新几内亚人食物缺少蛋白质，他们肠道中的某些恒定菌群却能把他们主食甜薯中充足的氮素固定下来，为人体合成氨基酸提供原料。更重要的是，正常菌群能提高机体免疫力。已有实验证明，在无菌条件下喂养的哺乳动物许多器官的功能明显衰退，机体的防御系统、淋巴系统、网状内皮系统和抗体形成系统都发育不良。因此，某些很难使一般动物致病的细菌，如引起霍乱和细菌性痢疾的细菌能很容易感染无菌动物。

目前，正常菌群是条件致病菌的观点已被人们广泛接受。微生物学家认为，正常菌群与人体始终保持着平衡状态，菌群之间也相互制约，维持相对的平衡。如果长期服用广谱抗菌素、皮质激素，过多应用同位素或长期患有消耗性疾病，这些平衡就会受到破坏，无害的正常菌群就可能转变为有害的致病菌。当机体抵抗力下降时，口腔里的正常菌群梭状杆菌和螺旋体协同作用，引起奋森氏咽峡炎。长期使用抗菌素的婴幼儿，肠道内的白色念球菌或葡萄球菌优势繁殖，会导致肠炎；正常菌群还会东奔西窜，以邻为壑，成为致病菌。拔牙或扁桃体摘除时，呼吸道最常见的寄居菌绿色链球菌大量进入血液，定居在异常的心瓣膜上，引起亚急性心内膜炎。近年来耐药性大肠杆菌引起吸入性肺炎显著增加，也与大肠杆菌转移到呼吸道取得优势有关。

由此可见，正常菌群对人体的作用既受到外部因素的影响，也受到菌群之间的影响。它们不是被动地居住于人体内部，而是从多方面影响人类的生存。虽然，我们已经知道，正常菌群对人体的营养、免疫、生长发育、代谢、肿瘤发生以及衰老都有重要影响，但是对它们的生活特性、作用机制等却了解甚少。因此，迄今我们还很难判定正常菌群对于人体究竟是功大于过还是过大于功，或者是功过相抵。

9．不治之症——世纪病之谜

简·帕克夫人在60岁生日那天，想为客人弹几首新近学到的曲子，但她怎么也记不起乐谱放在哪里。两天之后，帕克夫人未能如约去赴一次午宴，因为她无论如何也想不起汽车钥匙放在何处。又过了两个月，她竟穿着高筒靴和毛衣去参加夏令郊游，朋友们未免忍俊不禁。帕克夫人的行为何以变得如此古怪呢？原来她开始患上了阿尔茨海默病。

阿尔茨海默病是一种最常见的老年痴呆病。这种病是1906年首先由德国神经学家阿洛依斯·阿尔茨海默发现的。目前该病十分猖獗，正在危害患者及其家属，为此，医学界称之为世纪病。在所有的不治之症中，这种退化性大脑功能失调症可能是最令人痛苦的，因为患者将两度遭受死亡的折磨。首先是智力死亡，整个一生的记忆全都变成一团模糊的薄雾，连日常生活中最简单的事也无法胜任了；接着是肉体死亡，患者不再能控制人体的基本功能，只能像胎儿一样蜷卧着，逐渐陷入昏迷状态，直至停止呼吸。据外刊报道，仅在美国程度不等地受这种病摧残的人就高达 300 万，在 65 岁以上的人中占 7%，它是继心脏病、癌症和中风之后，引起老年人死亡的第四个主要原因。四五十岁的人也可能会得这种病。专家们预计，到了 21 世纪，除非医学上有重大突破，否则这种老年痴呆病可能会影响到每一个家庭。

至今，还没有人知道引起这种病的确切原因。据推测，可能是由慢性病毒造成的，这种病毒在引起症状之前能够长期潜伏在人体内，在患者大脑中发现的淀粉状蛋白质，可能就是这种病毒破坏后的产物。研究者企图把病人的脑组织移植给试验动物，以便把这种假定的病毒传给这些动物，但是迄今为止，试验没有成功。阿尔茨海默病是不是病毒引起的，仍是一个谜。

美国明尼斯达大学的精神病学家赫斯顿等人认为，至少部分患者是遗传造成的。他发现，患者得病时越是年轻，则有血缘关系者患该病的风险越大。如果父母在 55 岁以前染上此病，并且病情迅速恶化，那么他们的儿女患这种病的可能性达 50%；但是当父母在 70 岁后得病，则其子女患病的风险就较小。为什么会出现这种情况呢？赫斯顿等人未加说明。

近年来，铝和该病的关系正日益引起重视。研究者曾发现，两名患此病的死者的脑内，尤其是病变部位铝含量异常高；当铝被注入实验动物脑内后，也发生了类似的变化。这表明，铝离子对神经系统危害极大。如今，铝制炊具正在逐步取代传统的铁锅和铁铲，人们不免会担心微小铝屑脱落后，遇到酸性或碱性物质会产生铝离子，导致铝的摄入量增多，从而诱发老年痴呆症，使幼儿智力发育异常或迟缓。为此，世界卫生组织向各国推荐中国传统的铁制炊具。但有人认为，铝是自然界中最丰富的元素之一，广泛存在于各种食物之中，但至今在正常人群中铝中毒的事例还未见报道。实验结果表明，北美正常人每天从饮食中摄入的铝为 36 毫克，而每天从粪便中排出的铝达 41 毫克。这种铝的负平衡很可能是由实验误差造成的，但也足以说用人对铝的吸收率很低，绝大部分都被排出体外，这可能就是铝不易产生中毒的原因。目前科学家正就这两种不同见解进行深入探讨。

1976 年，英国的伦敦神经研究所和爱丁堡大学的两个研究小组首先发现，阿尔茨海默病患者的脑内明显地发生了生物化学方面的变化，在控制注意力、学习和记忆的中枢里缺乏一种负责合成乙酰胆碱的酶，造成其数量极为不足。乙酰胆碱是脑内一种主要的神经递质，它的作用是在两个神经元之间传送脉冲，并向它们提供营养。由于患者脑内的乙酰胆碱要比正常人减少80%，因此电脉冲不能通过脑中的突触，并引起大脑皮层的许多区域，特别是与思维和记忆有关的新大脑皮质、海马区等的神经细胞死亡。他们认为，这正是导致一系列痴呆症的直接根源。

阿尔茨海默病的病因何在呢？今天还不很清楚。但是，医学家仍在根据已知的线索，采取一些富有希望的步骤，例如利用那些能激发脑内乙酰胆碱生产的药物，对这种病进行尝试性的治疗。

10．暗藏玄机——人体的奇妙数字

大家都知道，每个人的身体是由皮、肉、骨、血和五脏六腑等所组成的，但全身的骨头有几根，皮肤到底有多厚，以及其他种种，却是一些久久盘旋在人们头脑中而很想知道的问题。现将专家统计研究得出的有趣的生理数字分析如下：

灵魂之窗——眼睛，眨一次1/24秒；每天留下各种不同的影像高达5万种以上。

男性脑重平均为1.45公斤，而女性的只有1.133公斤。

神经——脑的电线，其数目不下1000万根。倘若我们将一个人所有的神经一根根连接起来，足有30万公里长，人身上如同有一根很长很长的电线。

成人的肺在胸腔扩张最大时，能容纳4.5公斤的空气；肺由很多很小的肺泡组成。肺泡为肺内最小的呼吸单位，略呈半球形，肺泡表面积和空气相互接触，肺的吸收面积约为13万平方厘米。换言之，如同一间小房子的占地面积那么大。肺的内表面积是皮肤表面积的50倍。

人的身高到30岁以后，便开始逐渐缩短，不过缩得很少，每天仅缩短十万分之七英寸。可是积少成多，20年后，可能缩短了半英寸。

一个成人的皮肤，展开后面积约2平方米，每平方米的皮肤有14000个毛孔，如果把这些毛孔逐一连接起来，可以做成一根60米长的小自来水管。假定每平方厘米的面积上能承受1公斤的空气压力，则全身皮肤要经受18000公斤的重量，也就是我们男人或女人，身上负荷了9辆或10辆大汽车的重量而泰然自若。

一个体重 67 公斤的男子，其所有的脂肪，只能制成 7 块肥皂。

每个人在其一生中，平均脱落的皮肤，其总重量超过 227 公斤。

人体内的红血球，其生存寿命大约为 4 个月，期间，它在人体内所走的路程约 1609 公里。

在一秒钟之内，我们的大脑中，有超过 10 万种不同的化学反应在进行，这些化学反应使我们产生思想、情绪及动作。

一个正常人的眼睛，可以看到和分辨出 700 万种深浅层次不同的颜色。

我们的十根手指上根本没有肌肉。

每一天，大约有 14 立方米的空气，通过我们的气管，由气管加以清洁、润湿和加热。这股温热气体，足可以充满约 300 个大型气球。

大脑中的神经细胞有 100 亿左右。每一个神经细胞的直径仅有十万分之一厘米，体积仅有一千万分之一立方厘米。大脑皮层上大约有 10 亿个沟、回。如果把这些沟、回铺展开来，面积约 2000 平方厘米。

大脑的需血量很大，每分钟流经脑的血液约有 700 毫升，占心脏输出血量的 1/6。大脑中的血管纵横交错，总长度达 12 万米以上。

大脑能容纳数量巨大的信息，可达 1000 万亿比特信息单位，相当于 10 亿册书的内容。大脑每立方厘米可以储存 1 万亿比特的信息。

人体中水的重量约占 65%，蛋白质、矿物质等固体成分则占 35%。

人体 24 小时内释放出来的热量，可以烧沸 30 斤的冷水。

人体共有 206 块骨头，约占人体重量的 1/10—2/10。

人的皮肤重量约占体重的 1/20。人身体上的皮肤最薄的 0.5 毫米，最厚的约 4 毫米—5 毫米，如手掌、脚跟皮厚约 4 毫米左右，而眼皮、耳朵等部位厚 0.5 毫米。

人眼很敏锐，在没有月亮的黑夜，站到高处，可以看到 80 公里以外燃烧的火柴光。

人微笑的时候，牵动 17 根脸部肌肉神经，皱眉时牵动肌肉神经 43 根。

美国科学家进行的一项专门研究表明：一个人平均每天说话大约一小时。每个人一生中在谈吐上的时间共有两年半左右。假如把每人一生说的话记录在纸上，那么合订起来将是一部由一千卷组成的巨著，而每卷各有 400 页。

11. 延年益寿——人体衰老有可能推迟

据美国科学家统计，目前美国人的平均寿命要比 100 年前增加一倍多，这是医学科学进步的结果。然而，尽管医学科学日益发展，新的药物和治疗方法层出不穷，对于我们每个人来说，死神或迟或早总会降临。

死亡是人体细胞、组织、系统老化的必然结果。但是，这种老化究竟是怎么发生，怎么变化的，科学家至今还不清楚，他们提出种种假说，从不同的角度来探索衰老和死亡的秘密。

一些科学家怀疑细胞老化是由于细胞中产生了一些导致老化的物质，这些物质在年轻的细胞中是没有的，它们就好比迫使细胞"自杀"的毒药，使得细胞和组织走上死亡的道路。美国洛克菲勒大学的细胞生物学家尤金尼亚·王从人体结缔组织细胞中分离出一种特殊的蛋白质，这种蛋白质又是在老化的、停止分裂的细胞中才有，而在能够分裂的年轻细胞中是没有的。王认为，这种蛋白质就是细胞老化的产物，它们在细胞中的功能还不清楚，如果死亡确实是由细胞中产生的老化物质引起的，那么，只要找到清除这些物质的方法，人类就能大大推迟死亡的到来。

许多科学家相信，在正常的新陈代谢过程中，由于受到射线照射、服用各种化学药剂，以及食物中含铁量过多等因素，人体内会产生有害的自由原子或基团，这种可怕的自由基会破坏一个个细胞，最后使整个机体衰老死亡。按照这一假说，只要能消除体内的自由基，就能延长人类的寿命。最近，美国路易斯·维尔大学生物化学家里歇教授从灌木中提取一种叫"去甲二氢菊木酸"的物质，这种物质能够消除动植物体内的自由基。里歇用"去甲二氢菊木酸"喂养蚊子，使得1200只蚊子的平均寿命从29天延长到45天，这一研究成果为自由基使细胞老化的假说提供了新的证据。但是，自由基究竟对细胞的损坏、疾病的产生和机体的老化起了什么样的作用，目前还远没有搞清楚。科学家发现，人体内有一种与利用氧气有关的酶——过氧化物歧化酶，这种酶能对自由基起解毒作用，阻止自由基对细胞的破坏。寿命短的动物体内过氧化物歧化酶少，而人体内这种酶较多，这也许表明过氧化物歧化酶是人体自身的抗衰老物质，而负责调节这种酶的基因与人的寿命长短有关。

另一种理论认为，老化的关键步骤并不发生在细胞中，而是发生在大脑中，大脑和内分泌系统神经活动可能是机体老化的决定因素。这种理论虽然至今还没有直接的证明，但有一些实验提供了间接的证据，如早期摘除实验大白鼠的脑垂体腺，并喂给可的松激素，结果使大白鼠的寿命得以延长。对此，一些科学家认为脑垂体腺在大脑中释放一种死亡激素，导致机体老化，然而人们至今还没有分离到这种死亡激素。过去人们普遍认为，老化会导致记忆丧失或减退。但是，华盛顿大学医学院的记忆和老化研究中心发现，65岁以上的人间，85%的人并没有因为老化而丧失记忆，大脑加工信息的能力也并不会因老化而降低。大脑在老化过程中究竟扮演了什么样的角色？这还有待于进一步探索。

在设法延长生命的动物实验中，节制饮食、限制摄入热量似乎是行之有效的方法。但是，美国国家老化研究所主任爱德华·施奈德指出：调查表明，人群中最瘦的人和最胖的人同样危险，死得最早。人们究竟应该摄入多少热量才最恰当，这也是难以确定的问题。调查还显示，那些经常进行体育锻炼的人血液中胆固醇水平较低，心血管疾病的发生率也较低，因此他们比较长寿。对实验大白鼠来说，运动也能增加寿命，但其中原因何在，科学家们也正在摸索之中。

衰老是怎样引起的？老化过程能不能推迟？死亡能不能避免？这些人们关心的问题，至今仍然是一个谜，科学家对此抱乐观态度。他们相信，经过努力，总有一天人们能阻断或延缓衰老过程，从而使人类的寿命不断延长。

延年益寿是人类美好的理想。历史上，人们曾经使用过各种方法来阻止衰老的发生，有人服用角斗士的血液、甲鱼汤、黄金液或猫头鹰肉，甚至别出心裁地呼吸处女呼出的气体，以延长生命。然而，凡此种种都无济于事。1492年，教皇伊诺森特八世为了延缓衰老啜饮了三个青年人的血液，不久就死去了。

衰老始于何时？应该从什么时候起防止衰老呢？这是老年学家长期以来一直在探索的课题。许多人认为，退休是一个人进入老年的开端，而老年则是衰老的标志，其实这是不科学的。古希腊医学家希波克拉底曾根据人的衰老程度把老年期分为五个阶段：65岁—70岁为老年青春期，70岁—75岁为老当益壮期，75岁—80岁为真正老年期，80岁—90岁为迟暮期，90岁以上是天年期。

美国老年病学家唐纳·登克拉博士提出了一个新的见解：衰老是从青春期开始的，从此时起脑垂体释放的激素就会引起衰老，他用鼠做实验，证实自青年期起脑垂体就会释放一种引起衰老的物质。一些科学家发现，从十几岁起人的免疫功能便开始下降，30岁是人体生理发达程度超过顶点的年龄，此后每年丧失生理功能0.8%—0.9%，40岁以上就出现全面衰老的征象。于是，从年轻时就应抗衰防老的观点，便应运而生。

最引人注自的观点是美国学者麦诺特提出的。他认为，个体衰老几乎始于合子（受精卵）的初期分裂，在出生时机体已经相当老了。临床实践似乎也支持这一观点；人卵的衰老会引起唐纳氏综合征和其他染色体先天缺陷；超过 35 岁的妇女生育的婴孩，该病的发病率显著增高。此外，父亲的高龄可造成子女的早老症。早老症患者在青春期前就开始衰老，甚至在婴儿期就已发生器官组织的萎缩，皮肤丧失弹性。

衰老是从什么时候开始的，目前还缺乏统一的认识。一旦揭开了这一疑谜，将有助于人们深入了解衰老的发生机制，从而为预防衰老提供科学的理论根据。

12. 无声煎熬——人体疼痛产生之谜

据国际研究疼痛联合会的创始人、著名的疼痛学研究先驱、美国麻醉专家约翰·博尼卡博士的估计，近三分之一的美国人患有持续和周期性的疼痛症。为此，美国在这方面花费的时间和费用，远远超过了癌症和心脏病。

疼痛到底是怎样产生的呢？长时间来人们对此一直感到迷惑不解。后来，科学家经过反复试验和摸索，提出了一些理论，才使人们对此有了初步的认识。

以约翰·博尼卡为首的科学家，是根据人体神经系统的化学原理来阐明疼痛产生的过程的。人体某一部位受伤以后，会立刻释放出一些化学物质，同时产生疼痛信号。释放出来的化学物质主要是：用来传递疼痛信号的 0 物质、前列腺素和迟延奇诺素。迟延奇诺素是由胰蛋白作用于血浆球蛋白释放出来的一种物质，含有 9 种氨基酸链，在已知的疼痛物质中作用最为强烈；0物质、前列腺素和迟延奇诺素，会刺激神经末梢，使疼痛信号从受伤部位传向大脑；前列腺素还能加速受伤部位的血液循环，使抗感染的白血球大量聚集在患处，从而引起局部红肿发炎。

博尼卡认为，含有阿司匹林的药物和扑热息痛等止痛药之所以能减轻疼痛，是由于它们能抑制人体前列腺素的产生的缘故。在临床上，博尼卡常用这些止痛药治疗疼痛症。

然而，博尼卡的理论却无法解释一些令人费解的疼痛现象。美国马萨诸塞州总医院神经病学疼痛医疗系主任查尔斯·波莱蒂博士回忆起年轻时的一件事：一个冬夜里，他和热恋中的女友相约在户外。他们坐在石椅上，谈得十分投机，忘却了时间和寒冷。最后，他们站起身来准备回家，这时他感到臀部有难以名状的疼痛。波莱蒂说："当时我几乎要冻僵了。我们一定是在那里坐了很长时间，而我却什么也没有感觉到。我的神经系统有某种物质在抑制着那种疼痛。"

在现实生活中，类似的事例比比皆是。美国哈佛大学的医学教授亨利·贝歇尔曾经作过抽样统计，结果发现：从战场上下来的伤员有三分之二在受伤时并不感到疼痛，甚至在伤后的几小时内都不产生痛的感觉。在野战医院，不上麻醉药，他们照样能接受手术治疗。而送到救护站的平民百姓却总是呻吟不止、叫喊不停，尤其是女性，只有五分之一的人不呻吟、不喊叫。

1965 年，两位从事疼痛研究的专家：伦敦大学的帕特里克·沃尔和加拿大麦吉尔大学的罗纳德·梅尔扎克，共同提出了闸门控制理论。这种理论认为：无论在什么情况下，神经系统只能处理一定数量的感觉信号。当感觉信号超过一定的限度时，脊髓中的某些细胞就会自动抑制这些信号，好像闸门一样，要把它们拒之于门外。这时，疼痛信号不容易越过闸门，因而疼痛的感觉就会减轻。

闸门控制理论使波莱蒂博士年轻时疼痛减轻之谜迎刃而解了，但是波莱蒂提到的神经系统中抑制疼痛的物质是什么呢？1975 年，苏格兰阿伯丁大学的药物学家约翰·休斯和汉斯·科斯特利茨经过反复试验终于确定，这种物质叫内啡肽，是大脑和脊髓中产生的对疼痛有强烈抑制作用的物质。然而，试验并未就此终止。在苏格兰专门研究小组的配合下，美国加里福尼亚大学的激素专家西·恩·李，从人脑中分离出止痛效果比内啡肽强 40 倍—100 倍的内啡素。紧接着，美国加利福尼亚大学的科学家又发现了一种作用比内啡素强 50 倍的脑化学物质——力啡肽。当人的注意力全神贯注于某一事情上，会促使体内产生大量的力啡肽，这就等于切断了人体的疼痛报警，从而达到暂时止痛的效果。

至此，应该说，科学家已初步揭开了人体疼痛的奥秘。但是，在疼痛产生的过程中，引起疼痛的物质和抑制疼痛的物质会不会相互影响？人类最终能否利用自身的抑制疼痛物质来控制疼痛症呢？这些仍是生理学上的未解之谜。

13. 色素细胞——头发变成白色的秘密

白色（或灰色）其实才是头发的"基色"。每一根头发的毛囊根部都有许多色素细胞，在我们年轻的时候它们会不断制造出色素，使我们的头发具有那种天然颜色。但是，随着年龄的增长，到了中年之后，就会有越来越多的色素细胞死去，头发一根又一根地失去颜色，结果，一个人的头发就会开始逐渐显现为灰色。

这个过程大概要延续一二十年。一个人的头发（根据掉发情况而不同，大约有数十万根）在一夜之间就全部变成灰色的例子是极其少见的。有趣的是，即使我们成年以后，那种色素细胞常常还会加速制造色素，使我们的头发在色素细胞死去之前一段时间里暂时变黑。

14. 说法不一——古人的脑容量大于现代人的原因

在从猿到人的过程中，脑容量是由小变大的。黑猩猩、红猩猩等现代类人猿的脑容量约为 400 立方厘米，而现代人的平均脑容量为 1400 立方厘米左右，是前者的 3.5 倍。

然而，人类学家在研究古人类化石时却发现，有的古人平均脑容量超过现代人，例如在尼安德特人（简称"尼人"）中，有的男子脑容量已达到 1700 立方厘米。人类学家是在 19 世纪中叶发现尼人化石的。尼人是生活在欧洲和亚洲西部旧石器时代的古人。何以尼人的脑容量竟然超过了现代人呢？

美国新墨西哥州立大学的 A·特林克斯，是研究早期人类的世界权威之一。1983 年，他推测尼人妇女的怀孕期为 11 个月—12 个月，比现代妇女长 3 个月。这样尼人婴儿在降临人间以前，可以在母腹中得到更长时间、更充分的发育，脑容量自然超过了现代人。自从特林克斯提出这一观点以后，在很长一段时间里无人对此表示异议，似乎已经可以盖棺定论了。

不料，1986 年美国人类学家 F·凯特挖掘到尼人女性骨盆前端的两块耻骨化石，她们与现代女性的耻骨不同：形状奇特，向外扩展，以增加骨盆的容积。据此，凯特认为，由于尼人妇女的骨盆容积大于现代女性，尼人胎儿问世时头部就可以大一些，脑容量也随之而增大。据称，尼人婴儿的脑容量要比现代婴儿大 20% 左右。

对于特林克斯来说，凯特的观点是无法接受的。他认为，人类的怀孕期也有一个进化过程，这一过程是从尼人之后、5 万—3 万年前的欧亚新人中揭开序幕的。随着怀孕期的缩短，双亲可以用更多的时间保护和照顾自己的婴儿。特林克斯确信，一部分欧亚尼人最后进化成新人，一直繁衍至今。

但是，许多人类学家都反对特林克斯的见解。英国自然博物馆的 C·斯特林格的理由：第一，人类在怀孕时间的长短上不存在进化，黑猩猩的怀孕期只有 8 个月，难道它们比人类更进步？第二，尼人并没有进化为新人，他们被来自非洲的热带移民所取代，在人类进化的舞台上消失了。

英国伦敦大学的人类学教授 B·马丁，研究了雌性灵长类动物的体重与怀孕期之间的关系，证实一个种属的近亲，在怀孕期方面不存在进化，也否定了尼人怀孕期超过现代人的说法。

美国密执安大学的人类学家 K·罗森堡，从生理学和解剖学上作了分析研究，发现尼人妇女只是产道相对大一些，并不存在怀孕期长的现象。他认为，头大、身体魁梧不是尼人的形象，他们的身材并不高大，只不过相比之下头部稍大一些而已，这是不足为奇的。因为当今世界也有一些大脑袋民族，如爱斯基摩人、玛雅人等，这些民族妇女的产道比其他民族略大一些。

总之，在这一问题上学派林立，说法颇多，下结论还为时过早。

15. 浑浑噩噩——梦游时闭眼走路却不撞墙的原因

媒体报道，宁波的一名中年男子在梦游中竟然走了近 30 公里路，而且在走累之后，还翻越居民家的围墙，在别人家屋檐下酣睡。当他被人叫醒后，根本记不起自己是怎样走进别人家的。这位梦游者的老婆说，因为生怕他外出闯祸，每晚睡觉前，总要将菜刀什么的收藏好。其实，北京和平里的一个小学二年级学生也有这个毛病，他的母亲说，他在梦游的时候闭着眼睛走路，但是总能躲开前面的障碍。那么，梦游到底是如何发生的？梦游的现象能告诉我们什么呢？

小男孩夜晚梦游，妈妈迷惑不解。

"第一次发现他闭着眼睛在房间里走动的时候我吓坏了"，小勇的妈妈告诉记者，"我想这孩子是不是在梦游呢。但是，听老人说看到梦游的人一定不能叫醒他，要慢慢地等他回到床上继续睡觉自己醒来，不然突然叫他会把他吓疯"。

每到这时，小勇的妈妈都静静地看着他，虽然已经把房间里危险的物品都拿走了，但是每天晚上睡觉，小勇的妈妈还是提心吊胆的，生怕他在梦游的时候撞在墙上或者柜子上。有时他还能走到玩具箱旁边准确地从里面拿出平时最喜欢的玩具，然后又走几步不偏不斜地坐在沙发上玩起来。

"我怀疑他是不是故意的？但是白天问他记不记得昨天晚上发生了什么，看着小勇迷茫的眼神又不像是在撒谎。"小勇的妈妈说。

梦中烧水做饭，梦游多做习惯行为。

带着小勇妈妈的疑问，记者找到了中国睡眠协会的理事长张景行教授。张教授告诉记者，我们平时所称的梦游准确地讲应该叫睡行症。因为梦游不是在做梦的睡眠阶段起来走路或者做事情的。人在做梦的时候，全身的肌肉是瘫痪的不能行动。因此，研究发现：梦游只发生在人的深睡眠和浅睡眠交替的时候。在深浅交替的睡眠中，人的身体可以运动，那时的人也有一定的意识。

张教授说，小勇能够在梦游的时候有条不紊地做事情一点都不奇怪。据她了解，出现梦游现象的人，不仅会在房间里走路，他们经常还会做一些非常有条理的事情。有些家庭主妇会走到厨房把水壶里加上水放到煤气灶上烧，甚至还会炒菜做饭。还有一些人会从家里走到外面去，顺着街道走一大圈后又回到家上床继续睡觉。

张教授说，他们做的这些事情一定都是他们最熟悉的事情，一般是白天习惯做什么，梦游的时候就做什么。

为什么梦游的人在走路的时候可以准确地躲避障碍？张教授说，这个现象非常有趣，但是现在也不能完全解释清楚。有可能是因为他们做的都是一些已经成为习惯的行为和动作；也可能是因为他们当时处于浅睡眠的状态，还是有一些意识的。然而，在梦游的时候发生意外的事情也经常发生，夏天我们习惯开着窗户睡觉，有些人梦游的时候直接就走到窗户旁打开纱窗从窗户上跨了出去，从而发生意外。还有一些人梦游的时候把煤气打开，最后造成煤气中毒。

16. 争议不断——男女智力结构不同的原因

男性聪明，还是女性聪明？这历来是个有争议的问题。不少人认为男性比女性聪明，他们的论据是脑力劳动者男性多，世界上有成就的人大多是男性。也有人认为女性聪明，因为在幼儿园和小学阶段，女孩在学习上进步快，表达能力强，成绩也比男孩好。

对此，科学家做了大量的试验、分析和研究。20 世纪 20 年代，美国心理学家桑戴克通过实验得出结论，男性和女性的智力结构不同，各有自己的智力优势。对美国高中生的学习成绩的调查表明，男生在数学和物理学方面超过女生，而女生则在语文和外语方面遥遥领先。近年来，日本大阪教育大学的神经心理学家八田武志进一步作了调查，结果是显而易见的：在方向和位置的辨识、图形的组合等方面男性优于女性；而在语言表达能力、会话的流畅性、记忆力和处理人际关系等方面，女性要比男性强。

男女智力结构的差异是如何造成的呢？美国心理学家霍托与理查德·梅认为，这是因为男女的感知觉能力不同的缘故。女性的嗅觉、触觉比较敏感，对声音的辨别和定位也不错；相比之下，男性在视觉辨别方位方面稍强一些。霍托和理查德在研究追忆、认知与信息输入通道（视觉通道、听觉通道、触觉通道等）关系时发现，无论信息从哪一通道输入，女性在追忆和认知两种记忆类型上都比男性好。对男性来说，最为不利的是信息从听觉通道输入，一旦刺激从视觉通道输入，男女之间的差异就会减小到最低程度。

八田武志认为，男女智力结构差异的根源在于社会和大脑的功能，社会对男孩和女孩的培养及期望是不同的，他们从幼年起就被要求学习和采取不同的活动类型。例如，在大多数家庭中，男孩被带到室外参加活动的机会要多一些，他们也就喜欢做跌爬滚摸、活动量大的游戏；女孩则较多地留在家里玩耍，加上他们善于模仿同性成人的行为。于是，通过这些不同类型的活动，男孩的空间识别能力增强了，女孩越来越擅长于语言表达。

八田武志经过各种试验还发现，人的大脑功能存在着性别差异，这也是男女智力结构差异的一个重要原因。很小的时候，女孩识别语言的能力就由左脑掌管，变成了左脑优势，到六七岁时左脑优势会逐步削弱。男孩较早确立的是右脑优势，左脑优势是较迟才出现的，但是左脑优势一旦形成，就会一直保持下去。

日本神经生理学家新井非常赞同八田武志的观点，他的研究成果揭示，在男性大脑内，与语言功能相关的颞叶脑平面总是左脑明显大于右脑，可见男子的语言中枢是集中在左脑的。而在女性大脑内，这种差异远不如男性那样明显。看来，女性的语言功能并没有集中在左脑。新井认为，女性在处理语言信息的时候，很可能是利用了联系左、右脑的神经线路，自左、右脑互相协调来完成的。女性大脑后部的这种通道总是多于男性，女性喜爱喋喋不休的原因也许就在于此。

哈佛大学的格休宾脱教授提出了一个与众不同的观点。他指出，归根结底，是性激素造成了男女不同的智力结构。早在胚胎期，男性的睾丸就会分泌大量的雄性激素，这些激素会延缓左脑的发育，使右脑发达。雌性激素与女性大脑的早熟有关。由于脑早熟在女性身上出现得早，因此与控制语言有关的皮层也就更早发生作用，女性就表现出语言方面的优势。

男女智力结构的差异，是由于感知觉能力的不同，还是因为社会的培养与期望、大脑功能的差异，或者是由于性激素的作用，目前还缺乏统一的认识。也许这是多种因素作用的结果，但最主要的因素是什么呢？它们是怎么协同作用的呢？神经生理学家和心理学家至今还无法明确回答这些问题。

17. 性别特征——男女身材不一样的原因

相对来说，男子的身材比较魁伟，女子比较矮小，这是一个引人注目的性别特征。美国人类学家曾经搜集全世界不同地区、不同文化、不同人种的人体测量数据进行统计，发现男子的平均身高超过女子8%，平均体重超过女子20%，这一结果不受人种、生活方式、风俗习惯等因素影响，在不同人群中基本趋向一致。

究竟是什么原因造成男女身材上的差异？生理学研究表明，男女身材上的差异，正如男女在生殖器官形态、体态、骨骼、肌肉、体毛等性别特征方面的差异一样，是不同的性激素在个体生长发育中作用的结果，而不同的性激素又是由男女不同的遗传密码控制的。归根到底，男子魁伟、女子娇小，其根源在于男女"遗传密码"的差异。那么，为什么男女的"遗传密码"会有这样的差异呢？生物进化法则告诉我们，遗传密码是在漫长的物种进化过程中逐渐形成的，而人类男女不同的性别特征，也是在人类诞生、发展的几百万年进化岁月中逐渐产生积累起来的。

进化论创始人达尔文是第一位力图从人类纷繁的进化过程中理出男女差别缘由的科学家，他提出了十分著名的性选择学说。达尔文运用性选择学说来解释人类的男子魁伟、女子娇小现象，就如同解释为什么雄孔雀尾羽华丽、雌孔雀尾羽不华丽一样简单明了。在人类进化中，魁梧的男子更容易吸引女子，娇小的女子更容易吸引男子，由于这样的性的选择，魁梧的男子和娇小的女子可能留下较多的后代，久而久之，使得人类朝着男子魁梧、女子娇小的方向进化。达尔文的性选择学说是在一百多年前提出来的，那时人们对于遗传的实质一无所知，对于人类起源进化的过程认识也极为肤浅。今天看来，用性选择学说来解释男女身材差异是有很大缺陷的。仅是把人类的进化和孔

183

雀的进化等量齐观，就忽视了人类特殊的社会结构对进化的重要影响，而且，这一学说也不能说明为什么男子的身材只是有限地越过女子。

近年来，人类学家从新的角度提出了一些假说，其中，美国戴蒙德教授的"身材——妻妾相关"假说具有一定的代表性，这一假说是在对众多哺乳动物的社会生活方式进行比较之后提出的。戴蒙德发现：猿类中，长臂猿组成"一夫一妻"的对偶"家庭"，雄性长臂猿和雌性长臂猿的身材基本上相同；大猩猩过着"一夫多妻"的生活方式，一头雄大猩猩可以拥有3头—6头雌大猩猩，雄大猩猩的身材是雌大猩猩的两倍。这一现象表明，动物雌雄个体在身材上的差别，可能暗示着它们不同的支配形式。最明显的例子，如海豹，雄性个体的体重达3吨，相当于几十头母海豹的体重，而它确实也可以拥有多达四十几头的"妻妾群"。动物的身材和力量成正比，身材是力量的体现。在"一夫一妻"的动物中，每一头雄性个体都可能占有一头雌性个体，雄性之间不必为争夺配偶进行激烈竞争，因而雄性个体不需要超过雌性个体的身材。而过着"一夫多妻"生活的动物为了赢得成群的"妻妾"，雄性之间要进行激烈的较量争夺，这样，身材和力量就成为竞争中取胜的关键，这种为争取"妻妾"而竞争的压力，迫使雄性个体进化出远超过雌性的身材。同样道理，人类男女在身材上的差异也反映了早期人类"轻微一夫多妻"的社会生活方式。戴蒙德认为：追溯人类诞生进化的历程，人类的祖先古猿曾经是以植物为食物的"素食主义者"。几百万年前，人类和猿类分道扬镳，早期人类开始从"素食主义者"逐步演变成一种独特的社会性食肉动物。人类没有狮虎的尖爪利牙，没有豺狼的凶猛敏捷，由于没有这些食肉动物天赋的"武器"，人类只能凭群体协作的力量进行捕猎，与比自己强大得多的猛兽抗衡。这决定了早期人类生死与共的小群体生活方式：一个群体中同时存在着好几个有亲缘关系的成年男子和成年女子，他们齐心合力去狩猎，猎取的肉食在所有成员中公平分配。与这样的社会结构相适应，人类的交配形式是"轻微一夫多妻"，在群体中基本上保持一男一女的对偶体系，大多数男子是一夫一妻。由于人类幼儿成熟缓慢，出生后在相当长的时间里需要父母共同抚养，大多数男子只有供养一个配偶及其子女的能力。同时也有少数男性拥有几个"妻妾"，这种独特的交配形式被人类学家称为"轻微一夫多妻"现象，在至今还处在原始狩猎阶段的部落中，人类学家找到了这种早期人类交配形式的痕迹。戴蒙德的"身材——妻妾相关"假说认为：男子比女子魁伟有力，正是适应了男子可能拥有少数妻妾的竞争需要。与其他"一夫多妻"

动物相比，人类男女在身材上的差异并不太大，这是因为早期人类的"一夫多妻"现象比较轻微。

由于人们至今无法洞察人类起源这部进化诗史中的所有情节，戴蒙德的假说也面临质疑。一些研究者指出，人类不同于其他哺乳动物，早期人类之间的竞争首先是智力和个性的竞争，身材和体力并不能决定男子对配偶的竞争。也有人认为，早期人类是否普遍遵循"轻微一夫多妻"的交配形式，目前尚待考证，以此来解释男子魁伟、女子娇小现象未免有些武断。

总之，尽管人们对男子魁伟、女子娇小这一现象司空见惯，可它至今仍然是人类学研究中的一个未解之谜。

18. 生死有别——女子的寿命比男子长的原因

就全球而言，现代女子的平均寿命比男子长 3.5 年。在一些发达国家，男女平均寿命的差距更大。例如，在美国，女子要比男子多活 7 年 9 个多月；在前苏联，女子要多活 10 年。男子为何短命呢？长期以来生理学家和遗传学家在这个问题上一直争论不休。

有些生理学家认为，男子的基础代谢要比女子高出 5%—7%，因而消耗的能量比女子多。通常，男子的身高都超过女子。美国一个科研小组通过调查发现，身材高大者不如矮个子长寿。这是因为矮个子的肢体比较短小，按人体比例计算，他们的内脏器官大一些，功能也强一些，容易完成全身的新陈代谢。所以，在同样的条件下，女子的能量消耗比男子少 8%—12%，寿命也就比较长。

世界上大多数民族的男子汉，悲痛时往往强忍着眼泪，以显示男子汉的气概。近年来，美国医学博士弗雷指出，女子的寿命之所以比男子长，主要是因为她们比较爱哭。在因悲痛而流出来的眼泪中，含有有毒的物质，如果硬是不让这些眼泪流出来，它们积聚在人体内会引起某些疾病。

1983 年，前苏联科学院生物发育研究所的研究员盖奥达吉扬在《自然》杂志上发表文章，对以往的一种见解作了分析。过去，许多科学家都认为：男子的寿命比女子短，是因为他们的性染色体构成不一样，男子的性染色体为 XY，女子为 XX。有些遗传性疾病，如血友病等，在 X 染色体上带有致病基因。一个 X 染色体上有血友病基因的女孩，另一个 X 染色体相同位置上的基因可能是正常的，这样她就表现正常；可是男孩就不同了，只要 X 染色体上有血友病基因，就会成为血友病患者。其他的伴性遗传病，也是如此。因而，这些疾病的出现率在两性之间存在明显的差别。盖奥达吉扬认为，如果说是男子性染色体的非单一结构造成短命，那么在生物界中鸟类、蝴蝶和某些鱼类的性染色体与人恰好相反：雄的为 XX，雌的为 XY，按理说雄性动物要比雌性动物长寿，然而雄鸟和雄鱼等仍比雌的活得短。显然，用性染色体的区别来解释女子比男子长寿，是不能自圆其说的。

盖奥达吉扬在文章中用"控制论"来解释两性寿命的差别。他认为，生物在进化中，一方面要保存自己的特征，另一方面要适应周围环境的变化。自然界把生物造成两种性别——阴性（雌）和阳性（雄），按照控制论的观点，在控制系统中阴性是封闭型的，起保存整个系统基本特征的作用；阳性则可帮助生物适应新的环境。对于人类来说，男子易于承受周围环境的变化，对其反应强烈，并具备解决新问题的本领。当周围环境发生剧烈变化时，男子得付出易受伤害的代价，因而寿命要比女子短。

如果这种假设是正确的话，那么把人置于理想的环境中，排除一切外界的影响和干扰，男子的平均寿命就不会低于女子了。可惜这种实验是无法进行的，因为谁也不可能让地球上几十亿居民都生活在"理想"的环境中。

美国著名的老年学家康福尔对美国黑人与白人的寿命作了比较，得出的统计材料表明：女子相对地不受环境的影响；白人比黑人长寿，这是因为白人有良好的营养、优越的生活和医疗条件。显然，康福尔的统计材料对盖奥达古扬的观点是一个有力的支持。

然而，即使是盖奥达吉扬的理论，也不过是科学的假设，还有待进一步验证。

19. 无法解释——女子会得男性特有的病之谜

世界上的疾病数以千万计、五花八门，绝大多数疾病不论男女都可发生。当然男子不会发生妇科疾病，妇女不会生男性特有的疾病，这是由于两性的性器官不同的缘故。可是长期以来，人们发现有些病总发生在男性而不发生在女性，而且这些病与男性生殖系统毫无关系。这是什么原因呢？其中，最有名的一种病就是血友病——一种缺少某个凝血因子而发生出血不止的疾病。

在公元 2 世纪，犹太教的法典中就有这么一条教规："凡因行'割礼'（男子包皮环切术）而出血不止引起死亡的男孩，他的弟弟可免除这种仪式，其姨表兄弟（即母亲姐妹的儿子）也可免除这种仪式，而他的同父异母兄弟则仍应行'割礼'。"这个法规清楚地点明了女性是这种病的携带者，这种病只在男性发病。虽然当时并无遗传学这门学科，人们也不懂得血友病这种疾病，但此病与性别的关系已被明确地认识了。

血友病又是19世纪到20世纪名扬一时的欧洲皇室病，通过皇帝的女儿——公主的远嫁而带到了欧洲各国，在一个个国家的皇室的男子中发生，使这些男子都莫明其妙地得了出血不容易止住的疾病。

除了血友病以外，红绿色盲、假肥大型进行性肌营养不良症、先天性无丙种球蛋白血症、蚕豆病和自毁容貌综合征、II型黏多糖病、迟发型脊柱骺骨发育不良症、眼型白化病、先天性无汗外胚层发育不良症等250多种疾病，都属于这类女性带致病因素（但不发病）、男性发病的情况，这类病可以说是"唯男是病"。1820年德国医生纳塞通过对血友病家系的分析，提出了遗传病伴随性别发生的看法，但一直到20世纪发现性染色体，并认识到它们是性连锁基因的载体后，才将这类病称之为连锁性疾病。

连锁疾病的致病基因在X染色体上。女性具有两条X染色体，当一条X染色体上具有致病基因、另一条为正常X染色体时，这个致病基因可被另一条X染色体上的正常基因所"掩盖"，所以这些女子本身并不会发病，但是这种致病基因却可通过生殖细胞——卵子，传给下一代。这时又会产生两种不同的情况：如她的下一代是女性，那么这个女儿因只是一条X染色体上有致病基因，而另一条来自父亲的X染色体是正常的，所以这个女儿只是致病基因的携带者，而不会发病。当她的下一代是男性时，这个儿子就逃脱不了发病的命运。因为对于这个儿子来说，他的性染色体是XY，其中一条带致病基因的X染色体来自母亲，而另一条Y染色体来自父亲。由于短小的Y染色体没有与X染色体相同的基因，因此不能"掩盖"这个致病基因，就会造成发病。这就是为什么这些疾病总是在男性发病的原因。

可是是否女性绝对不会发生这些病呢？实际上并非如此，少数女子也会发生这种连锁疾病。从医学遗传学的角度来看，女性发生这种连锁疾病，必须是两条XX染色体上都带有共同的致病基因，但这种机会实在太少见了。1975年，美国纽约国立大学医学中心的德纳博士在《青少年内分泌与遗传疾病》一书中指出，1951年默斯基医生发现了第一个女性血友病人。通过家系调查了解到，这个女病人的父亲是个血友病患者，他传给女儿的唯一的一条X染色体上是带致病基因的；而她的母亲又恰好是一个血友病致病基因的携带者，即她母亲的两条 XX 染色体中的一条是正常的，而另一条则是带致病基因的。在这个女孩出生前，正好是母亲这条带致病因的 X 染色体与父亲提供的一条带致病基因的 X 染色体相结合，这个女孩的两条 XX 染色体都带了致病基因，于是她成了十分罕见的女性血友病人。

此后，世界各国又相继发现了十几个女性血友病人。

1960 年布朗和斯托勒两位医生发现了一个更为奇特的现象：一个没有血友病家族史的家庭中竟然生出了一个血友病女孩，这简直不可思议！人们根本无法用上述有病父亲和带致病基因母亲的结合来加以解释。对这种例外中的例外，目前还缺少有力的科学论据来做妥善的解答，科学又一次为人们出了难题。

20. 生命革命——人类的基因之谜

2003 年，当人类基因组计划接近完成的时候，生物学家在欢呼这一成就的同时，惊奇地发现人类的基因数量比原先估计的少。是的，人只有大约2.5万个，而原来认为应该有 10 万个。相比之下，一种非常简单的生物——线虫也有 2 万个基因。拟南芥植物的基因数量比人类稍多，而水稻的基因数量则是人类的一倍。科学家认为，基因组运作的方式应该比以前认为的更加灵活和复杂，他们正在探寻这些少用基因、多办事的分子机制。

人类基因组计划带来了什么？

从人类社会诞生以来，人类就没有停止过对自身的思考。人类在探索、认识世界的过程中也不断地提高对人类自身的认识。古代的医学发现，近代的遗传学说及进化论的确立，为人类更完全地认识自己奠定了坚实的基础。随着人类在其他科技方面取得的巨大成功，生命科学的研究也越来越深入到了生命的根本奥秘中。

人类的遗传信息以核苷酸顺序的形式贮存在 DNA 分子中，它们以功能单位在染色体上占据一定的位置，构成基因。基因组就是细胞内遗传信息的携带者——DNA 的总体。基因组中不同的区域具有不同的功能，有些是编码蛋白质的结构基因；有些是复制及转录的调控信号；有些区域的功能尚不清楚。基因组结构是指不同功能区域在整个 DNA 分子中的分布情况。人类基因组包含着决定人类生、老、病、死以及精神、行为等活动的全部遗传信息，所以搞清楚核苷酸顺序无疑将对人类最终完全解开遗传之谜提供最直接的帮助。

1986 年，著名生物学家、诺贝尔奖获得者雷纳托杜尔贝科在杂志上率先提出"人类基因组计划"。1990 年 10 月，美国政府决定出资 30 亿美元正式启动"人类基因组计划"，预期到 2005 年拿到人体的全部基因序列（共约 30 亿个碱基对全序列），随后研究其相互作用和基因功能，从而揭开人类全部遗传信息之谜，使人类对自身的认识达到一个新的高度。"人类基因组计划"可以说是人类有史以来最为伟大的认识自身的世纪工程。此项计划的实现，将对全人类的健康，生命的繁衍产生无止境的影响。按照设想，碱基对测序完毕之后，科学家将分析碱基如何组成基因以及各种基因有什么功用等。弄清全部基因的位置、结构和功能，将为人类征服多种疑难病症铺平道路。

"人类基因组计划"启动以后，欧洲、日本、前苏联、巴西、印度、中国迅速跟进，纷纷加入到此项意义重大的研究中。我国于 1999 年 7 月在国际人类基因组注册，得到完成人类 3 号染色体短臂上一个约 30Mb 区域的测序任务。该区域约占人类整个基因组的 1%，简称"1% 项目"。这标志着我国已掌握生命科学领域中最前沿的大片段基因组测序技术，在开发和利用宝贵的基因资源上已处于与世界发达国家同步的地位，在结构基因组学中占了一席之地。

那么"人类基因组计划"到底为什么具有如此大的魅力？吸引了如此多的国家和众多的生物科学家参加到其中的研究？其实，对人类基因组的研究不仅仅是一项科学研究，它很可能暗含着将是 21 世纪最大的商机。

基因是生物制药产业的源头、生长点和制高点，源于基因的技术拓展将是 21 世纪制药企业开发新品的基础。目前，世界上各大制药、化工和农业公司都在积极地进行改组、合并和建立新联盟，以通过基因相关的研究和开发加强自己的竞争实力。尽管基因产业所需的投资数目非常大，探索工作也非常艰辛（比如分离囊性纤维病变基因花了十年时间，耗资 1.5 亿美元以上），但一旦拿到一个能够编码重要功能蛋白的基因后，其回报将是无比丰厚的——发现者可以获取该基因的专利，科研人员可以进行相关研究并设计相关的防治药物，医药公司可在专利期满之前获取市场巨额垄断利润。可以说，一个基因可以成就一家企业，甚至带动一个产业。所以，对科学家来说，"人类基因组计划"给他们带来的是对人类自身认识的一次重大飞跃，是人类战胜疾病的希望；而对于不惜血本投入大量资金让科学家研究基因组的政府和企业，更多地看到的是研究成功后所带来的市场垄断和超巨额利润。

"人类基因组计划"被认为是人类最伟大的认识自身的科学探索之一，其意义甚至超过阿波罗登月计划。我们人类开始揭示隐藏在自身的奥秘，我们的生命和行为即将因为它而改变，它所带来的是一场生命的革命，同时，它将以前所未有的力量冲击人类的道德、伦理观念。

掌握了自身基因组奥秘的人类将不再畏惧过去闻之色变的各种"癌"，我们可以改变与生俱来的某些缺陷，我们甚至可以实现永葆青春。但是，我们又不得不担心，因为和掌握核能力一样，基因能给我们带来福音，也能给我们带来可怕的负面影响——重组基因可以改变人类固有的特征。

第二次世界大战时期，希特勒就曾经组织大量科学家研究如何"制造"出最优秀的纯种雅利安人，可当时的科学技术没有达到那一步的能力。但是，很可能就是 20 年后，这种想法完全可能实现。我们不但可以复制某个人，我们还能像工厂生产玩具一样批量"生产"按顾客需要设计的、合乎数据规定的"人造人"。

前一段时间克隆生物的出现就引起了各方面的担心和忧虑，如果"人造人"真的出现了，我们该怎么办呢？我们的下一代还能是自然的人吗？我们固有的伦理、道德还能适用于我们将来的社会吗？

21. 色觉理论——人眼会有颜色感觉的原因

当你走进繁华的百货大楼，红色、绿色、蓝色和白色的衣服，绿里透红的苹果，金黄色的柑橘，橱窗里鲜艳夺目的商品和商标，就会映入你的眼帘。颜色与人类的关系实在太密切了，在这个充满色彩的世界里，人眼能分辨的颜色至少有数千种。

颜色是怎样在眼睛里被感觉到的呢？在认识色觉的漫长历程中，英国物理学家牛顿作出了开创性的贡献。他通过著名的棱镜分光实验首先确认，颜色并不是光的客观属性，而是不同波长光刺激眼睛后产生的一种主观感觉。可惜，在牛顿这一见解提出后的很长一段时间里，人们的研究只停留在对色觉现象的描述上。在 18 世纪，人们普遍认为，颜色存在着三种原色：红色、绿色和蓝色，所有其他颜色都是三种原色以不同方式混合而产生的。

1802 年，英国物理学家托马斯·杨揭开了系统研究色觉的序幕。他在一篇论述光的波动理论的文章中首先提出，三种原色并非光的物理特性，而是由眼睛中颜色敏感的机制所决定。他假设眼睛中存在着三种共振分子，能分别对红光、绿光和蓝光呈现最大反应。1807 年，德国物理学家赫尔曼·路德维格·赫姆霍尔兹对此进行补充，并作了更确切的描述：在人眼视网膜中可能存在三种分别对红、绿、蓝光敏感的机制，这三种机制在不同波长的刺激下发出不同的信号，传至大脑，产生各种颜色感觉。这一理论开创了现代色觉研究的先河，影响深远，被称之为杨—赫姆霍尔兹三色学说。

三色理论使一些重要的色觉现象得到了科学的解释。例如，任何一种颜色都可以用红、绿、蓝色调配出来。然而在另一些色觉现象面前，三色理论便无能为力了。例如，为什么没有一种颜色看起来既像红，又像绿？为什么一个灰色区域为明亮的绿环所包围时看起来带有红色？在这种情况下，其他的色觉理论便应运而生。其中，最重要的是1878年德国心理物理学家埃瓦尔德·赫林提出的拮抗色理论。这种理论假设有六种独立的原色——红、黄、绿、蓝、白、黑色，它们分别组成三对：红和绿、黄和蓝、黑和白拮抗机制，因为彼此在感知上不相容，不存在带绿的红色，也不存在带蓝的黄色，赫林便称之为拮抗色。赫林认为，正是这些拮抗的机制形成了色觉的基础。拮抗色理论解释了三色理论无法解释的某些色觉现象。

一个世纪以来，这两种理论在激烈的争论中都采取了更严格的叙述方式，同时不断地把色觉研究推向前进。

在20世纪50年代以前，色觉研究的主要手段是心理物理方法。它的基本程序是：在各种视觉刺激下，要求受试者回答看到了什么，然后分析其中的规律，作出推论。但是，这种方法只能告诉我们视觉系统能干什么，而不能回答是怎么干的，对于颜色信息在视觉系统的接收、编码和传递过程也无法进行精细的分析，因此很难对三色理论和拮抗色理论作出正确的评价。近20年来，随着资料的积累和新技术的发展，色觉研究进入了崭新的阶段。

研究是从视网膜的感光细胞着手，然后循着视觉信息传递的次序推进的。日本科学家富田是这方面工作的先驱者。生理学知识告诉我们，在视网膜中，有辨别颜色本领的是视锥细胞。富田教授用鲤鱼做实验，发现视锥细胞有三种类型，分别对红、绿、蓝光最敏感。1983年，美国科学家在猴的视网膜上，也得到了类似的结果。这就证实了托马斯·杨在一百五十多年前的预见。

然而，视锥细胞产生的红、绿、蓝信号是否像三色理论假设的由专线向大脑传递呢？上海生理研究所杨雄里研究员和美国著名神经生理学家哈特兰分别通过鲫鱼和蛙的实验，对此作了否定。他们认为，颜色信息在感光细胞是以红、绿、蓝三种不同的信号编码的，此后是编码为拮抗成对的形式进行传递的。正如哈特兰总结的那样："在赫姆霍尔兹和赫林之间的长达一个世纪的争论，现在似乎是解决了：两者都是正确的。"

关于色觉理论的长期争论似乎已风平浪静，但是新的问题又随之而起：视锥细胞的三色信号是怎样编码成色拮抗对的呢？显然，揭开这一疑谜需要借助于神经化学、细胞生物和遗传工程技术。为了使色觉奥秘大白于天下，尚需孜孜不倦地探索。

22．五谷之气——屁的作用

大自然中，有台风、飓风……人体中也有各种各样的"风"，它们会发出铜鼓、打击乐器、管乐之类的声音，当然还带有气味。屁则是人体中各种各样的"风"中的一种。在正常情况下，胃肠道内的气体随着胃肠的蠕动向下运动，最后从肛门排出，俗称放屁。

东京大学农学部教授光冈知足是肠内细菌分类的创始人。他认为，在大肠内，特别是从大肠到直肠这一段，居住着大约有100种、100万亿个细菌。肠是细菌的居住处，细菌不付房租，还要掠夺从胃送到肠子里去的食物。大肠里的细菌对人是有好处的：食物经过消化液的作用，变成人体容易吸收的糖类、脂肪、蛋白质等，由于细菌居住在肠内，就使食物变得容易分解了。在食物分解过程中会产生有害物质，也会产生气体，这些气体集中起来就成了屁。

有100种细菌寄生在肠子里制造屁。每个人的屁的成分不同，气味也不一样；它们还随食物的更换而变化。

一般说来，屁中最多的是氮，占23%—80%；其次是二氧化碳，占2%—29%；接下来是氢、甲烷、氧……

有人认为，甲烷是屁的臭味的根源。其实不然。屁的臭味来自氨、氧化硫、靛基质、粪臭素、挥发性胺、挥发性脂肪酸等，它们在屁中只占1%左右。这是由嫌气性细菌和大肠杆菌等腐败菌，在分解蛋白质时产生的令人讨厌的恶臭气体。

据科学家分析，屁中含氢量最高可达47%，这已达到严禁烟火的程度。如果使用电手术刀来做肠手术，这种手术刀发出的电火花就可能使屁中的氢发生爆炸。这绝不是耸人听闻。据报道：在一次手术中，由于屁发生爆炸，竟炸掉了一段肠子。

屁也会自行消失。只要你忍着不放屁，它会从肠子里跑到血液中去，然后由尿液排出体外。另外，氢和氮可由肺部和皮肤中的毛孔排出，这部分"屁"是没有气味的。

有人把打嗝称为向上放的"屁"。其实，屁是决不会向上从口中放出的。因为幽门的括约肌守卫着大门，屁无法从肠子窜到胃里。同时，胃液是一种强酸性物质，几乎所有的细菌都不堪忍受这种环境。因此，胃中不会像肠那样居住着大量的细菌，也就不会产生像屁那样的气体。

当肠粘连、肠扭转、肠套叠、肠内蛔虫团等引起肠梗阻或腹腔内脏器发生穿孔、炎症以及人体缺钾和酸中毒等导致肠麻痹时，病人就会出现腹痛、腹胀，甚至呕吐和不能放屁等病症。因此，医生在接诊患有急性腹痛的病人时，为了诊断有无肠梗阻和腹腔内的某种病变，总是要询问病人是否放屁。而在观察治疗肠梗阻的病人时，也总是要询问病人是否放屁来作为判断肠梗阻是否已经解除的重要依据之一。更具有普遍意义的是在腹部手术后，医生以此来判断肠道是否通畅。病人通常在腹部手术后一至两天内是不会放屁的，这是因为手术时麻醉药物的作用、手术操作、冷空气进入腹腔的刺激等原因，使肠道发生暂时性的麻醉，故不能放屁。当肠道的蠕动逐渐恢复时，病人可能会感到轻微的腹部胀痛，甚至自己可听到肚子里有咕噜咕噜叫的肠蠕动声，这是放屁的先兆。因此，病人不应强求医生给予打止痛针，或者用阿托品这类抑制肠蠕动的药物。如果术后出现明显的腹部胀痛或绞痛，这种现象是不正常的，病人应及时告诉医护人员，以便查明原因进行适当的处理。如果术后数天还不能放屁，这往往是肠麻痹所致。遇到这种情况，病人和医生均会十分焦急。因为肠麻痹、肠胀气可能带来肠粘连、肠的血液循环障碍、吻合口破裂等不良后果。中医认为六腑（腹腔内空腔脏器）的生理功能是"泻而不藏"，"动而不静"，"以通为用"，其病理特征是"不通则痛"。因此主张以"通"为治疗急腹症的基本原则。医生在检查腹部手术后的病人时，如果听病人说已经放屁了，这说明肠蠕动已经恢复，可以排除胃肠减压管和开始进食了。那么应如何来促使腹部术后放屁呢？

（1）手术的前一天应吃易消化的食物，最好吃流食，在手术当天清早应禁食和洗肠，以减轻胃肠道的负担，有利于胃肠蠕动的恢复。

（2）不要打过多的止痛针。

（3）病人手术后，在病情和体力许可的情况下，可在床上活动四肢，进而下床活动。这样可以减少或避免肠粘连的发生。

（4）针刺双侧足三里穴，每四小时一次，留针半小时。因针刺足三里穴有促进胃肠蠕动的作用。

综上所述，为什么要研究屁的问题已不言而喻。关于屁的系统研究，恐怕要数美国国家航空宇航局了。这是因为如果宇航员在飞船中放屁引起火烧，那后果是不堪设想的。为此，科学家们正在致力于研究一种较少产生屁的宇宙食物。能否用细菌把粪便的"精华"转变为氢气，供人利用呢？科学家也正在研究。

23. 染色体危险区——女子不能生育的原因

计划生育的一个重要任务是节制人类无计划的生育，但妇产科专家的另一个伤脑筋问题是如何使一些不育妇女能生育下一代。尽管在这个问题上科学家们已卓有成效地攻克了一个又一个难关，不少不育女性终于喜得贵子，但是也还有一些妇女不能如愿以偿。近 10 年来，通过对人体细胞内染色体（尤其是性染色体中的 X 染色体）的研究，又发现了一个新的因素——X 染色体上存在一个"危险区"。这个被称之为"失活中心"的"危险区"，对妇女来说是一个至关重要的禁区，要是这个禁区受到某种形式的破坏，那么这个妇女就再也不能当母亲了。

遗传学家们早就发现，正常女性必须有的两条 XX 染色体中的任何一条发生缺失后，这个女性会出现闭经、不孕、第二性征不发育，青春期幼稚型外生殖器等。但美国医生马泰等在 1982 年发现，实际上不一定要整条 X 染色体全部缺失，而只要 X 染色体（共分成长臂、短臂两段）上长的一段（即长臂）发生缺失，就会引起原发性的或继发性的闭经，因而认为对女性性发育起重要作用的是 X 染色体的长臂部分。通过大量病例的深入研究终于在 X 染色体长臂的近中心段发现了一个"危险区"，或称为"失活中心"。在这个区域以外的 X 染色体（如短臂）部分发生折断、缺失或易位（即搬了家跑到其他染色体上去了），不一定会出现女性不育，而只要是在这个"危险区"发生过损伤（即使断裂后又黏合在一起），这个女子就不会生育了。

马泰等人的工作标志着人们在遗传学和医学领域获得了一个新的发现。随之许多妇产科医生和遗传学家都先后报道，一些女性不育病人是由于 X 染色体上的这段"危险区"出现了毛病所造成的。颇有意思的是少数男子，当他们唯一的一条 X 染色体上的"危险区"出了毛病后，这些男子竟然也失去了生育能力。由此看来，对人类来说无论男女，这个"危险区"都是至关重要的。

　　然而，在 X 染色体的"失活中心"发生过损伤的女子中，竟有极少数人生出了子女。这又是为什么呢？对此，遗传学家从女性两条 XX 染色体发生复制过程的规律进行了探讨。因为女性的两条 XX 染色体并非是同时进行复制的，总有一先一后，只有其中先复制的一条才会发挥作用并留下来，而另一条因迟复制而整条失去活性，不能发挥作用。美国医生塞梅恩等人认为，发生迟复制而失去作用的总是一条正常的 X 染色体，而不正常的一条 X 染色体总是占上风，因而病人就会因存留下来的这条不正常 X 染色体而出现女性性发育障碍和不育。

　　塞梅恩等人的研究，使人们的认识深入了一步，但仍然无法解释极少数 X 染色体的"失活中心"发生损伤女子的生育现象。在这方面，比较成功的是美国医生桑兹等人，他们通过放射、显影等一系列细胞化学方法成功地发现，不论哪一条 X 染色体都会发生迟复制而失去作用，而其中正常的这条 X 染色体发生迟复制而失去活性的机会是 90%，另一条不正常的 X 染色体（即"危险区"上出过毛病的这条 X 染色体）发生迟复制而失去作用的机会是 10%。恰恰是 10% 的机会为一小部分妇女带来了希望，她们细胞中两条 XX 染色体中的不正常的一条 X 染色体因迟复制而失去了作用，这样占上风的是另一条正常的 X 染色体，因而这些妇女最终能喜得贵子。

　　但是，X 染色体上的这种细微结构是怎样通过一系列内分泌发育过程来影响女性的性发育的，还有许多问题没有搞清。染色体上的"危险区"中各部分之间又是如何协同作用的，也有待于人们的进一步探讨。

24．身体的烦恼——人缺乏性欲的原因

　　在性生活方面有一个令人烦恼的新问题，就是治疗学家所谓的性欲受到抑制或者性冷淡。如今有许多人，特别是妇女，常常诉说她们的性欲望只是偶发性的，微不足道的，或者甚至根本就没有。在过去 10 多年前，人们都习惯地把这些问题归因于身体方面的毛病，例如性无能或性冷感。但是随着医学和生理学的深入发展，科学家们发现仅仅只用这种解释是十分片面的。

　　最近，加利福尼亚州柏克莱性治疗组主任贝纳德·阿普菲包姆提出，在所有与性有关的问题中，有四分之三与性机能障碍没有关系，由它们表现出来的性欲低下，根源在于焦虑、紧张、心烦意乱或厌烦等原因。对于这些人

来说，如何才能使他们的性欲之火重新燃起？什么才是"正常"的性欲？与配偶的性交频度有没有确切的标准？失去性欲的原因何在？这些问题并不是三言两语能回答的，它牵涉到复杂的心理和生理机制，但是在科学家们不懈的努力下，正在理出一条线索，从各个角度去探索它的真实答案。

旧金山心理学家巴伯赫认为，工作压力是导致对性爱兴趣减弱的主要原因。因为男人通常把性行为看成一种享受，一种松弛身心的方法，但大多数妇女却认为它是一种必须在精力最充沛时才能从事的活动。长期的疲劳和情绪低落都能使妇女认为，她们缺乏进行性交所必需的多余精力，但是在性欲低下的妇女中，并非都是具有沉重工作或家庭负担的人。显然，巴伯赫的解释只说明了问题的一部分，而不是问题的全部。

不久之前，纽约市的精神病医生阿沃达·奥菲特提出了导致性欲下降的另一种可能原因。他说，许多男人喜欢在早晨性交，而许多妇女则不喜欢，夫妻之间的这种差异之所以存在，部分是由于习惯，部分是由于生理原因，也许这种双方时间上的不配合，使妇女产生了性冷淡。奥菲特医生还指出，夫妻两人为了该在何时性交而发生争执的背后，还有另一个非常重要的因素，因为主动要求性交的一方往往比另一方早动情，对性爱也较有兴趣。如果每次都是男方主动，女方就可能永远得不到足够的时间去燃旺她的欲火，这一点对夫妻之间和谐的性生活极为重要。因此他告诫男女双方应该注意彼此间动情兴奋的时间配合。

除了以上两条原因之外，还有哪些原因呢？加利福尼亚州奥克兰市的性治疗学家卡萝·林克雷布·文莉逊提出了一种新的看法，她认为，许多人之所以性欲薄弱，可能与性爱的本身无关，而是由于一些涉及夫妻间关系的问题。因为性欲的强弱并无绝对的衡量标准，不一定夫妻双方中他的性欲太强，而她的则太弱，而可能是作风或者兴趣有差别，就好像在教育儿女问题上可能有意见不同一样。

文莉逊为此还举了一对夫妻作为例子，29岁的马克和25岁的莎依结婚已经两年，作为妻子的莎依经常抱怨说，马克动不动就会产生性冲动，而她觉得每星期一次就已经很满足了。这一对夫妻是谁在性欲上有问题呢？文莉逊认为不能把莎依看成是性欲薄弱者，因莎依有一种自己的想法，总以为马克是以性交作为发泄他心烦、急躁、郁闷等情绪以及表达爱意的唯一方法。显然，这对夫妻间的问题就出在这儿，后来彼此了解到这一切，马克尽量寻求其他方法去发泄不良情绪，而莎依则增加了注意对方的性暗示，并对这些暗示作出反应，结果双方性关系的不和谐气氛一扫而空。

在这方面，性治疗专家阿普菲包姆也赞同艾莉逊的观点，他认为人在性接触的过程中，会产生各种不同的情绪，其中包括抑郁、畏惧或愤怒。如果压制或无视于这些情绪，性冷淡可能会日益严重，从而引发为对性失去兴趣。因此在与配偶进行性活动时，一旦产生有损于性欲的情绪，就应该尽早把这种情况提出来讨论，通过对话的沟通，也许有助于引发性活动。

一些学者在研究中还发现，有许多药物可能使人减低性欲，比如镇静剂、降血压药以及缓和剂等，经常喝酒和吸大麻也会带来类似的影响。既然药物能产生性冷淡，那么依靠药物是否也能治愈性冷淡？可能迄今为止尚没有多少科学根据支持这样一种猜测。

总而言之，缺乏性欲的现象是由许多因素造成的，有精神的、人为的，也有药物的，当然还有不少今天尚未被发现和了解的原因。这一切正等待着人们去探索、去研究，相信在不久的将来，这个问题会得到圆满的解答。

25. 先天异常——丈夫会使妻子习惯性流产的原因

流产是夫妇婚后没有孩子的一个常见原因，其发生率约为10%—18%。3次或3次以上自然流产称为习惯性流产。长期以来，流产被认为是妇女的责任。不少妇女因此而承受沉重的精神压力。是不是所有的习惯性流产都是妇女造成的呢？医学家们进行了深入的研究，发现一部分流产确实是由于女性生殖系统不正常造成的，可是另有一些习惯性流产却原因不明，难以解释。

有一对夫妇婚后10年，流产11次，为此双方相互指责。医院经多次检查都无法确定责任在男方还是女方，治疗更是毫无效果。最后，这对夫妇终于分手了。离婚以后，男女双方都重新组织了家庭。两年后，这位妇女顺利地生下两个健康的孩子，而与男方结婚的另一位女子却接连3次发生流产。看来，流产的原因确实是在男方身上。

1979年，英国著名遗传学家西格尔斯在《遗传性疾病的产前诊断》一书中指出，如一位妇女反复流产3次或3次以上，流产原因经其他方法检查仍无法确定的，要考虑这对夫妻中的某一方可能是染色体易位携带者。

西格尔斯的论述在这个男子身上得到了验证。经抽血检查，发现这个男子的染色体不正常。也就是说，他体内细胞中成对存在的染色体中，有一对的某一条上的一小段"搬了家"，这在遗传学上称为染色体易位。

　　由于人类的染色体上存在着许许多多决定遗传性状的基因，而当某一段染色体从正常的位置上断裂下来，"移花接木"，接到了另一条染色体上后，这两条原来长短、结构正常的染色体，变成了一条过长"超载"、另一条过短"缺失"的"新"染色体，其断裂处与接头处的基因就发生了变化，造成异常。这种染色体的"超载"和"缺失"，同样也存在于生殖细胞——精子中。当这种精子与正常女子的生殖细胞——卵子结合后，就产生了一个"先天不足"或"先天异常的受精卵"。由这种不正常受精卵发育成的胚胎就不可能正常，存活能力也极差，常在胚胎发育早期发生夭折，于是发生死胎和流产，极少数能勉强活到分娩的也是严重的畸形儿，难以存活。从染色体的检查中，对这种男方造成的习惯性流产的原因，可以说是初步得到了澄清。同样，某些妇女染色体的易位也一样会造成流产。在我国已发现不少习惯性流产是由染色体易位引起的。据统计，50%的自然流产是由于胎儿染色体不正常造成的，而人群中500人（250对夫妻）中就有一个人是染色体易位的携带者，可见这种染色体易位造成的流产是不容忽视的。

　　然而，并非流产胎儿的父母亲身上都能查到染色体易位的，有的染色体不正常便出现在夫妇一方的生殖细胞里。于是，人们很自然地提出了这样一个问题：这些生殖细胞是怎样因损伤等原因造成染色体易位或异常的呢？1976年，弗格森·史密斯等科学家认为，夫妻某一方的年龄太大，生殖细胞老化了，是造成胎儿染色体异常的重要原因。

　　但是，不少青年夫妇中也发生了这种情况，这又该如何解释呢？对此，科学家们做了不少研究工作。鉴于发生染色体易位而流产的夫妇，去医院做全面检查的毕竟为数不多，因而这方面的研究不可能非常深入。但是，从一些比较容易见到的染色体异常，如21三体综合征的研究中，人们还是能得到不少启示的。前苏联遗传学家达拉森科和鲁夏诺娃对一些科学家的意见作了归纳：一是因为内分泌紊乱造成的，特别在一些年龄偏大的妇女中；二是由于药物、食物和饮水中的化学物质，引起了生殖细胞中染色体的异常。他们发现，在美国中部21三体综合征的发生率与水中氟的浓度有关。由于氟可减少蛀牙，不少地区在饮水中添加了氟；可是当氟的浓度从0.1%—0.2%上升到1.0%—2.6%时，21三体综合征的发生率便从0.39‰增加到0.58‰。此外，对欧洲一些国家的调查又发现，在七、八月份怀孕的妇女中发生胎儿染色体异常的，明显高于其他时间怀孕的妇女。究其原因，原来是每年夏季为了预防和消灭杂草和害虫，农场中常使用大量的除草剂和杀虫剂，这些有毒物质通过水果和蔬菜进入育龄夫妇的体内，影响了下一代。

看来，造成染色体不正常的原因可能是多方面或综合性的，但确切的原因是什么呢？这是科学家们进一步探索的课题。

26. 难以结论——位置不正的体形是好还是坏的认识

根据世界卫生组织调查，一般人们总希望自己的体形朝着健美的方向发展。为了达到这一目的，后天的定向锻炼固然十分重要，但是先天遗传因子以及外界环境影响也不可忽视，有时候还往往对人的体形发展起决定性的作用。

从总体上来看，人的体形发展是十分缓慢的，不是一天、一年、十年所能觉察的，所以有些人类学家把这种缓慢的人体体形发展，称为是一种"倾向"，这是比较确切的。

尽管人的体形发展是十分缓慢的，但是近几年来，世界上一些专门调查、观察和研究人体体形发展的人类学家、社会学家已经发现，在世界各国和地区的城市、工业区的成年居民中，他（她）们的体形发展有这样一个总的趋向：他（她）们的肩膀已经逐渐弯曲成为弓形，脖子也在逐渐缩短，这就约束了他（她）们的头部，使之越来越向后倾斜。人类学家把这种逐渐变化的现代人体形，称为"位置不正的体形"。另一种所谓"位置正的体形"应该是放松肩膀，伸展脖子，头部向前倾斜角度大约25度，很像古希腊雕刻中的原始人，也是目前新兴城市中儿童和少年的体形。这就是说，人们的体形，要从"位置正的体形"转变成为"位置不正的体形"，而且能被人们的肉眼可以觉察出来，至少需要几十年、上百年，甚至更长的时间。而且这一转变，应该归因于城市环境的影响，在农村就不会出现这种倾向。

那么，这种"位置不正的体形"对人类来说究竟是好还是坏呢？目前国际上有两种截然不同的解释。

多数科学家，包括美国、英国、加拿大、墨西哥等国的一些著名人类学家和社会学家认为，这种"位置不正的体形"是城市或工业地区的环境对人类的不良影响，会使人们的肌肉和神经两大系统处于紧张状态，是一种不安全和行动受阻的体形，对人类的生存是十分不利的。这些科学家还提出这样的例证：目前世界上的一些大城市车祸事故如此之多，每天几乎都要伤人、死人，其中一个重要原因是由于"位置不正的体形"造成的。

可是，以法国巴黎大学人类学家琼斯·希尔瑙克斯教授为首的一些著名科学家却提出了针锋相对的见解。他们认为上述解释是消极的，像原始人那样头颈部向前伸展的体形，他（她）们的自然视线趋向于水平线之下，这适合于原始人当时赤脚在粗糙的地面上行动，有利于看清地面上的一些低障碍物。目前世界上的广大农村，尤其是山地林区，这种"位置正的体形"现象广泛存在，这是对生存环境的一种良好适应，否则生活在那里的农民就会行动受阻，伤害事故屡见不鲜。而现在城市和工业地区的居民，一般都穿着很舒适的鞋子，而且鞋跟都比较高，在平坦的马路或街道上行走，不需要向地下观察，他（她）们的注视已习惯于水平线——直视着其他人、汽车以及其他较高的标记，这是人类对改变了的环境的一种进化适应，应该说是对人类的生存是有利无害的。

上述的两种见解，究竟哪一种符合实际，暂时很难下结论。让生活在城市和工业地区的人们自己来体会，自己去评议，等到积累了足够多的实际知识以后，最终自然会得出理论上的正确答案。

27. 自我修复——人体的胃不消化自己的原因

早在 18 世纪之前，有人就提出了一个有趣的问题："胃液既然能消化各种肉类，为什么不消化自己呢？"为了解开这个不解之谜，许多生理学家对胃的消化机制问题作了大量的研究。但是活的人体是不能作为直接的研究对象的，因而当时还无法弄清这个问题。

1822 年，有个名叫森托的士兵，因为不慎枪支走火，肋下被打出个大窟窿。美国密执安州的外科医生鲍蒙特为他做了极为出色的手术，使九死一生的森托恢复了健康。也许是为了报答救命之恩，森托同意这位医生在自己的腹部打一个通向胃的洞，使鲍蒙特能从洞中观察食物在胃内的去向。这项伟大的实验整整进行了 11 年，通过森托提供肉体的献身精神，以及鲍蒙特医生长年累月的努力，才使人们初步了解到一些人胃的消化情况。原来，胃里有适量的盐酸，它能帮助将淀粉分解成葡萄糖，但这必须在较高的温度下才能进行，而人的体温只不过 37℃，显然，一定还有其他未知的物质参与人的消化过程。

1836 年，正当学者们为此而伤透脑筋时，德国科学家施旺首先发现了一种胃蛋白酶，它的功能非常奇妙，温度太高或太低都没有活性，只有在接近人的正常体温时才发挥作用。施旺的发现，把科学家们的注意力都吸引到酶的研究方面。不久，各种各样的消化酶相继被发现，比如唾液中含有淀粉酶，胰腺能分泌、分解碳水化合物和蛋白质的酶，进入人体的食物由于这些酸的存在，慢慢地在体内被分解和合成着。

胃消化的内幕似乎越来越清楚，其中最重要的就是知道了胃壁细胞能分泌胃蛋白酶和盐酸。盐酸可杀死食物中的细菌，使富含纤维的食物变得柔软，同时能增强胃蛋白酶的作用。然而，盐酸是一种腐蚀性很强的酸，从胃壁中分泌出来的盐酸，浓度足以溶解金属锌，难道它不会对胃产生伤害吗？再说，胃液中除了盐酸，又有能分解蛋白质的胃蛋白酶，组成胃壁细胞的蛋白质岂不是有被消化掉的危险吗？

美国密西根大学医学系的德本教授，为此做了一个十分有趣的实验。他把从人体中切除下来的胃放入一个大试管中，然后加入适量的盐酸和胃蛋白酶（完全根据正常人体胃部的浓度配制），把试管放置在37℃的恒温环境中，结果，试管中的胃受到非常严重的破坏，而且相当一部分被溶解掉了。后来他又用同样的方法，在同样的条件下，把鸡蛋白（蛋白质）放入试管，结果没过多久鸡蛋白便被完全溶解掉了。这个试验说明：胃无法抵御盐酸和胃蛋白酶的消化作用。但奇怪的是，胃却能在人体中安然无恙。

德本教授认为，在人体的胃中，一定存在某种特殊的机制，这种机制能够防止胃被自己分泌的酶分解掉。这时他首先想到，构成胃壁的那层细胞也许是一种特殊的细胞。为了证实这个想法，他做了一个动物试验，将狗的胃切离一部分做成另一个小胃，然后在小胃中装一根管子通出体外。德本在研究了小胃所分泌和吸收的物质后发现，胃壁细胞的细胞膜表面的脂类物质，与抵御消化有很大关系，如果用洗涤剂去掉细胞表面的脂类物质，胃壁细胞就会受到酶的侵害。

在人体中，胆汁似乎有与洗涤剂相似的作用。当胆汁进入胃部之后，胃壁便不可避免地受到损害，但在正常情况下，胆汁是分泌到小肠中去的，不会倒流入胃。如果人体因为患病或其他原因，使胆汁倒流入胃，胃壁受到清洗，这样在盐酸的侵蚀下便容易产生胃溃疡。

德本在后来的研究中又发现，胃还有另一个特点，那就是胃壁细胞经常更新，老细胞不断地从表面脱落，由组织内的新生细胞取而代之。根据德本教授的估计，人的胃每分钟约有50万个细胞脱落，胃黏膜层每3天就全部更新一次。所以，即使胃的内壁受到一定的侵害，也可以在几天或几小时内完全修复。

据此，德本教授认为，胃可以被损坏，但也很容易被修复，正是这种机制执行着保护胃表面的重要职能，所以人体中的胃并不是不会消化自己本身，而是在被消化到某种程度后就会立即自我更新。一些科学家对此提出了疑问，如果胃处于不断地自我消化和自我修复的过程中，胃溃疡又是怎样产生的呢？德本教授在解释时说："在正常情况下，这种机制能防止胃壁受到破坏，除非破坏的程度超过了它自我修复的能力，胃溃疡就产生了。"不过，在这方面科学家的证据还极其有限，因此有理由认为，人的胃也许还存在着其他防止消化自己的机制。这些机制究竟是什么呢？目前，谁也回答不出来。

28. 打破传统——现代人比古人高大之谜

北京周口店猿人是生活在 40 万年—50 万年以前的一种猿人。据化石研究表明，北京猿人的身高不足 166.65 厘米。陕西省西安半坡村发现的许多新石器时代（距今约 7000 年左右）的人骨，经研究，男子的平均身高为 169.45 厘米。据此，有人认为，古人不比现代人高，而且越古越矮。

事实果真如此吗？

1985 年夏季，肯尼亚国立博物馆的古人类学家卡莫耶·吉米，在肯尼亚的图尔卡纳西岸发现了一具几乎完整的猿人骨骼化石，这堆化石是支离破碎的，仅头盖骨就由 70 个碎片组成。化石复原后，成了世界上第一副完整的猿人骨骼，而过去只是挖掘到少量的头盖骨。根据所在地层火山灰的年代测定，该猿人生活在 160 万年以前，比周口店的北京猿人古老得多。按照"越古越矮"的观点，他的身高肯定在北京猿人之下。但是，从全身骨骼分析，他的身长 168 厘米。使人感到惊讶的是，根据牙齿磨损情况判断，这是一个 12 岁左右的少年，他的骨端都没有愈合，在死亡前夕正处于发育时期。如果他不是过早夭折，成年时的身高可以超过 180 厘米。这就向"古人不比现代人高""越古越矮"的传统观点提出了挑战。

究竟怎样解释这一奇特现象呢？卡莫耶·吉米推测，这可能与猿人开始食肉有关。可是美国古人类学家 M·克雷默反对这种见解。他认为，在 160 万年前猿人食肉并不是局部现象，而是一种比较普遍的现象。为什么迄今为止发现的古人身高均未超过 180 厘米呢？也许正如现代人种中有高个子和矮个子之分，同一人种中身高参差不齐一样，猿人中也有高个子种与矮个子种，或者同一猿人种中也有高矮之分。对此，众说纷纭，莫衷一是，有待进一步的研究。

29. 撒手人寰——心脏猝死之谜

全世界每年有数百万人死于心脏病。心脏病通常有两种死亡形式：一种是人们熟知的心肌梗塞，常常是伴随着越来越严重的冠状动脉硬化、瘀塞、心绞痛和呼吸困难等症状出现的。另一种就是所谓"心脏猝死"，也叫心源性猝死。病人突然出现症状，6小时内迅速死亡，有的在几分钟甚至几秒钟之内心跳停止，猝然死去。

心脏猝死是突然发生的，很多死者平素健康，在死神来临之前，他们根本不相信自己会突然离开人世。据统计，美国每年出现的猝死者达一万人以上，其中青壮年占20%—40%，约75%的死者生前没有心脏病史。使研究者感到大为困惑的是：有些患心脏病的人虽然心脏受到严重损害，却仍然可以活好些年；而有些心脏本来并没有什么问题的人，却突然间因为心脏功能失常而死去。他们为什么会突然死亡？

近十几年来，国内外许多医学研究机构对心脏猝死进行了广泛深入的研究，对于心脏猝死的起因，专家们提出了种种假说。

美国著名心脏病专家本尼弟·劳恩认为，心脏猝死是由于控制心脏搏动的电信息发生故障引起的。我们知道，心脏一张一弛地搏动，是靠心脏自发的电脉冲信息控制的。在正常情况下，心脏内各部分心肌细胞的电流处于均衡协调的状态，好像一台工作正常的电子仪器。如果电信息发生故障，破坏心脏内部电流的均衡状态，心肌细胞就像受惊的野马，失去控制，心脏的收缩、舒张规律便会发生紊乱。这种心电故障一旦出现，心脏输出血量减少，冠状动脉无血供给心肌，很快就会使心脏正常的舒张收缩功能消失。有人形象地把这种现象称为"心脏心电自杀"。但是，为什么心脏电信息会发生故障呢？究竟是因为心脏起搏点发出了错误的电信息，还是在电信息传导过程中发生类似电路的"短路"故障？专家们的意见至今不一。

另一些研究者则认为：引起心脏猝死的原因不在心脏之中，而在于大脑。由于控制心脏工作的一部分大脑发生故障，产生了引起心脏失常的化学物质，才使心脏突然失去控制。

美国神经生理学家杰姆斯·斯肯纳认为：在大脑额叶中，存在着与心脏猝死密切相关的化学物质，可能是一种神经传递物质，也可能是一种酶。额叶是大脑中管理思维的区域，额叶产生的化学物质与人的"惊恐反应"有关。当人们面临紧急情形时，作为一种生理反应，大脑额叶会产生出化学物质来加速心脏搏动，为搏斗或逃跑提供足够的血和氧。在健康时，大脑对这类物质的控制释放很有分寸，通常不会干扰心脏的正常工作。在某些情况下，大脑中可能突然产生大量的这种化学物质，使心律紊乱，失去机制，甚至导致心肌颤动，心脏猝死。大脑和心脏的神经联系错综复杂，千头万绪，大脑中产生的化学物质种类繁多，千变万化。究竟哪一些是导致心脏猝死的物质？它们又是通过什么途径传递的？专家们希望从大脑中分离出引起猝死的物质，从大脑和心脏的复杂联系中抓住"谋杀心脏的凶手"。

美国米兰大学生理学家斯瓦兹用夹子夹住猪的冠状动脉，造成心肌缺血，接着用电极刺激猪大脑的某些部位或某些神经，造成心脏猝死。他放开夹子，仅仅刺激猪的脑和神经，也造成了心脏猝死。这就证实心脏猝死确实与大脑、神经有关。斯肯纳用低温探针麻醉老鼠下丘脑中的某些神经细胞，被麻醉的老鼠不再产生"惊恐反应"，从而阻止了心动过速。他相信，用这种方法可以阻止大脑中引起猝死的物质传到心脏。他们的研究虽然取得了很大进展，但是，迄今为止，研究者既没有找到确定的猝死物质，也没能确定这些物质从大脑传递到心脏的路线，大脑致死的假说依然只是一种假说。

10年前，美国心脏病专家梅·法拉曼提出心脏猝死与情绪关系的假说。从那时起，研究者们日益重视行为心理和社会环境对心脏猝死的影响。研究表明，承受巨大的精神压力、发怒、悲伤、忧郁等，不仅会在当时引起心脏功能失常，还会在以后一段长时间中诱发心脏病猝死。情结与心脏猝死关系甚为密切，这一点已为多数研究者所公认。但是，是不是人们日常生活中每一次精神紧张或发怒都会增加心脏猝死的危险？究竟是不是因为精神压力或忧伤引起大脑中的某些组织突然崩溃并释放出猝死物质？是不是还有很多心脏猝死者是死于我们目前尚不知道的"自发性"原因？没有人能回答这些问题。心脏猝死究竟怎样引起的，至今仍然是个难解之谜。

30. 无人能知——人的性别之谜

自从现代遗传学问世以后，人们开始对性别问题有了科学的认识。我们的身体是由亿万个细胞组成的，每个细胞中有46条染色体，其中两条染色体决定着人的性别，被称为性染色体。从此以后，人们便利用性染色体作为检测男女性别的标准：性染色体为 XY 的是男性，性染色体为 XX 的是女性。国际奥林匹克运动会上鉴别男女运动员，也采用这种方法。这似乎已成为天经地义和万无一失的标准。

然而，19 世纪 70 年代，在美国的一家医院里，发现了一个与众不同的男子。这是一个 24 岁的青年，面皮白嫩，几乎没有胡子，说话声音相当细尖。他有着和成年男子一样的发育正常的阴茎，以及包裹着睾丸的阴囊。但是，检查他的血液细胞后却发现，其中性染色体竟是 XX。按照性别检测标准，他应该是个女子，然而事实上他却是一个性染色体为 XX 的男子。

不久，美国科学家又在一个 46 岁的男子身上，发现了类似的情况。此人具有正常的男性外生殖器，未发现女性生殖器的任何痕迹，只不过睾丸很小，缺乏精液，输精管出现了某种程度的透明化。此外，他还具有女性化的乳房，两侧对称并隆起。他的性染色体也是 XX。由此看来，依靠性染色体来鉴定性别，并不是万无一失的。

为什么会出现这一奇怪的现象呢？美国免疫学家瓦赫特尔认为，对性别起决定作用的并不完全是染色体，而是一种叫 H-9 抗原的物质，这是一种只有雄性才有的特殊蛋白质，它直接或间接地诱导原始性腺，使之分化成为睾丸。研究结果也证实，正常男子的体细胞和生殖细胞中都存在 H-9 抗原，而在正常女子的细胞中从未发现过这种抗原，即使在一些具有 88 性染色体的男子身上，也都发现了 H-9 抗原。于是，瓦赫特尔便提出：可以根据有没有 H-9 抗原，判断一个人的性别。

瓦赫特尔的论点在科学界激起了强烈的反响。但是，美国另一位免疫学家史密斯却提出了不同的见解：在细胞分裂的时候，Y 染色体上一些决定雄性的基因，偶尔也会转移到 X 染色体上。由于 X 染色体得到了雄性基因，因而即便没有 Y 染色体，同样也能使人成为男性，这就是性染色体为 XX 的男子的由来。

近年来，英国伦敦大学的麦克拉伦博士通过动物实验，也对 H-9 抗原决定性别提出了相反的看法，他用遗传学方法使雄小鼠缺失 H-9 抗原，结果它的精巢仍然较为发达，并表现出雄性特征，与此同时，在雌小鼠身上也发现了 H-9 抗原。看来，H-9 抗原在性别分化中的作用，还有待于进一步的研究。

1986 年日本性学家池上千寿子教授提出，造成男女性别的主要原因是，胎儿的脑内已经发生了性别差异，在妊娠第八周时，人脑已有男性脑和女性脑之分。由于男性胎儿中有 H－9 抗原存在，丘脑下部便能命令睾丸产生男性激素，脑就会在男性激素支配下发育成男性脑；而女性没有男性激素，就只能发育成女性脑。

人的性别究竟是由性染色体，还是由 H－9 抗原或大脑决定的，这三者的关系如何？至今仍是一个尚未揭晓的疑谜。只有进一步的探索和研究，方能彻底揭开笼罩在人类性别问题上的神秘纱幕。

31. 难以名状——有的人越长越矮之谜

一个人自出生以后身体长度便不断增高，到了性发育成熟期，即男的 20 岁—24 岁，女的 19 岁—23 岁，就不再长高了。一旦进入老年期，由于脊柱弯曲等原因，人的身高可比年轻时稍矮一些，这也是常见的事。可是，近来不断有人报告，一些人竟会越长越矮，这可是个怪事。

1982 年，美国一位医生发现，一个美国妇女在 15 岁—50 岁的 35 年中，身高"缩短"了 34.2 厘米。她 15 岁时身高 151 厘米，30 岁时却只有 132 厘米，12 年中一下子矮了 19 厘米。43 岁那年，她的身高又进一步缩短到 129.5 厘米，而后 7 年中这种身高的变矮"速度"更加快了，50 岁时她的身高只剩下 116.8 厘米了。在我国也可见到少数病人成年后身高逐步下降，比青少年时矮十几厘米的事。这些人为什么会越来越矮呢？说穿了并不稀奇，主要是反复发生骨折引起的。

人体解剖学和生理学的知识告诉我们，一个人的身高主要是取决于三大部分，即头颅、脊柱（包括许多脊椎骨和椎间隙）和下肢骨。头颅骨一旦成形就不大会明显变形，但脊柱和下肢骨就有可能因种种疾病而发生变形，一些严重的代谢性骨病会造成骨质疏松，使骨骼变脆。这种病人在发病前生长发育并未受到明显影响，所以能长到一定高度，但发病以后，病人的骨质非常疏松，很容易受损。在日常生活中，人总免不了要活动和负重（包括直立时自身的体重），而这些重量又主要是靠脊柱和下肢骨来承担的。发生严重病变的骨骼承受不了对正常人说来是很普通的重量，下肢骨等就会发生变形、骨折。由于骨质已很疏松，所以每折断一次，上下对接的部位就必然会变弯、变短，而每一次新的骨折都会造成新的畸形、变短。这种病人一生中会发生许许多多次骨折，久而久之，原先挺直的下肢骨就会弯曲得像一把镰刀，或

206

者变得很不规则。另一些骨骼，如脊柱的脊椎骨本身就比较短小，虽不会像长骨那样经常发生骨折，但疏松的骨质，使它们在负重后会发生塌陷、压缩，脊椎之间的椎间隙也会变狭窄，于是躯干部分便逐渐变短了。

当然，像这位美国妇女一生中身高降低 34.2 厘米的，毕竟还不是太多的。经诊断，这位妇女得的是成年型磷酸酶过少症。早在 1948 年美国的拉思本医生已经发现，造成这种代谢性骨病的原因是病人体内缺少碱性磷酸酶，使骨或软骨的正常钙化作用受到阻碍，因而影响了原先尚属正常的骨质，产生一系列病变症状。目前看来这种严重的代谢性骨病还不太多，至今全世界还只发现十几个人，但由于它是一种隐性遗传病，所以对它的发生还难以预防。

至此，人们以为有的人越长越矮的真相已大白于天下了。然而，1953 年美国的索贝尔医生发现了一个令人费解的现象，他在《美国儿科杂志》上披露了此事：有的病人亲属虽然血清和组织中的碱性磷酸酶浓度也非常低，但却并不发生任何症状。由此看来，碱性磷酸酶的浓度与这种病的关系值得怀疑。1983 年广东中山医学院的杜传书教授在《医学遗传学》一书中揭示了另一个奇特的现象：有些已经确诊的病人，血清中碱性磷酸酶的浓度却十分正常。碱性磷酸酶的浓度和成年型磷酸酶过少症的关系究竟如何，至今仍缺乏科学的解释。

32. 分工合作——人的右脑具有特别的神通之谜

大脑是人们行为的主宰。人的大脑分成左右两个半球，它们既相对独立，又互相联系，互相影响。美国杰出的神经生理学家斯佩里通过对裂脑人的大量实验得出结论，大脑的两侧半球在功能上显著不同。一般左脑具有语言、概念、数字、分析、逻辑推理等功能；右脑具有音乐、绘画、空间几何、想象、综合等功能。左脑和右脑既有分工，又有合作。正常人的心理活动，是左脑和右脑分工合作的结果。斯佩里这一研究荣获 1981 年度诺贝尔生理医学奖，在学术界产生重大影响。

在斯佩里研究的基础上，一些研究者进一步提出：左脑有左脑的理智，右脑有右脑的理智，由于传统的西方文化历来只重视左脑分管的那一部分理智，忽视右脑分管的非语言理智，因而右脑理智对于发展当前的教育、科学、文化具有特别的意义。右脑具有左脑所没有的创造能力、直觉思维、预知能力和进取精神。

美国全脑研究协会主席、康奈尔大学物理音乐双博士赫曼，就是一位主张发展右脑神通的学者，他认为，对每一个人来说，左脑和右脑并不是"势均力敌"的，由于遗传、环境、教育等因素，可能有某一侧脑占主导地位，另一侧处于从属地位，这样就决定了一个人的思想方法、思考习惯、兴趣和特长。由于传统的考试方法、人事制度重视左脑理智，目前大多数理工科大学生、工程师、会计师、企业管理人员都是左脑主导型人员，这些人员如果不注意发展自己的右脑理智，就会倾向于保守稳妥、缺乏想象力和创新精神。

美国行为学家戈斯比德在1983年出版的《全脑研究指南》中指出：以市场价格估计为例，左脑主导型人员习惯于用分析、统计、推理的方法估计未来的价格变化，这种预测，只有在未来行情重复过去行情变化的情况下才可能是正确的，事实上这样的情况难得出现。而右脑主导型的人就不同了，他们富有想象力，能凭直觉推测，往往会取得意想不到的成功，使企业在行情涨落不定的经济形势下战胜竞争对手。

那么，右脑究竟有哪些神通呢？美国得克萨斯大学教授阿格指出：右脑最重要的贡献是创造性思维。右脑不拘泥于局部的分析，而是统观全局，以大胆猜测跳跃式地前进，达到直觉的结论，这种直觉思维常常能超越现有的情报信息，预知未来的发展趋势。在当今瞬息万变，变化趋势又千头万绪的时代，右脑的创造性直觉思维对于我们的生存变得尤其重要。阿格教授调查了美国2000家成功的大公司经理，发现他们中多数人具有较好的右脑直觉思维能力，在有些人身上，直觉思维甚至变成一种先知能力，使他们能预知未来的变化，帮助企业作出重大决策。

右脑神通的学说在美国风靡一时，特别是企业界，许多著名大公司，如通用电器公司、国际商用机器公司、壳牌公司、固特异公司等，都争先恐后地邀请行为科学家为经理人员举办发展右脑理智的研究学习班，希望右脑的神通能给企业带来经济效益。然而，在学术界，对于右脑神通的学说，有不少研究者抱怀疑态度。

美国得克萨斯大学情报系统研究中心主任斯科特运用脑电波来研究左脑主导和右脑主导的区别，发现实际情况并不像赫曼认为的那样绝对，赫曼拟定的左脑测试方法经脑电波验证只有60%的正确率。美国加州大学神经生理学家玛佐塔运用更先进的0E4（电子层面8线照相术）研究人们左右脑的活动情况，发现处理简单的语言问题时人们左脑活跃；欣赏音乐时右脑活跃；

208

但一遇到处理稍微复杂的问题时，大脑的两半球都活跃地参与，不光是两半球，大脑的顶部和底部、额部和枕部，几乎所有的部位都参与，情况十分复杂。在这一实验中，似乎没有观察到右脑具有特别神通的证据。美国纽约州立大学心理学家斯宾格也认为：虽然不能说右脑神通的说法完全错误，但至少这种说法目前缺乏科学依据。左脑右脑的关系远比我们现在的认识复杂。

右脑究竟有没有特别的神通？创造性的直觉思维是在大脑中哪一部分发生的？左脑主导型和右脑主导型的区分有没有根据？这些心理学家、行为科学家们十分感兴趣的问题看来仍然是一个谜，正像斯佩里所指出的：左右脑的差异客观存在，但又因人而异。无论要肯定还是否定所谓的右脑神通，唯一可靠的途径是今后进一步的实验和实践。

33. 文字密码——大脑语言中枢探秘

人类自从脱离动物界以来，就有了语言，至今已有百万年的历史。然而，大脑语言中枢的发现，只是一百多年前的事。

早在18世纪末，德籍医生加尔等人根据比较解剖学和病理学的零星材料以及某些表面观察，就设想人的各种精神物质，在脑子上都占有一定的位置。他们认为，脑子里有特定的部位负责语言功能。但是，他们并不了解语言中枢究竟在哪里。

1861年，法国外科医生、神经解剖学家保尔·布洛卡，在巴黎召开的人类学会议上，公布了一个令人感兴趣的病例：

病人能听懂别人的话，能用面部表情和手势同别人交流思想，可是说话非常困难，只能说一个"man"字。原因何在呢？检查结果一无所获，病人与讲话有关的肌肉和发音器官完全正常。直到病人死后解剖检查才真相大白，他大脑左半球的额下回后部有病变，有鸡蛋那么大。这就表明，不能说话的原因不在发音器官，而在脑子。这个病变部位正好位于大脑皮层控制口咽肌运动的区域之前，显然与口咽肌完成发音和说话动作有关。于是，布洛卡设想，这就是大脑语言中枢的所在地。

同年，布洛卡又发现了一个类似的病例，后来他又收集到更多的类似病例。布洛卡的设想得到了证实。引人注目的是，所有这些病例的病变部位都在大脑左半球。1885年，布洛卡把自己的论文《我们用大脑左半球说话》公之于世。这篇论文揭示脑是语言的生成和指挥器官，指出语言中枢在哪里，表明大脑皮层的不同部位有不同的分工，为大脑皮层机能定位学说奠定了基础，成为脑科学发展史上的一个里程碑。

此后不久，许多学者纷纷发表文章，支持布洛卡的观点，并把大脑在半球额下回后部称为布洛卡氏区，公认这是人类语言运动中枢的所在地。

语言中枢是否"只此一家，别无分店"呢？1874年，德国神经学家卡尔·韦尼克报告了另一种病例：病人能主动说话，听觉也十分正常，然而奇怪的是，他听不懂别人的话，连自己的话也听不懂。病人死后的检查结果，大脑在半球的颞上回有病变。因而，韦尼克推测，这一区域与理解语言有关，是语言感受中枢。后来，一些科学家就把这一部位命名为韦尼克氏区。现在，韦尼克氏区已是大脑半球后部颞顶叶较广泛的区域，正是布洛卡氏区和韦尼克氏区组成了语言中枢的主要部分。

然而，在语言中枢的问题上还存在着很大的分歧。上面说的是定位派的观点，而英国神经学家杰克逊等人是站在反定位派一边的。他们认为，语言是整个大脑的功能，并不局限于某个部位。语言的发生是大脑皮层各部位发出的不同信号的组合，一旦大脑发生病变，由于病变范围不同，就会发生不同程度的语言组合障碍，出现语言失调。

这两派各自据理力争，争论非常激烈。由于布洛卡氏区和韦尼克氏区已被科学界所公认，定位派在论战中占了优势，但争论并未停止。1906年，法国神经学家皮埃尔·玛丽重新检查了布洛卡报告列举的病人的脑，认为病人脑内的损伤区域比布洛卡的报道要大得多。因而，她公然宣称："布洛卡氏区在人的语言功能方面，是不起作用的。"由此看来，争论仍在继续进行。能不能把定位派认定的语言中枢看做主管语言活动的核心部位，而把反定位派主张的大脑中与语言有关的广泛区域，视为分管语言活动的相关部位呢？目前还缺乏根据，下结论尚为时过早。

34. 福兮祸随——运动与心脏病的联系

1984年7月20日下午5时，在美国佛蒙特州哈威镇郊外的偏僻公路上，一个骑摩托车的人发现，路旁倒着一个穿背心、短裤和运动鞋的人，他立即报了警。警察和救护车迅速赶到现场，但那人已经死亡。尸体解剖后发现，此人患有心脏病和动脉粥样硬化，胆固醇几乎堵塞了两条心脏冠状动脉，另一条也有一半被堵塞了。

死者就是大名鼎鼎的体育科普作家詹姆斯·富勒·菲克斯，时年52岁。当天晚上，全美的电视台都在晚间新闻中播报了这件事，震惊了美国。

菲克斯的死亡所以造成轰动，是因为他的名作《跑步全书》一直畅销美国，在全美掀起了"慢跑旋风"，并且还被译成16种外文在许多国家发行，造成了全世界的"慢跑热"。在这本书的封面上印着："跑步的人比不跑的人健康、愉快，瘦一点、长命一点、烟酒量少一点、性生活快乐一点。"在书中他指导人们如何以跑步来增进健康，他认为跑步能使心肌变得强壮，跑步就是最好的医生。他本人曾先后8次参加马拉松比赛，现在正处于年富力壮之际，但却死于他所倡导的跑步运动，这使慢跑爱好者开始惶惶不安起来。

菲克斯的意外死亡，在生理学家、医学家之中，重新燃起了有关运动对心脏病影响的争议之火。为此，研究者进行了广泛深入的调查。他们发现，没有心脏病史的人，在运动时的死亡率是极微的，中年人为五百万分之一。问题主要出在有心脏病史的人身上，在慢跑时他们的死亡率要比其他人高出7倍；在运动中他们心肺系统的紧张状态，几乎与心脏病发作时一样。

越来越多的心脏病学家开始相信，患遗传性心脏病的人，经过体育锻炼之后，病情只能得到稍许的缓和。据研究，在他们20岁之后，血液中的胆固醇含量很快就会随年龄增大而增加，逐渐积累在动脉壁上。如果患者经常抽烟、饮酒，或进食胆固醇很高的食物，这个过程就会加快发展。尽管大运动量有利于产生高密度的脂蛋白，它能清除血液中的胆固醇，但是作用并不是很大的。这样，胆固醇的积累速度可能比高密度脂蛋白清除它的速度要快，结果逐渐堵塞了通向心脏的血管，使心脏不易得到氧气。动脉一旦不畅通，那么任何激烈运动都会对心血管系统造成致命的打击。

美国著名的心脏病学家马丁·戈德曼也是这样看问题的，他说可以把心脏比作一块由3根水管供水的田地。如果淤泥堵死了两根水管，水还能够通过另外一根水管流入田地，庄稼仍会生长。但是，如果发生了特大旱灾，没有足够的水分通过水管到达田里，那么庄稼就会枯死。对于像菲克斯那样患有遗传性心脏病的人来说，运动就像一把双刃刀，一方面有助于消除胆固醇的积聚，缓和病情，有益于健康；另一方面又会造成"旱灾"，使得供给心脏的血液跟不上来，导致死亡。

菲克斯是在以中等速度跑步时死去的，也有的心脏病患者是在运动结束后平静下来时突然死亡。哈佛大学生理学家乔尔·迪姆斯戴尔通过对跑步者在运动后的体内化学变化状况的检测，找到了这种突然死亡的根源。他发现，在剧烈运动后的 3 分钟内，脉搏跳动次数和血压会逐步降低下来，但是体内的肾上腺素和去甲肾上腺素（引起心跳的两种激素）的含量，却比正常状况下提高了 10 倍。正是这种严重的比例失调使心跳极不规则，引起了死亡。为此，从事体育锻炼的人，无论心脏健康与否，在运动过程中千万不要突然停下来，应当慢慢降低速度，随后才坐下或躺下休息。

尽管大运动量会造成心脏病突发的危险，尽管有关运动对心脏病影响的争论还在继续下去，但是这并不意味着心脏病患者应当放弃积极的体育锻炼。医学家普遍认为，患者经过适量的运动（包括慢跑）能缓和病情，甚至恢复健康；而不进行锻炼则会招致更大的危险。一项研究表明：犯过心脏病后，不参加运动的患者的死亡率，在头两年里要比参加运动的高出 20%。那么，菲克斯之死难道不是跑步引起的吗？他是在跑步时死的。确是如此，但死因却是心脏病。

35. 水涨船高——运动员的取胜与营养食品的关系

1983 年 7 月，在纽约兰德尔岛唐宁体育场上，25 名男女运动员正冒着 30℃的酷暑和极度的疲劳，绕着四分之一英里长的跑道，连续奔跑六天六夜，他们正在向超级马拉松赛的世界纪录冲击。这个纪录的保持者是英国利特尔伍德，他在 1888 年创造了 144 小时内跑完 1003.8 公里的纪录。在那些艰苦卓绝的日子里，运动员每天只能停息片刻，以便匆忙进食和短暂睡觉。在比赛中他们吃喝掉大量食品，包括几百磅实心面、马铃薯、葡萄、西瓜以及数十箱啤酒，其中许多人为了增添竞赛的锐气，还食用大量的维生素 C 胶囊和蛋白质补充剂，甚至有人边跑边从水瓶里倒出烈性威士忌和白兰地痛饮。然而，这些选手并没有接近世界纪录。

目前，许多运动员都在不断地寻找使自己制胜的食谱，他们从麦胚油、卵磷脂、蜜蜂的花粉到动物胶、海藻和酿酒厂的酵母等每一种物质中索取益处。运动员能够吃"赢"吗？营养对耐力的影响如何呢？对此，科学家进行了大量的观察、试验和研究，提出了各种新见解。

营养学家说，缺乏维生素 C、D 和任何一种维生素 B，无疑会影响体育成绩，但是没有证据表明，大剂量维生素能增强运动员的耐力。由于食物中含有各种维生素和矿物质，而耐力运动员会消耗大量食品来满足人体对能量的需要，因此他们不可能缺乏任何一种重要的维生素和矿物质。有些研究者认为，维生素 E 能帮助处理氧气，因此运动员在地势高的地区进行比赛时，服用超量维生素 E 能够提高成绩。但是美国锡拉丘兹大学营养学教授肖特却不相信维生素 E 对此有什么作用。

近几年来，营养学家一直在劝告运动员少食蛋白质，因为过多的蛋白质是有害的，它会使身体脱水，造成肾的过早老化。高蛋白饮食还会增加体内钙的排出量，而钙是生成骨头和补充骨质的重要矿物质。美国迈阿密的运动营养学家哈斯说，几乎在任何一个运动员的食谱上，超量最多的都是蛋白质，差不多比实际需要量多 2 倍—4 倍，结果多余部分成了脂肪贮存起来，或排出体外，因此运动员无需比一个坐着的人食用更多的蛋白质。然而，美国生理学家埃文斯却对此表示怀疑。因为他已发现，一个运动员在经过两小时骑车那样的适度运动之后，可用去体内 90% 的白氨酸储量，这是消耗蛋白质的一个重要迹象。因此，当运动员进行高强度训练和比赛时，消耗的蛋白质可能比吸取的多，以致不得不从肝脏和肠中抽取蛋白质，这会破坏体内氮的平衡和免疫系统，并影响肌肉的生长，在这种场合下就需要补足蛋白质。

脂肪是人体贮量最为丰富的能源物质，约占体重的 10%—20%。最近的研究表明，在耐力运动的开始阶段，脂肪供能占 10%，而在接近终点时则达到 90% 左右。由此可见，随着糖原的大量消耗，脂肪在供能中将起着举足轻重的作用。然而研究者也发现，在运动中过多地利用脂肪供能，对提高运动水平是不利的。由于在运动过程中人体处于缺氧状态，而脂肪氧化却需要消耗大量的氧，因此造成了脂肪酸氧化不完全，结果，在肝脏中产生了称为酮体的中间代谢产物。这些酸性物质在血液和组织中积累过多后，会产生酸中毒。此外，摄入的脂肪过多，在体内积存之后，便会增加肌肉的阻力，降低血管的弹性，影响心脏收缩，加重人体负担。所以，运动员的食谱中脂肪摄入量要少一些。

如今越来越多的专家，把碳水化合物视为取得优良成绩的主要食物，与脂肪相比，碳水化合物具有更高的能量转化率。因此在其他条件相同的竞争者中，拥有更多糖原贮备的运动员将更快地到达终点。

1967 年，瑞典生理运动学家赫尔特曼提出一个食谱与训练相结合的方法，使运动员在竞赛前大幅度地提高肌肉糖原的贮量。他先让受训者剧烈运动 3 天，其间只采用含 10% 碳水化合物的食品，以便耗尽肌肉中的糖原；接着又让运动员休息 3 天，同时充分摄入含 90% 碳水化合物的食品，到第 7 天时运动员肌肉中的糖原贮量提高了一倍。这种方法能够奏效的原因在于：前期阶段碳水化合物骤然枯竭，会以某种方式增加合成肌肉糖原的酶，而它恢复到正常水平的过程却十分缓慢，在后期阶段碳水化合物急剧增加，于是这种酶就在"饥饿"的肌肉中合成和贮存了超量的糖原。尽管这种营养法能够显著地提高耐力运动员的成绩，但却存在若干缺点，例如，受训者在低碳水化合物阶段容易发生低血糖，降低运动能力。为此，近年来美国生物学家库斯特尔提出，一些训练有素的运动员只要在比赛前几天大量摄取碳水化合物食品，就能在比赛中表现得十分出色。然而，许多研究人员却认为，严酷的训练才是运动员延长糖原供给的第一道防线，因为训练能促使身体产生更多消耗脂肪的酶，从而保存了糖原。

36．天妒英才——贝多芬耳聋之谜

世界著名作曲家贝多芬为啥会耳聋？究竟是什么原因导致的？一直是个谜。

医生帕尔福曼认为，贝多芬的耳聋是由肺结核引起的。贝多芬20多岁时开始逐渐失去听力，到后来，他完全丧失了听力，并忍受着腹泻、水肿、痢疾和痛风等疾病折磨，最后是在病痛中度过的。有人研究发现，贝多芬的许多病痛是由一种少见的风湿病引起的，这种风湿病慢慢使身体的各个器官发炎，病痛之剧烈以致他禁不住要自杀。如用现代医术给他做肝脏移植手术，他会多活许多年的。

37．身材柔美——苗条之谜

肥胖的人为什么减肥难？美国科学家一项研究实验表明，人之所以有胖有瘦，其根本原因在于人们的肌纤维有异。这项研究将改变人们对运动减肥的看法。

研究人员对11位非运动员健康男子进行了研究，他们发现：人越瘦，其股四头肌中的慢型纤维的比例就越大。而胖子，通常脂肪肌纤维比例较高的人，所消耗的脂肪要少于瘦子。这表明，肌肉消耗脂肪的速率既跟人的胖瘦有关，又跟肌肉中的慢型纤维、快型纤维的相对比例有关。

一个人的肌纤维成分是不会变化的，但可以锻炼每一根纤维，锻炼六周后，受到锻炼的快型纤维就很像慢型纤维了。肥胖者对其肌纤维类型的作用认识后，将有助于坚定锻炼的意志。

38. 饱经风霜——皮肤老化之谜

人的皮肤会衰老，尤其是中老年人。是生理现象？还是什么东西所致？这是令许多研究者探索的一个课题。

研究表明，皮肤老化可能是多种原因所致。一是光性老化，即皮肤日晒的原因；二是皮肤内弹性蛋白的简单损耗和撕裂所致，如人们皱眉头和微笑等；三是皮肤细胞更新慢，人在逐年衰老，但新生的细胞却不像年轻时那样充满活力。

目前，世界上许多皮肤学家都在寻找抗衰老霜剂，据说已发现一种叫做糖鞘脂类的分子和另一种叫做脂肪类微球体的"系统"。它们能模仿皮肤细胞间的组织和结构，针对"衰老区域，重建它们并释放抗衰老成分"。

39. 生物之光——人体光晕之谜

汉堡医院的理疗暗室里漆黑一团，医生正在给病人进行治疗，突然，一个惊人的奇迹发生了，裸体病人的外围出现了一圈光晕，它像缥缈的云雾，又如凝聚的气体，色彩瑰丽，忽隐忽现。以后，美国著名神经生理学家托尼安模拟了这所理疗室的实际环境，找到了产生这种光晕的原因，并且成功地将这种光晕拍摄成了照片。原来只要在600伏以上的高压和70吉赫的高频电场中，人就会发出这种明亮的光晕。奇妙的人体光晕究竟应该怎样解释？有的科学家说是人体生物光的一种"密码"，有的则认为是人体的一种类似空气一样的飘散物，也有的认为是由水汽和人体盐分跟高电场进行反应的结果。看来，这个不解之谜还待今后的科学研究来揭开。

40. 生来有之——人体站立之谜

人在地球上已站立了几百万年，但人是怎样站立的呢？这确实是个谜。日本一位教授通过研究认为，人体站立时其重心就像旋转的陀螺的支点一样在旋转。人是在不断回转晃动中保持站立的稳定姿势，虽然这种晃动我们感觉不到。为使人体在晃动中保持平衡，神经系统对全身的关节进行调节，特别是对膝下前后两部分肌肉不断进行调节。

人从 6 岁—50 岁，人的左脚底的接地面积比右脚底大，这是因为左右脚机能不同，左脚主要是起支撑全身的重要作用，而右脚是做各种动作的。通过测试发现，人一般是以左脚为主轴决定走路方向的。

人的站立能力会随着年龄增长而减弱，20 岁—50 岁的人站立能力大致稳定，过 50 岁后会逐渐减弱。但是寿命超过 80 岁，站力能力反而会提高，这并不是年龄大的站立能力反而高，而是由于站立能力强的人，一般来说寿命也长。

41．激素制约——人体生物钟启动之谜

为什么人在午饭后感到困乏？这不是吃多了，也不是多喝了两杯，而是因为我们的生物钟正处在一个周期交替的时刻。长途坐飞机旅行的人，都会有疲倦、恶心、浮躁不安等难受的感觉，这实际上就是生物钟紊乱产生的结果。

美国科学家发现，人体生物钟位于脑组织被称为"视交叉上核"的区域，它受脑部松果体腺分泌的一种激素制约。启动生物钟并不是靠外部，即主要指光，而是由内部启动的，并作为一种校正机制。生物钟还调整人们的体温、对药物的敏感性、疼痛的忍受力等等。有科学家发现，有一种叫"美雷托尼"激素，能调拨人体生物钟。究竟这是什么机理，目前尚不清楚。